生命的大设计

大设计

任岩东——主编

解读 1·2·6 医学新模式

U0314804

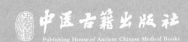

中医古籍出版社
Publishing House of Ancient Chinese Medical Books

图书在版编目（CIP）数据

生命的大设计：解读 1.2.6 医学新模式 / 任岩东主
编 . —北京：中医古籍出版社，2023.3
ISBN 978-7-5152-2378-0

Ⅰ . ①生…　Ⅱ . ①任…　Ⅲ . ①医疗保健事业 – 研究 –
中国　Ⅳ . ① R199.2

中国版本图书馆 CIP 数据核字（2021）第 268160 号

生命的大设计：解读 1.2.6 医学新模式
任岩东　主编

责任编辑　刘　婷
封面设计　韩博玥
出版发行　中医古籍出版社
社　　址　北京市东城区东直门内南小街 16 号（100700）
电　　话　010-64089446（总编室）　010-64002949（发行部）
网　　址　www.zhongyiguji.com.cn
印　　刷　廊坊市鸿煊印刷有限公司
开　　本　710mm×1000mm　1/16
印　　张　21
字　　数　280 千字
版　　次　2023 年 3 月第 1 版　2023 年 3 月第 1 次印刷
书　　号　ISBN 978-7-5152-2378-0
定　　价　126.00 元

前　言

　　人民健康是民族昌盛和国家富强的重要标志。党的十八大以来，我国卫生健康事业取得了显著成绩，医疗卫生服务水平大幅提高，国民的平均寿命逐渐延长，主要健康指标总体优于中高收入国家平均水平。但是，随着工业化和城镇化、人口老龄化进程的加速及人们生活方式、生活环境的快速改变，心血管疾病、糖尿病、肿瘤、呼吸系统疾病等慢性病已成为严重威胁我国人民健康的公共卫生问题。随之而来的慢性病高发与难治、医疗费用上涨超负荷、药物灾害越来越大、带病老龄化等几大难题，正在给我们的个人、家庭、社会带来严重的危害。

　　我国政府历来高度重视人民健康，党的十九大进一步提出了"没有全民健康，就没有全面小康"的重要论述，并从印发《"健康中国2030"规划纲要》，到发布《健康中国行动（2019-2030年）》，做出了推进健康中国建设的重大决策部署，把人民健康放在优先发展的战略地位。以普及健康生活、优化健康服务、完善健康保障、建设健康环境、发展健康产业为重点，努力全方位、全周期保障人民健康，其中加强慢性病防治及管理、医养结合应对带病老龄化等工作，已经作为改善民生、推进医改的重要内容，成为政府当前及未来亟待解决的重大民生任务，并引发全社会的广泛关注。

　　21世纪是大健康的世纪，健康是人生最大的财富，生命因健康而精彩。追求健康、长寿、快乐，远离疾病的侵袭，是每个人最大的愿望。近十几年来，随着我国经济的高速发展，国民物质文化生活水平的不断提高，人们对维护及改善健康状况的需求日益增长，与社会健康服务供给环境之间的矛盾也日渐突出。医疗和养老是当今社会两大民生热点问题，面对日益严重的慢性病流行趋势及人口带病老龄化浪潮的到来，传统以治疗疾病为中心的医学模式及"医、养"分离的养老服务模式已不能适应现代社会发展的需要。一方面，随着疾病谱的转变，现代医学防治慢性病模式受到强烈冲击，另一方面，人口带病老龄化使老年人面临生活照料与医疗供给服务的双重压力。当今，中国社会医疗、养老等综合服务模式缺乏、功能定位不清、缺位现象明显、实施效果有限，使得医疗及医养服务供给结构性失衡问题突出。因此，在当前推进健康中国建设与社会化健康服务明显"缺位、错位"的现实情况下，亟须优化和创新医疗及健康养老模式，创建规范化的健康管理、慢病健康管理、医养结合的技术服务路径，并贯彻和执行，实现人人享有健康服务的目标。

国内外大量证据表明，对慢性病患者施行健康管理，以纠正不良生活方式和改善人们的营养、运动、心理失衡等为主要手段，能够达到比单纯采用医疗手段更好的结果。当健康管理作为新的学科和新兴的服务行业，于21世纪初引入我国后，有关健康管理理论与实践的研究，犹如雨后春笋，方兴未艾。健康管理产业在我国已形成了强有力的发展趋势。但是，由于我国健康管理的理论与实践研究刚刚起步，健康管理服务产业化发展还在探索之中，健康管理实践尚缺乏系统性的理论指导，未形成规范的健康管理服务模式和路径，极大地影响了我国健康管理产业的持续健康发展。在此背景下，随着国内外专家学者对健康管理理论研究与实践的不断深入，以健康管理为核心理念，融汇中西方健康管理技术与服务的"1.2.6 医学新模式"应运而生。

1.2.6 医学新模式是由本文作者任岩东博士领衔，在探索中国特色的健康管理体系建设的过程中，针对我国慢病高发及人口带病老龄化日益严重的发展态势，进行了长期深入系统化的研究。历经 22 年的探索与实践，通过组织西医学、中医学、营养学、生命科学、保健医学、健康管理学等专家组成的专业团队，既充分汲取了西方健康管理经验，又继承挖掘我国传统中医学"治未病"等文化精髓，终于探索并形成了适合中国国情、具有中医特色、满足大众差异化健康需求，完整包含了中西医健康管理理论、技术、服务、经营、管理等五大模型的规范化体系，从而创立了一种全新的标准化健康管理模式，即"1.2.6 医学新模式"，并将其应用于慢病管理及医养结合模式的开拓与实践中，取得了显著成效。

《生命的大设计——解读 1.2.6 医学新模式》一书以全新的视野，阐述了当今社会在健康中国背景下，健康领域所面临的慢病高发与难治、药物灾害越来越大、医疗费用上涨超负荷、带病老龄化日益严重等四大公共卫生难题，从破解慢病防治体系缺失及"养老"与"医疗"分离的问题导向切入，在系统梳理现有社会医疗与养老保障服务的基础上，分析了现代医学模式下治疗慢病的思路和方法所存在的误区，以及带病老龄化下"医、养"结合的困惑与难点。并基于健康管理、慢病管理与医养结合服务相融合的理念，梳理了健康管理、慢病管理、医养结合的概念与基本内涵，分析探讨了现代医疗与养老模式的不足与对策，由此以"健康、长寿、快乐"为人的发展总目标，阐明了创立 1.2.6 医学新模式的起源、体系架构、功能特征与运营形式，解读了 1.2.6 医学新模式所蕴含的标准化的理论、技术、服务、经营实践等模型，充分体现了中医药的特色诊疗技术及健康管理服务，在慢病管理及医养结合中所发挥的重要作用。历经千年的中医药，为中国人民的健康保健做出了非常重大、不可磨灭的贡献，经过不断的丰富发展，形成了独特的医养结合的生命观、健康观、疾病观、防治观，并早已融入中国人的生活方式中，至今仍有着强大的生命力。放眼全球，现代医学的兴起，曾令人们兴奋于找到了开启健康大门的钥匙，然而，今天更多的人已经看到现代医疗的局限，基于当今的时代背景下，面对巨大的慢病危机，中医药也越来越显示出其独特价值，吸取和发扬中医药学在治疗慢性、复杂性疾病等方面具有的独特优势，已经成为当代医学模式发展的潮流。

书中从顶层设计的视角，强调了 1.2.6 医学新模式与健康管理、慢病管理、健康养老之间的协同关系，指明了 1.2.6 医学新模式既是健康管理及慢病管理的最佳模式，又是真正实现医养结合的最佳路径，介绍了 1.2.6 医学新模式在慢病管理、医养结合相关领域，以及跨界整合、赋能康养地产行业创新的具体案例，并对 1.2.6 医学新模式的未来发展趋势及前景进行了展望。

为了推广 1.2.6 医学新模式在健康管理、慢病管理、医养结合等方向上的应用与实践，加强、提升和优化其"慢病管理"及"医养结合"的可操作性服务体系和运行机制，展现 1.2.6 医学新模式的独特价值。在国家中医药管理局直属事业单位——中华中医药学会的推动下，不仅启动了"全国慢病健康管理工程"，而且在辽宁省沈阳市成立了全国首家专业的慢病健康管理医院平台，并打造了全国首个"中医 1.2.6 三级医养结合示范区项目"。同时，1.2.6 医学新模式为慢病管理与养老产业、地产行业的跨界结合带来了重要契机，在新疆乌鲁木齐创办了西部地区首个 1.2.6 医养结合（1.2.6 CCMC）康养地产项目，从而满足了人们日益增长的多层次、多样化、多领域的健康服务需求，为推动大健康产业经济的发展做出了贡献。

本书是国内第一本全面系统地介绍健康管理、慢病管理及医养结合模式的书籍。本书编写力求突出系统性、全面性、创新性、实用性、科普性，大量系统翔实的内容阐述，凝聚了专家们多年潜心研究的探索和创新成果，已作为全国开展"慢病健康管理工程""医养结合协同创新共同体"等活动指定教材，不仅适合广大的医务工作者及健康行业人员阅读参考，而且对慢病患者、家属和渴望获得健康的人们，都有较强的指导作用，同时希望能够为致力于健康管理、慢病管理、医养结合及相关大健康产业研究发展的学者、企业家提供参考和借鉴。

序 一

收到任岩东博士新作《生命的大设计——解读 1.2.6 医学新模式》的样书以及请我作序的委托，我欣然接受了，因为它是一本为国人健康而著的书。

我从医 40 余年，无论是接诊普通百姓，还是作为领导人的保健医生，多年来都在从医学专业角度上思考和钻研，怎样治疗疾病、彻底治愈疾病，从而恢复患者健康。然而，随着疾病谱的改变，慢性病成为这个时代的"流行病"，单纯的药物或手术方式不能消除慢病的病因，也很难控制慢病的突发风险，而且很多时候，患者离开医院后我们很难再有时间去关注他们的病情变化和治疗效果，很少关注患者生活方式对疾病防治的影响，对于实施药物之外健康管理的技术及服务感到有心无力。

但在本书中，我欣喜地看到，任岩东博士率领的团队，从健康管理的角度，将现在人们普遍出现的慢病和衰老的原因及解决办法做了清晰的阐述，并上升为一种全新的"1.2.6 医学新模式"，不仅有"中西医 1.2.6 健康法则"的理论概括，"一种疾病、两大病因、六条解决途径"，以及技术路径——从西医的营养、毒素、生理、心理、遗传、医药，到中医的中药、药膳、经络、导引、情志、风水等多个方面进行系统干预，而且还有五大服务做支撑，并将其应用到健康管理、慢病管理、医养结合的实践中，打造了慢病健康管理医院等多个运营平台和样板项目。而我作为部分领导人的保健医生，对健康管理深有体悟，人们之所以无法让自己的生命之树常青，主要原因就是"治"得太多，"养"得不好，"管理"得不够！

传统观念认为，"养"和"管"是病好后恢复期的事情，所以常听人说："你病刚好，还得好好养养。"实际上，这不完全正确。"养"或"管"是贯穿一生的事情，不但生病恢复时要"养"，生病期间要"养"，更为重要的是，没有生病时也得"养"，也要"管"！

没有生病就要保养，实际上与传统中医"治未病"的思想是不谋而合的。保养好身体，人的体质和免疫力都会比较好，生病的可能性就会大幅度降低，人体就能保证健康。健康的人，又怎么会不长寿呢？

"养"或"管"除了靠自己主动，还要有专业的技术服务和团队做保障。试想一下，如果有这样一家医院，这样一支专业的医疗和健康管理团队，在您遇到健康问题时，及时筛查发现危险因素，由学贯中西医、精通健康管理的医生及健康管理师为您设计诊疗顺序的路径，选择治疗方向，随时优化所制定的治疗及健康管理方案，提供院外动态管理服务，也许就不会有那么多人带着遗憾而盛年离世。

总之，生命在于养护，生命的程序需要精心设计，我觉得任何一个人的生命和健康都同样地神圣、精彩，我们每一个人都是自己生命的总导演、总设计师。无论你这一生多么精彩绝伦，多么让人瞩目垂注，都经不起健康"意外"。因此，我们需要主动了解最新的健康管理理念，学习 1.2.6 医学新模式，适时接受和践行健康管理的六大技术、五大服务，提高自我的健康水平。希望能够让更多的人从这本书中获益，这也是我推荐此书的目的。

愿大家的生命之树都能茂盛长青！

中国人民解放军总医院（301 医院）

第一医学中心高压氧科主任

主任医师　教授　　　晏沐阳

全国慢病健康管理工程专家委员会主任委员

序 二

步入 21 世纪以来，影响人们健康的疾病谱和死亡谱发生了很大改变，由传染病逐步转变为以高血压、糖尿病、心血管疾病、呼吸系统疾病、脑卒中、肿瘤等为主的慢性病。目前我国的慢性病患者已超过 4.6 亿人，慢性病死亡人数占总死亡人数比例高达 86.6%，造成的疾病负担已占总疾病负担的 75% 以上，也严重制约了社会经济发展。近年来国家陆续出台的《中国慢性病防治工作规划（2012—2015 年）》《中国防治慢性病中长期规划（2017—2025 年）》《健康中国 2030 规划纲要》《健康中国行动（2019—2030 年）》等重要文件都对积极防控慢病问题做出了重要部署，提出要"采取健康管理等有效干预措施防控慢性病，努力使群众不生病、少生病，提高生活质量，延长健康寿命"。健康管理是以较低成本取得较高健康绩效的有效策略，是解决当前健康问题的现实途径，是落实健康中国战略的重要举措。同时，日益严重的慢性病流行趋势，昭示着在医学如此发达的时代，竟不能对慢性病的高发与难治的局面有效遏制，这一尴尬现状，足以说明现代医学模式存在着不足，必然促使其发生转变，迫切需要适应我国国情的健康管理及慢病管理模式，对慢性病有效防治，推进国民健康水平的提高。要改变这种状况，需要社会各界的共同努力，尤其需要六百万医务人员的积极参与。任岩东博士作为我国中青年慢病管理专家，他不仅在中西医临床方面专有所长，而且在科研、教学以及慢病健康管理方面也做出了很显著的成绩。他带领团队经过多年的努力，整合中西医医疗技术与慢病健康管理服务，创立了适应我国国情的"1.2.6 医学新模式"。尤其是在多年慢病管理实践中，不仅建立了完善的技术、服务、经营等标准化体系，而且创建了具有中医药特色的"慢病健康管理医院"，并取得了令人满意的成效。特别是作为一名临床医生，他能致力于健康教育工作，把自己的工作主题定位在大健康、大卫生和大预防上，为老百姓"不得病、少得病、晚得病"多做工作，并且能将科学知识用一些生动活泼、浅显易懂的形式来进行宣传，尤为可贵。

任岩东博士的《生命的大设计——解读 1.2.6 医学新模式》一书，很值得读。该书通俗易懂，不但很容易让普通人了解慢病的根本原因，提高健康意识，熟悉获得健康的综合干预技能，如营养、毒素、生理、心理、遗传、医药以及中药、药膳、经络、导引、情志、风水（环境）等，而且引入了许多国际上关于慢病防治和管理的新理念、新方法，即便您不是专业医生，读后也会获益匪浅。世界卫生组织在《阿拉木图宣言》中早就提出："健康教育是初级卫生保健各项任务中的首要任务"，当前，社会需要大批健康教育专家来向大众宣传科学的健康理念，传播正确的保健知识。我很高兴看到能有任博士这样既懂专业理论、又具实践经验的专家活跃在健康教育、慢病防治和健康管理领域，为提高全民的健康素质做出贡献。

中华预防医学会健康风险评估与控制专业委员会

李　明

副主任委员　秘书长

序 三

在特定国情国策的多重交互作用下，我国人口老龄化的深度与广度史无前例，形成了独具代表性的人口老龄化特点：一是全国老龄化形势将日益严峻。我国自 1999 年跨入"老龄化社会"以来，人口老龄化速度惊人，老年人的数量和规模不断扩大，截至 2018 年末，我国 60 岁及以上老年人口约 2.49 亿，占总人口的 17.9%；65 岁及以上人口约 1.67 亿，占总人口的 11.9%。预计到 2025 年，60 岁以上人口将达到 3 亿，到 2050 年，我国 60 岁以上老年人占比将高达 35%，达到 4.8 亿，成为超老年型国家；二是老年人生活照料、护理和医疗问题日益突出。伴随人口老龄化，老年人身体日渐衰弱与慢病风险不断增高，多种慢性病的患病率随年龄的增加而升高，我国目前有近 2.1 亿的老年人患有慢性病，慢病缠身使得很多老人长寿但不健康，高血压、糖尿病、心脑血管病、慢阻肺、骨关节病、肿瘤、阿尔茨海默病（老年性痴呆）、帕金森病等是老年人常见的、多发的慢性病，也是老年人致残致死的主要原因。同时，老年人慢病时间长、并发症多、自理能力下降，严重影响了老年人的生命质量，也给家庭和社会医疗与养老带来沉重的经济负担。事实上，老龄化不仅影响了疾病谱及医疗、养老服务模式，还影响到现实社会的经济、文化、政治、生产与生活各个方面。与西方发达国家相比较，中国的带病老龄化形势更为严峻，面临一场前所未有的世纪挑战。

在本书中，任岩东博士率领团队在科学界定我国健康老龄化内涵的基础上，从破解当前养老服务体系"医"与"养"分离的顶层设计模式切入，分析了我国人口老龄化的状况、问题和挑战，并立足于当前及未来中国人口老龄化需求特点，创新性地提出了以"医养结合"为目的、以"慢病管理"为手段的"中医1.2.6三级医养结合模式"策略。在如今"医和养"服务明显"缺位""错位"的现实情况下，明确了三级医养结合的功能定位，即从"医院、社区、家庭"三个维度，以中医1.2.6慢病管理技术服务为特色，形成了"以居家为基础、社区为支撑、医疗机构为保障"的三级医养结合服务方式，使医疗与养老服务协同健康发展。更重要的是，多年来任岩东博士团队不只停留在医养结合理论研究和模式设计上，他们更是扎扎实实地将模式落地和实践，不仅在辽宁沈阳塑造了全国首个"中医1.2.6三级医养结合示范区项目"，同时，"中医1.2.6三级医养结合模式"迈进了极具发展前景的康养地产领域，但各个国家由于不同的国情、发展环境、资源能力等，其解决医养结合问题的方式方法和途径也应因国制宜、因情制宜，在比较分析欧美持续照料功能社区（CCRC）经验与不足的基础上，打造了西部地区首个1.2.6医养结合社区（1.2.6 CCMC）项目。这些项目通过1.2.6技术服务与资源的综合化整合，为老年人提供了长期的、可持续的、有效率的以及高质量的医疗、护理、生活照料等全方位的服务，加强、提升和整合优化了养老服务和医疗服务两方面的功能，实施效果十分显著，取得了良好的经济和社会效益。

以长寿化、健康老龄化为目标的"中医 1.2.6 三级医养模式"创新体系及其成功经验，非常值得我们借鉴。

郑州大学第五附属医院院长

国家重点研发计划医养项目负责人　　郑鹏远

国家科技部重点专项（医养结合）首席专家

序 四

健康是生命的代表。当你为了口福，胡吃海喝时；为了玩乐，废寝忘食时；为了博取丰厚报酬而玩命时；你想没想到，生命的健康正远离你而去。为什么那么多英杰在有为之年就猝然离世？为什么你在拥有健康时不注意维护和保养？为什么有病后才想起健康，一旦康复，又把健康丢到脑后？为什么有病之后，不是努力调动自己的生命力去修复和增强自己失去的功能，而是想方设法采取简单粗暴的对抗或依靠外援的替代手段，要求恢复健康状态？

我们很多人长期处于亚健康状态，或被高血压、糖尿病、冠心病、肿瘤等多种慢性病所包围，生活因病痛而过得小心翼翼、失去乐趣，更要承受着无法摆脱的疾病痛苦，甚至是失去生命的威胁……说来真是奇怪，我们平时很少在处于健康状态或处在疾病高风险因素状态的时候，考虑到尽早地预防疾病、保养生命，有意识地学习健康的目标、方法和获取途径，只是到了突然确诊了某种疾病尤其是重大疾病，或者是患病多时、多病缠身甚至卧床不起，收到来自亲朋好友所谓"早日康复"祝福的时候，才千方百计、手忙脚乱、焦躁不安地通过各种方式和渠道，希望能够"买回"健康。因此，我们不断地求医问药，希望遇到一个神医来解救自己；不断地打听各种医疗和保健方法，希望幸运地得到一个秘方使自己能够康复；不断地翻阅各种书籍，力图能够了解更多的知识来使自己过得更好。我们做了很多努力，但是好像并没有收到多大的效果，神医好像永远在那世外桃源，凡人无法找到。我们尝试了无数的保健方法，从跑步到气功，从草药到偏方，从自然疗法到另类疗法，只是每次试完之后除了失望还是失望。读书已破万卷，但带来的是更多的困惑，所有书上记载的都好像很有道理，但是相互间却又充满着矛盾，不知该听哪家之言，奉哪家之道，常常是"病急乱投医"。可如今医院是越来越多、越建越大，诊所药店遍地开花，新的药物和手术方法也是层出不穷，然而防治疾病效果却是差强人意，各大医院人满为患，治病的钱没少花，但没有哪个慢性病能彻底治愈，慢性病的发病率、致残率和死亡率都在呈现上升的趋势。这些咄咄怪事，难道不发人深省吗？

疾病的真相是什么？怎样防治慢性病？怎样改善自我健康状态？怎样拥有把握健康的能力？依靠什么才能重获健康？

《生命的大设计——解读 1.2.6 医学新模式》一书带着我们一步步地解开了这些谜团。作者任岩东博士等一批优秀专家们在"让天下人不得病、少得病、晚得病"的使命感召下，多年来一直坚持不懈地研究和总结国内外健康管理经验，客观分析了我国慢性疾病流行的状况及现代医学模式下防治慢病的医学思路和治疗方法所存在的缺失，不仅阐明了疾病尤其是慢性病发生的根本原因，借鉴并挖掘中西方健康管理的理念和方法——"1.2.6 健康法则"，而且从系统论角度，对慢性病管理的理念、理论、方法与服务策略、流程进行了深入浅出的论述，创新性设计出了标准化的健康管理技术服务体系——"1.2.6 医学新模式"，并将其应用到慢病管理和医养结合的实践中，力求反映模式的示范效应和成果，并突出中医药的特色优势。也证明了，慢病大多不是疑难病，"慢性病要'治、管'结合"，通过规范化的健康管理，"慢性病虽然治不好，但可以

'管'得好"，使 1.2.6 医学新模式具有很强的实用性和可操作性。从而达到促进民众健康、延缓慢性病进程、减少并发症、降低伤残率、延长寿命、提高生命质量和降低医疗费用的目的。

任岩东博士是全经联的健康产业顾问，是我的好友，也是我非常佩服的医生和健康管理专家。之所以佩服，不仅仅是因为他是名医，他雄厚的学术背景和优异的医疗经历，或者他治好过的诸多名人等，更因为他对生命的思考、认知和躬身入局的实践。和传统的医生不同，他不仅仅是在看"病"，更是在寻"因"，在透过疾病的现象看生命的本质。

他的 1.2.6 理论，从生命的、生态的角度认知健康，提出影响生命健康的六大系统因素，并在大量实践的基础上提出了 1.2.6 医学新模式。从这个角度看，他是一位"知"者。十几年来，他把从实践中取得的 1.2.6 理论，应用到中国健康管理的实践中，应用到城市社区和乡村等各类场所中，开启了 1.2.6 健康普惠工程，造福了许许多多的普通百姓。我本人，也是其中的受益者。在这一过程中，任岩东博士也帮助了很多传统开发企业转型升级，成为新型的健康产业运营商，成绩斐然。从这个角度看，他更像一位"行"者。

"知"者，"行"者——知行合一者，这就是任岩东博士。我认为，这也是 1.2.6 理论具有无穷生命力和创新力的源泉。

基于此，我很高兴地向大家推荐了任岩东博士的新书《生命的大设计——解读 1.2.6 医学新模式》，这本理论和实践相结合——知行合一的著作，一定会刷新你的意识，帮助你认知生命，经营好、管理好自己的健康。

全经联执行主席

杨乐渝

2021年10月14日

作者自序　品味健康

　　健康，是人生一切的前提。国民的整体健康水平，是对一个国家社会综合实力的评价，更是衡量经济发展和社会进步的重要指标。因此，无论如何强调健康的重要性都不过分。就在2020年初创编这本书时，新型冠状病毒感染肺炎疫情突如其来，不仅对全人类的生命健康造成了空前危害，给全球经济带来"强烈打击"，而且考验了各个国家的健康防控机制和体系。

　　作为一名健康行业的老兵，我1991年参加工作，迄今从医已近三十年，虽然曾有多个专业的或社会的头衔，诸如主任、主委、秘书长、院长、所长等，但就我来说，只有医生这个头衔是终身的，我更愿意做一名医生。这三十年来，我接诊了大量的病人，很多是慢病老人，诊疗服务的过程中，既有解除了病人病痛的喜悦，也感受到了众多病人在求医路上经历的无助和痛苦，其中有的身患顽疾，辗转诊治数年仍不见好转，有的遭受过度医疗这一"猛药"后小病变重病、病情迁延不愈。但无一例外的是，在所有痛苦呐喊后都把一种责任留给了我：任大夫，请你告诉我，怎样办才好，用什么药、花多少钱能治好？"怎么能治好"看似合理的诉求，却是让我回答起来十分纠结。

　　"有时，去治愈；常常，去帮助；总是，去安慰。"这是美国著名医生特鲁多（1848—1915 年）的墓志铭。刻在 100 多年前墓碑上声明远扬的这三句话，让我记忆尤深，因为这三句话既道出了对病人痛苦的理解，也讲出了作为医生的无奈。因为，虽然 100 多年来现代医学飞速发展，但医学不是无所不能的，由于慢病本身的复杂性及现代医学发展的局限性，很多疾病并不能根本治愈，医生也仅仅是提供帮助，用医疗手段控制症状、清除病灶、替代器官功能，而更多的时候，医学给予人的，并不应当总是意味着治愈某种疾病，它更重要的是关心患者的感受，关注提高患者日常的生活质量。现实中，这样的情形相信我们很多病人都会碰到：医生拿着检查报告对病人说"病灶清除了，指标也正常了，你的病已经治好了"。但病人自己的感觉却是，"我还是很难受，病根本就没有治好"。平时在诊疗中，医生更注重的是客观检测指标，比如说化验、CT、核磁共振的结果，而病人往往关注的是主观感觉。在这里，"病人"包含两个层面的意思，一个是疾病——他得了什么病，另外一个还要看到，他是有思想、有情感、有完整社会属性的人。对疾病来说，选择用药或手术，从医疗角度来讲技术并不复杂，但对病人来说，如果能在治疗的同时，感受到医生的尊重与关怀，以及对病人日常健康的持续管理，那么，一定会弥补医疗的不足，让病人获得最大的健康收益。

尤其是近年来，随着我国经济的发展，生活方式的改变和老龄化的加速，慢性非传染性疾病更是呈快速上升趋势，慢病危机、带病（多为慢病）老龄化等已然成为亟待解决的重大公共卫生难题，虽然我们在医疗上也采取了积极的措施，扩大医院规模、数量，在人力物力上加大投入，努力引进、研发各种最新的药物、手术、器械等方法来抗击慢性病，并耗费了巨大的经济资源，试图使慢病的发病率、致残致死率出现下降，但是收效甚微。近十年来，我们仍然无奈地看到慢病像流感一样正在蔓延，老年人健康养老在慢病面前变成了奢望，同时，也给健康产业包括现代医学、慢病健康管理、医养结合服务业带来了前所未有的发展机遇。

如何能从逆境中寻求突破和先行一步，化"危"为"机"？自从1998年接触美国的健康管理模型，我就深刻意识到健康管理的未来价值，从那时开始就组织了一批由志同道合的专家、学者组成的团队，历经22年的探索、研究、总结，"他山之石可以攻玉"，在借鉴美国慢病管理经验基础上，充分感悟和汲取博大精深的中医健康管理的智慧，研究并总结出更适合中国国情、发展环境及国人养生养老生活方式的一种创新性健康管理模式，我们称之为"1.2.6医学新模式"。其技术、服务、经营体系成为解决慢病和老年养老医养结合问题的最佳模式和路径，并在实践中打造了"慢病健康管理医院""中医1.2.6三级医养结合示范区""1.2.6医养结合社区（1.2.6 CCMC）"等诸多示范性项目，而且实施效果十分显著。

"1.2.6医学新模式"经过多年的慢病管理实践与完善，统筹考虑当今社会养老以及医疗服务特征，以健康老龄化为目标，逐步将重心放在破解当今养老体系"养"与"医"分离的关键性问题上，在中医"养生、养老、养护"的医养结合理念下，通过以慢病管理技术服务为核心，整合多方资源，明确提出了"居家/家庭为基础、社区为支撑、医院为保障"的三级医养结合服务方式，树立了"中医1.2.6三级医养结合示范区"项目；同时，我们也探究养老服务需求特点，选择在康养地产行业中导入"1.2.6慢病管理模式"，展现其医养结合的价值，塑造了"1.2.6医养结合社区（1.2.6 CCMC）"等地产项目，这些实践项目都加强、提升和整合优化了养老和医疗服务两方面的功能，能够为老人提供长期、可持续、高效率、高质量的医疗、护理、生活照料等全方位的服务。

在人口老龄化、疾病谱变化、医疗养老模式演进的三大趋势下，随着《"健康中国 2030"规划纲要》《健康中国行动（2019—2030 年）》《关于深入推进医养结合发展的若干意见》等国家政策的出台，健康管理、医养结合在国家视野中的地位得到极大提升，努力实现全人群、全生命周期的慢性病健康管理，提高国民健康期望寿命，已被列为政府工作的重要任务和目标，也是大健康产业的主攻方向。

1.2.6 医学新模式运行多年来，不断强化中国特色的"慢病健康管理""医养结合"实践，开展了单病种及复合病种慢病管理、工作场所健康促进项目，实施了"家庭——社区——医院"三级医养结合服务，进行慢病早期筛查、综合防控、精准管理，并助力地产企业打造医养结合社区，大大降低了慢病的发病率、致残率、死亡率及医疗费用、养老负担，提高了管理人群的健康平均寿命。同时，依托互联网、大数据技术及智能化平台，完善连续性服务，增强了管理效率。而且为政府相关部门跟踪区域性 1.2.6 慢病管理、医养结合的进展情况、实施效果，提供了翔实的数据支持。

回顾这几年，我在医院的专家门诊，几乎每次出诊都不能准时"下班"，因为许多病人都是从全国各地慕名而来。但出诊时间和接诊病人毕竟十分有限。为了让更多的人了解和接受 1.2.6 医学新模式的理念、技术和服务，依托"全国慢病健康管理工程"的启动，我把越来越多的时间都用到了全国各地的健康巡讲中，来传播 1.2.6 医学新模式。听众中，不仅有大批的病人（是我从医多年接诊量的数倍），使他们了解和掌握了大量预防疾病、管理健康的知识与技能，而且还得到了多地医院院长、科室特别是中医治未病科的主任、医生的积极响应，提高了医生慢病管理意识和专业技能，大大推动了各地医院的慢病管理工作。

本书的编写得到了中华中医药学会、中华预防医学会、中国人民解放军总医院（301 医院）、北京协和医院、北京东直门医院、北京广安门医院等许多领导、专家的大力支持，并听取了许多基层医务工作者的宝贵意见，在此向所有给予我们支持和帮助的同行和朋友表示真挚的感谢。

由于时间仓促，水平有限，必定会有不当之处，请各位专家和读者给予指正。本书的出版将进一步促进 1.2.6 医学新模式的标准化实施和可持续发展，为此我们也将尽最大努力，不断丰富 1.2.6 医学新模式的内涵，不断完善慢病管理、医养结合的技术服务。相信本书不仅是关注健康者以及慢病病人的良师益友，而且能为从事医疗、健康管理、慢病管理、养老、医养结合、康养地产等大健康相关行业的单位和有识之士提供参考和帮助。

我衷心希望《生命的大设计——解读 1.2.6 医学新模式》书中的理念和方法，能为您和家人带来健康、长寿、快乐的生活！

任岩东

2020 年 8 月

第六章 1.2.6 医学新模式——医养结合的最佳路径

第七章　1.2.6 医学新模式——对生命的大设计

第一章

建设健康中国

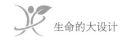
经过改革开放 40 年的奋斗，我国经济社会的发展已经取得了伟大的成就，国家综合国力和人民生活水平得到了显著提高，正在逐步实现全面建成小康社会的宏伟目标。而健康，是社会和经济发展的基础，是人民最具普遍意义的美好生活需要。

对国家来说，健康关系国家和民族的长远发展，维护人民健康是党和政府践行"以人民为中心、为人民谋幸福、为民族谋复兴"的初心和使命；对社会来说，健康是最大的生产力，人民的获得感、幸福感、安全感都离不开健康；对个人乃至家庭来说，健康也是最大的愿望，是美好生活的象征和保障。国民健康状况在很大程度上，已成为当今国际社会衡量一个国家"民族昌盛和国家富强的重要标志"。因此，健康不仅是民生问题，也是重大的政治、经济和社会问题，一个国家的整体健康素质如何，直接影响这个国家发展的大局。

但是，随着我国社会经济的发展、人口老龄化程度加快，人们的生活方式、生活环境发生了很大改变，正面临着传染病及慢性非传染性疾病（简称慢性病或慢病）给健康带来的双重威胁和挑战。尤其是最近 30 年来，由于疾病谱的变化，以高血压、糖尿病、肿瘤等为代表的慢性病高发，慢性病发病率、致残致死率不断增加，已成为严重威胁我国居民健康、影响国家经济社会发展的重大公共卫生问题。

第一节　健康中国——国之战略

对于每个人，健康是享受幸福生活的前提，是个人最大的财富，同样，对于一个国家，健康是开创美好未来的根基，对于一个民族，健康是屹立世界民族之林的力量。

党的十八届五中全会首次提出了推进健康中国建设的战略规划，以习近平同志为核心的党中央做出了推进健康中国建设的重大决策部署，并多次强调："没有全民健康，就没有全面小康。人民身体健康是全面建成小康社会的重要内涵，是每一个人成长和实现幸福生活的重要基础。无论是全民健康还是全面小康，无论是两个一百年的伟大目标还是中华民族伟大复兴的中国梦，都必须以人民健康为前提。"十九大报告在此基础上进一步提出了"人民健康是民族昌盛和国家富强的重要标志，要完善国民健康政策，为人民群众提供全方位全周期健康服务"。健康中国战略的新蓝图，充分体现了国家对维护人民健康的坚定决心，凝聚着党和政府、社会、人民群众的共同愿望。

一、健康是最大的财富

如果问您一个非常简单的问题，健康重要吗？您一定会说很重要，如果我问健康和金钱您选择哪一个？您也一定会说选择健康。但是，话是这么说了，现实中又有多少人能够真正做到呢？当有人告诉我们：有一个千载难逢的商业机会，要不要了解一下？大部分人都会说：太好了，什么项目？我们在哪里见面？当有人说：有一个学习健康技能的活动有没有兴趣？我们一般都会回答三个字：没时间。赚钱有时间、吃饭喝酒有时间、休闲娱乐有时间、游山玩水有时间、逛街聚会有时间，一旦说起健康就没了时间。大千世界，芸芸众生，来也匆匆，去也匆匆，所谓何求？不错，财富、权力、地位、成就、事业、家庭等等都是十分诱人的，我们每个人都有理由和权利去追求，去享受。可是，在你为这些令人炫目的目标

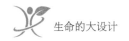
而不知疲倦，不分白天黑夜地奋斗时，是否想到有一种常常不能引起我们注意，却更珍贵、更值得追求的东西呢？那就是健康。人生追求的目标很多，可是如果缺少了健康这一条件，一切都将画上休止符。

我们常常把挂在嘴边的"健康"二字并不当作一回事，直到出现明显的身体症状，到医院手握厚厚的一沓检查单，伴着一份份标记着异常值的检查结果放在眼前，听着医生那严肃的话语，拿着药物、处置单或入院通知单的时候，才感到不知所措、后悔莫及，突然间出现的某些重大疾病，给生活和事业蒙上了阴影，甚至让生命戛然而止。很多人在病痛中或者经历了疾病死去活来的折磨，可能才会比任何时候更关注身体健康的问题，对健康才有了更加切身的体会。特别是 2019 年末在全球爆发的新冠疫情，不仅给我们的社会及生活按下了暂停键，造成了重大的经济损失，而且带走了数以万计的无辜生命，让我们在哀伤和感叹的同时，突然觉得在重大疾病来临的时候，什么房子、车子、票子再也不显得那么的重要，疫情不仅改变了社会，也提升了全民健康认知，改变了很多人对健康的态度，让更多人懂得了健康力，才是一个人最大的能力，才能像现在这样更加珍惜生命的健康，深刻体会健康才是人生最大的财富。

二、生命因健康而精彩

不管时空怎么转变，世界怎么改变，生命的健康，依然是人类生存之本。离开健康，一切将是无源之水，无本之木。

健康是一个人生命的基础，是人生幸福的源泉。人生是否幸福，或许有很多的衡量标准，但是健康永远被列在第一位。纵使他（或她）再怎么富有，再怎样优秀杰出，再怎样有盖世的英武风流，或创造了一时的丰功伟绩等等，如果失去了健康和生命，那所有的一切也会黯然失色。很多年前，一位哲人说过："健康、财富、爱情、智慧、事业和生命，就像飘浮在空中的彩球，我们生活中的每一个人，都不可能在同一时间内全部得到，这个世界总有你得不到的东西。但是健康永远是我们生命的主题。"因此，不要因为繁忙的工作或者沉重的生活负累而忽视自己的健康，一定要懂得健康之道，创造一切条件追求健康，把维护健康看作是最崇高的责任。

（一）输了健康，赢了事业又如何

随着市场经济的快速变化，竞争也日趋激烈，许多的人为了谋求个人或事业的发展，在强烈使命感、责任心和奋斗精神的驱使下，逐渐无视自己的身心健康，投入到没完没了的会议、报告、谈判、演出、加班、应酬……，几乎陷入"舍身忘我"的境地，而他们的身体也像车子一样，持续的带病高速运转，虽然一次次发出警报，但却一次次错过保养或大修的机会，终于，累积风险的爆发让高速运转的"生命之车"戛然而止。近年来，类似活生生的悲剧在不断地上演，有普通人，也有如罗阳、王均瑶、傅彪、南民、郭台成、张生瑜、王江民等各界精英们，每个名字的背后都曾经是一个令人仰视、尊重的鲜活的生命，他们曾经都是各行业的领军人物，事业有成的代表人物，他们的去世看似突然，但大多早就有了症状、发现了疾病的前兆，或都有着慢病病史。如今，他们的一幕幕悲剧让人触目惊心，一个个倒下令人扼腕叹息，留下的是沉重的思考和警示。

（二）生命之痛——纪念那些逝去的生命

从古人第一次嚼碎草药敷在伤口上，到医学技术突飞猛进的今天，医生一直被视为生命的卫士，与疾病进行着不懈的斗争。作为医生也好，普通人也罢，你是不是记得某一次刻骨铭心的生离死别，记得某一个生命离

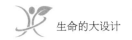

去时触动过的情绪，记得某一双渴求生命的眼神……2016 年 10 月 5 日，在刷朋友圈的时候，突然看到了这样一则消息：我的好友，70 后的春雨医生创始人张锐先生，因突发心肌梗死在北京去世，年仅 44 岁！虽然作为医生在医院里见惯了生死，但是身边好友的猝死，让我真实体会到生离死别如此之近，一时间还是不能接受……因为就在他去世前几个月的时候，我们还曾经一起探讨慢病管理怎样与互联网医疗更好地衔接合作。面对亲朋好友逝去时所承受的心灵上的洗礼，尤其是时常听到社会精英英年早逝的消息，可能还是让我们的内心深处无法忘怀。那么，不妨将曾经的记忆打开，以文字的方式记述曾经发生的难忘事件，纪念那一个个真实离去的生命。

1. 他感动了中国，但没能感动生命——罗阳

2012 年感动中国人物颁奖词写到了一个人，"如果你没有离开，依然会，带吴钩，巡万里关山。多希望你只是小憩，醉一下再挑灯看剑，梦一回再吹角连营。"他就是罗阳，沈飞集团董事长、总经理。因为中国第一艘航空母舰"辽宁号"，舰载机试飞成功，一下子让罗阳成为万众熟知的人物。沈飞集团是中国重要的歼击机研制生产基地，罗阳除了日常的管理工作外，作为著名的飞机设计专家，作为中国航母舰载机——"歼 -15"研制的总指挥，一直坚持亲力亲为，与科研人员整理试验数据，观看每次起降过程，记录和分析飞机状态，其中的艰辛、困苦、攻关、突破以及使命、责任都是常人难以想象的。罗阳在接受媒体采访时曾说："要克服这样那样的困难，确实有很大的压力，那种压力是无形的，但是你在全力以赴克服困难、解决问题的时候，会把它（压力）忘记了。"在生命的最后一个月里，他不知疲倦，劳心劳力，极少休息，直至生命的最后一刻。

2012 年 11 月 25 日上午，在跟随"辽宁号"航母执行舰载机起降训

练任务时，罗阳突发急性心肌梗死，经抢救无效，在工作岗位上殉职，年仅 51 岁。罗阳用生命诠释了国防科技工作者的报国情怀，他的离去给中国国防事业带来了重大损失。

2. 近年来因病去世的部分名人

◆ 2001 年 11 月 7 日，均瑶集团董事长王均瑶，因患肠癌逝世，年仅 38 岁。

◆ 2003 年 12 月 30 日，香港著名演员梅艳芳因子宫颈癌病逝，年仅 40 岁。

◆ 2005 年 4 月 10 日，著名油画家陈逸飞因肝硬化去世，享年 59 岁。

◆ 2005 年 7 月 2 日，以出演毛泽东闻名的特型演员古月，因突发心肌梗死去世，享年 68 岁。

◆ 2005 年 8 月 18 日，著名小品演员高秀敏因突发性心脏病去世，年仅 46 岁。

◆ 2005 年 8 月 30 日，演员傅彪因肝癌晚期去世，年仅 42 岁。

◆ 2006 年 1 月 21 日，上海中发电气集团董事长南民，因突发脑血病去世，年仅 37 岁。

◆ 2007 年 1 月 8 日，爱立信（中国）有限公司总裁杨迈突发心脏骤停辞世，年仅 51 岁。

◆ 2007 年 5 月 13 日，林黛玉扮演者，演员陈晓旭因乳腺癌病逝，年仅 41 岁。

◆ 2009 年 6 月 5 日，央视名嘴罗京因淋巴癌逝世，年仅 48 岁。

◆ 2011 年 10 月 5 日，乔布斯因胰腺癌辞世，享年 56 岁。

◆ 2016 年 10 月 5 日，春雨医生创始人张锐，因突发心肌梗死去世，享年 44 岁。

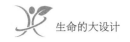

◆ 2018 年 10 月 25 日，曾经最熟悉的著名主持人李咏，在美国因癌症去世，年仅 50 岁。

这么多名人在历尽千辛万苦，事业取得成功的时候，却失去了健康和生命，让人扼腕叹息之余，不能不让人深思，人生——究竟什么才是最重要的？什么才是最值得追求的？

虽然生老病死本来就是自然规律，谁也无法避免。可是，人活着并非只是为了自己，还应为了家人，为了朋友，为了社会；身边的亲人需要照顾，朋友的关心需要回报，事业的发展需要奋斗。没有了健康，什么事业、财富、名利等等都无从谈起。有了健康，我们才能凭着自己的聪明、才智、技术去努力创造，经营自己的美好人生。

三、全民健康——健康中国在行动

健康是人生一切的前提，身体健康是每一个人的需要，而国民的整体健康水平是一个国家经济社会发展水平的综合反映，也是经济发展和社会进步的重要指标。党的十八大报告指出："健康是促进人的全面发展的必然要求，是经济社会发展的基础条件。实现国民健康长寿，是国家富强、民族振兴的重要标志，也是全国各族人民的共同愿望。"

新中国成立以来特别是改革开放以来，党和国家高度重视人民健康，我国卫生健康事业取得显著成绩，人民健康水平持续提高，我国居民的平均寿命从 1949 年前的 35 岁增加到现在的 73.6 岁以上，主要健康指标总体优于发展中国家的平均水平，中国从"东亚病夫"变为"东方巨人"，为全面建成小康社会奠定了重要基础。但同时，由于经济社会的快速发展、人口老龄化、疾病谱变化、生态环境及生活方式变化等因素，疾病和健康问题以及健康服务不平等状况依然突出，慢性病已成为国民的主要死亡原因和疾病负担。2002—2003 年的 SARS（重症急性呼吸综合征）、2019 新型冠状病毒（COVID-19）等重大传染病的爆发，使得我国卫生与健康领域面临严峻挑战，表明了当今健康服务体系的供给与协调性已经不能满足国民健康保障需求，需要从国家战略层面统筹解决关系健康的重大和长远问题。把发展健康和以健康促发展作为国家战略，是很多国家行之有效的经验。比如美国在《健康国民 2010》中提出："健康是一种生产力，国民健康对于国家的意义不仅局限于国民的生活质量问题，而且涉及国家发展和国家安全。"欧盟在《为健康共同努力——欧盟 2008 年至2013 年战略方针》白皮书中提出："健康是一笔最大的财富，人口健康是生产力与经济繁荣的先决条件。"

2015 年 10 月，党的十八届五中全会通过了"十三五"规划建议，首次明确提出推进健康中国建设，标志着"健康中国"正式上升为国家战略。在 2016 年 8 月召开的全国卫生与健康大会上，习近平总书记明确提出要"将健康融入所有政策，人民共建共享"，强调"没有全民健康，就没有全面小康。要把人民健康放在优先发展的战略地位"。党的十九大报告更是将实施健康中国战略纳入国家发展的基本方略，把人民健康置于"民族昌盛和国家富强的重要标志"地位，并要求"为人民群众提供全方位全周期健康服务"。从 2016 年到 2019 年，中共中央、国务院陆续发布了《关于实施健康中国行动的意见》及《健康中国行动（2019—2030年）》等重要文件，对实施健康中国战略做出了重大决策部署，从制度上明确当前和今后更好保障人民健康的原则、任务、目标和实施办法。一个以"健康中国战略"为顶层设计，以《"健康中国 2030"规划纲要》为行动纲领，以《健康中国行动》为推手的大国国民健康保障体系全面形成。

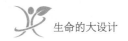

"健康中国"战略是一项旨在全面提高全民健康水平的国家战略，推进健康中国建设，是全面建成小康社会、基本实现社会主义现代化的重要基础，是全面提升中华民族健康素质、实现人民健康与经济社会协调发展的国家战略。它以全民健康为根本目的，以提高人民健康水平为核心，以普及健康生活、优化健康服务、完善健康保障、建设健康环境、发展健康产业为重点，把健康融入所有政策，全方位、全周期保障人民健康。将健康中国建设提升至国家战略地位是国家治理理念与国家发展目标的升华，对全面建成小康社会、加快推进新时代社会主义建设具有重大意义。

第二节　形势和挑战

健康中国建设面临着严峻的形势和挑战。一方面是以慢性病为主导的疾病谱变化。当今威胁人们健康的疾病由过去畏之如虎的白喉、霍乱、天花等传染性疾病，快速转向了以高血压、糖尿病、心血管疾病、呼吸系统疾病、脑卒中、肿瘤等为主的慢性病，成为危害我国居民生命健康的"主要杀手"。在中国，每年1030万死亡病例中慢性病占比超过80%，慢病发病率、死亡率明显上升的同时，其知晓率、治疗率、控制率却持续降低。另一方面是人口老龄化加速，带病老龄化日益加重。我国是世界上老年人口最多的国家，自1999年跨入"老龄化社会"后，中国人口老龄化进程加速，全国65岁及以上老年人占总人口比例从1982年的4.9%，上升到2018年的11.9%。同时，老年人是慢病的高发群体，老年人对医疗与养老双重服务的需求不断增高。

此外，大量的人群缺乏自我健康管理的意识和能力，忽视健康及其投入，吸烟、过量饮酒、缺乏锻炼、不健康饮食、空气污染等慢病的主要致病危险因素广泛流行，经济社会转型带来工作和生活节奏的加快，人际关系紧张、工作和生活压力加大等，对人们心理和生理健康也造成较大影响。这些趋势都加剧了建设健康中国所面临问题的复杂性和挑战性。建设健康中国，不仅是确保人民身体健康，更是涵盖全体人民健康身体、健康环境、健康经济、健康社会在内的大健康。健康中国的终极目标是构建一个全方位"防控健康风险，创造健康价值"的健康民族和国家。

第二章

慢性病引爆健康危机

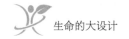

　　我国经历改革开放 40 年以来，经济高速增长，国民生产总值已经超过日本，成为世界第二大经济体，成就了"中国奇迹"。尽管随着经济的发展，我们的物质、文化等生活水平在不断提高和得到满足，在科技、文化、教育、医疗、体育、娱乐、互联网等领域，搞得轰轰烈烈，俨然成为当今社会活动的主流，并且在 2008 年成功举办了第 29 届北京奥运会，以 51 枚金牌，这个足以让国人自豪和骄傲的战绩，跻身于世界体育强国之列。但这还是掩盖不了我们国民整体的健康危机，一个个发生在我们身边的悲剧，不断在警醒我们，慢性病，这个曾经被小视的疾病，已经登上了流行的快车，正在吞噬我们的健康，严重威胁我们的生命。越来越多的中国人正陷入慢性病的重重包围之中无法自拔，多少人因慢性病突发心肌梗死、脑出血，扔下疼爱的亲人和热爱的事业，早早地离去；多少慢性病患者弄得亲人精疲力尽，钱财耗尽；又有多少商界骄子、政界精英以及才华卓著的知识分子和普通百姓，倍受高血压、冠心病、糖尿病、脑中风等慢性病或并发症的折磨，早早地退出了工作岗位、丧失了劳动和工作能力，甚至时常面对死亡的威胁……患者的痛苦和亲人的无奈，使多少个幸福的家庭变得支离破碎。

　　数以亿计的慢性病患者，引发了当今中国公共医疗卫生的四大基本难题，即慢性病高发与难治、药物灾害越来越大、医疗费用上涨超负荷、带病老龄化日益严重，也给国家、集体和个人造成了巨大的伤害和沉重的经济负担，使健康中国建设面临巨大挑战，成为影响国家经济社会发展的重大公共卫生问题。

第一节　慢病横行

伴随生命的诞生就有了疾病。回顾 20 世纪以前，影响人类健康最主要的疾病是肺炎、肺结核、白喉、霍乱、天花和流感等传染性疾病。到了 20 世纪 50 年代以后，过去畏之如虎的这些传染性疾病，在包括中国在内的许多国家已经基本得到有效控制，有的甚至已销声匿迹，由传染病而导致的死亡率也大幅下降。但是，步入 21 世纪以来，随着我国工业化、城镇化、人口老龄化进程不断加快，人们的生活方式、生态环境等对健康的影响逐步显现，疾病谱和死亡谱发生了很大改变，危害国民健康的主要疾病，由传染病逐步转变为以高血压、糖尿病、心血管疾病、呼吸系统疾病、脑卒中、肿瘤等为主的慢性非传染性疾病（简称"慢性病"或"慢病"）。目前我国的慢性病患者已超过 4.6 亿人，居民慢性病死亡率占总死亡人数比例高达 86.6%，造成的疾病负担已占总疾病负担的 75% 以上，慢性病已经成为威胁国民健康的"头号杀手"。

一、慢性病脸谱

慢性病是慢性非传染性疾病的简称，又称"慢病"。它不是特指某种疾病，而是指以高血压、冠心病、糖尿病、脑中风、肿瘤、骨关节病、胃肠道病、慢性阻塞性肺病、眼病、肝病等为代表的一组疾病。慢性病通常是致病因素长期慢慢累积作用的结果，因此，它的潜伏期长，在早期由于发病症状不明显，不容易引起人们重视，致使器官慢慢损伤，功能逐步失调，一旦确诊时，疾病常常已经发展到比较严重的程度。同时，慢性病与

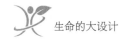

长期不良的生活方式有着密切的联系，有着相似的危险因素，又被称为"生活方式病"。

二、慢病危机爆发

当下，各种慢性病正像感冒一样流行，威胁着我们所有人的健康。想想您自己，再看看您的身边，在亲人中、朋友中，从高血压、高血糖、高血脂的"三高"，到冠心病、肿瘤、脑中风等等慢性病，到底有多少？

据国家卫健委、国家统计局等最新数据显示，我国慢性病发病率已占总人口比例的33%以上，现有慢病总人数超过4.6亿人。其中：心脑血管病患者已超过2.9亿人、高血压患者已超过3.58亿人、糖尿病患者已超过1.24亿人、超重和肥胖症患者已超过2亿人、血脂异常（含高血脂）患者已超过1.6亿人、慢阻肺患者已超过9700万人、近视眼患者已超过2.1亿人、癌症患者每年新发超过400万人等等，以上有医院明确诊断的各种慢性病例数达到5.3亿人。特别是肿瘤、心脑血管病、糖尿病等慢病有明显增加趋势，远超过欧美、日本等国，已变成了全球第一"慢性病"（糖尿病、心脏病和癌症）大国、第一"肥胖"大国，第一"三高"（高血压、高血脂、高血糖）大国，第一"近视眼"大国。此外还有数以亿计的"慢病后备军"，如1.48亿人处于糖耐量受损阶段的"糖尿病后备军"，还有具有慢性病相关危险因素的"慢病高危人群""亚健康人群"，如3亿的烟民，过亿的食用盐、油、糖量超标人群等。

慢性病正在严重威胁着国人的健康，并且发病年龄日趋年轻化。曾几何时，在人们的印象中，糖尿病、高血压、冠心病、脑血管疾病等慢性病，一般是老年人的"专利"。但近年来，慢性病发病年龄大大提前，比如近视率小学生达 32.5%、初中生达 59.4%、高中生达 77.3%、大学生达 80%；10 多岁的初中、高中学生有的被检查出患有 2 型糖尿病（肥胖儿童中最常见），20 岁左右就患有高血压的，30 多岁就确诊冠心病的，40 岁左右就成了中风患者，50 岁左右就安放心脏支架的，其中高血压、冠心病等心血管疾病患者占绝大部分，比例高达 73.5%，约 22% 的中年人死于心脑血管疾病，70% 中年人面临过劳死的危险，30 ～ 40 岁左右就因心肌梗死、脑出血死亡的，也已经不是什么稀奇的事情。同时，慢性病"偏爱"老年人，我国正处于人口老龄化加速阶段，2018 年末，我国 60 周岁及以上人口首次超过了 0 ～ 15 岁人口，达到 2.49 亿人。老年人更是慢性病的高发群体，中国疾病预防控制中心调查数据显示，我国 60 岁及以上老年人群中，超过 82.8% 的人被一种及以上慢性病困扰，且一人身患多种慢性病现象严重。心脑血管疾病、恶性肿瘤、呼吸系统疾病是我国老年人群死亡的前三位原因。庞大的老年人群耗费巨大的医疗卫生资源，将进一步加重我国慢性疾病负担。

三、慢病防治迫在眉睫

《中国慢性病防治工作规划（2012—2015 年）》明确指出：慢性病严重损害国民健康，已经成为致残和死亡的主要原因，消耗着大量医疗卫生资源和社会经济资源，已成为事关全局的重大民生问题，如不加以控制，将影响和谐社会构建，妨碍社会稳定和经济可持续发展。

目前，我国因慢性病导致死亡的比例已超过感染性疾病和外伤中毒类疾病，占到总死亡人数的 86.6%，上升为我国居民第一死因，脑血管病、癌症、呼吸系统疾病和心脏病位列城乡死因的前四位。除致死外，慢病还

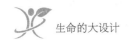

常伴有并发症，如糖尿病患者比非糖尿病患者致盲率高 25 倍、肾衰竭发生率高 17 倍；我国目前每年新发 200 万脑卒中患者，有 75% 的人不同程度地丧失劳动能力，40% 高度致残。同时，慢性病通常为终身性疾病，多数慢性病无法治愈，必须长期治疗，病痛和伤残不仅影响劳动能力和生活质量，而且由慢性病造成的疾病负担愈加沉重，给个人、家庭及社会带来沉重的经济负担。因此，防治慢性病已成当务之急！

为了共同应对慢性病的严峻挑战，2012 年 5 月 8 日，原国家卫生部、发展改革委、财政部等 15 个部委联合印发了《中国慢性病防治工作规划（2012—2015 年）》，这是我国政府针对慢性病制定的第一个国家级的综合防治规划和指导性文件，在此基础上，2017 年 1 月 22 日，国务院办公厅下发《中国防治慢性病中长期规划（2017—2025 年）》，这是中国慢性病防治史上具有里程碑意义的事件，是首次以国务院名义印发慢性病防治规划，是国务院颁布《健康中国 2030 规划纲要》之后发布的慢性病防治的最高纲领性文件，为进一步贯彻落实慢性病防治、努力保障人民健康指明了方向。

第二节　为什么有那么多的慢性病

当今科技与工业的迅速发展，使我们的物质和精神文化等生活水平大幅度提高，同时，也大大改变了我们的生存环境和生活方式。

无论是否情愿，我们周围的一切，包括饮食、工作、娱乐、购物、运动、呼吸、睡眠、情感、环境等；以及使用的任何物品，包括大到房屋、汽车、家居、家电，小到手机、服饰、各种日用品等；甚至享受的任何服务，如美容、洗浴、旅行、就医等等，上面这些凡是我们接触到的、有形的无形的、数不清的"复杂因素"都会对身体产生正面或负面的影响，都可能时时刻刻对我们的生命健康构成"威胁"，并且最终可能以"慢性病"的形式显现出来。

一、现代人类活动催生种种慢性病

当今世界，经济发展越来越迅速，对内外环境的破坏力也随之加大。现代人类活动改变了气候，气温异常升高或下降使得温室效应、厄尔尼诺现象频繁发生，酸雨增加、土壤沙化、植被破坏、大气严重污染；人类乱施滥用的化肥、农药、激素及工业、交通排放的有毒、有害物质，遍布全球的每一个角落；现代人类发明的机器设备和交通工具，使我们可以少干体力活、少走路、少运动，冬有暖气、夏有空调，生活安逸舒服；现代人类制造了种种"珍馐美味"，使我们可以恣意吞食，而不管这些食物对自己身体有益还是有害；人们为了"追求"物欲与精神上的满足，开始残酷的竞争，制造了日益加剧的工作强度和生活压力，让自己长期处于"紧张"的有害生理和心理状态；现代人类发明的"医、药"着重于发病时"头痛医头、脚痛医脚"的对抗性医疗方式，重治疗、重技术、轻预防、轻管理……以上种种变化必然导致疾病尤其慢性病的高发、反复发作、加重、久治不愈。

二、慢性病是生活方式病

世界卫生组织发现，在决定健康的因素中，遗传因素只占15%，社会因素占10%，气候因素占7%，医疗条件占8%，而个人的生活方式占

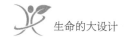

60%！由于慢性病与不良生活方式密切相关，所以又称为"生活方式病"。实际上，"生活方式病"很可怕，因为它已经融入了衣、食、住、行、工作、学习、文化娱乐等现代生活的方方面面。生活方式对健康的影响不会是剧烈的和瞬时的，而是日积月累的、潜移默化的。它的影响，也许温和到让您毫无察觉、毫无意识，它不会突然给您带来巨大的伤害，也正因为这样，您身边的健康才会随着时间慢慢地流失。

（一）生活方式与慢性病

情景再现：

张先生是一家公司的业务骨干，让我们来看看他的一天是怎样度过的：早上8点钟左右起床，来不及就不吃早饭，匆匆忙忙开车赶去上班，然后对着电脑工作一上午，到了中午就在公司吃盒饭，晚上下班后有各种应酬等着他，抽烟、喝酒、打麻将、唱卡拉OK，回家时已是深夜，再整理一些文件或上上网，近2点钟才睡觉，这就是在当下很多人眼中"流行"的生活方式。他们大都认为自己活力四射，身体状况也还过得去，几乎从来不做体检。但在不知不觉间，一些潜在的慢病正在向他们逼近。

生活方式是个体或群体日常生活的习惯行为，它是一个内容相当广泛的概念，它包括人们的衣、食、住、行、劳动工作、休息娱乐、社会交往、待人接物等物质生活和精神生活等等，每个人都有自己的生活方式。大量不良的行为习惯正在改变我们的生活方式，危害我们的健康，如吸烟、酗酒；不合理的饮食习惯，如高糖、高脂、高盐饮食，过多摄入精细化的米、面、油等食物；运动量减少，把更多的业余时间花在看电视、玩棋牌、上网聊天等久坐少动的活动上；社会生活节奏增快，竞争激烈，增加了人们的精神压力，经常处于紧张和劳累状态，不能保持良好的心理状态、不停地应酬、作息时间很不规律……上述种种不良生活方式的日积月累，直接或间接地增加了触发和加重各种慢性病的风险，这些"自我创造的危险因素"成为慢性病泛滥的培养基。所以，防治慢性病首先要通过个人的主观愿望与努力，去改变不良的生活方式。世界卫生组织在著名的《维多利亚宣言》中提出了健康的四大基石："合理膳食、适量运动、戒烟限酒、心理平衡"，其目的就是纠正人们不健康的生活方式。

（二）你为健康做了什么——"我"的控诉

这是一个拟人化的故事，你的一些意识行为等生活方式直接影响了"我"（身体）的健康，读完它你也许感到不屑、疑惑或吃惊，但是它实际真实的发生在我们很多人身上，希望你可以怀着接纳的态度去读完这个故事，去感悟其中的道理。

1）我刚满 1 岁那年，你第一次发高烧，你用退热药很快就把我的烧退下来了，只是退烧后我疲劳了一个月都没能恢复。其实这次发烧我是为了让免疫力首次得到锻炼，但是因为退烧药的介入，这种锻炼没有完成，使我的免疫系统发育滞后，这件事为我日后肺炎的发生埋下了祸根。

2）我 3 岁那年，你第一次得肺炎，肺炎发生时我持续高烧、呼吸道感染、肺部感染，这次肺炎，在医生的帮助下，病情很快得到控制，但是因为大量使用了抗炎退热药，我正在清除的体内垃圾没有得到及时的排放，只能在其他部位寻找空间暂时存放，这是毒素积累的开始，不过，这点积累对生命力正处在旺盛的我来说微不足道。但是，我好像开始离不开药物了，每次疾病发生的时候，你总是希望能借助"神奇"的药物来解决问题，养成了用药物来解决疾病问题的习惯。在不知不觉中，我对药物的依赖开始了，而求助于药物的同时，我也付出了相应的代价，开始受到药物不良反应的毒害，虽然开始的时候这种毒害很微弱，但是已经开始对我幼小的肝脏造成不小的威胁了。

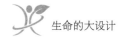

3）我6岁那年，你可以吃香喷喷的大米饭了，每次都能吃3碗，吃得很饱，但是有一大批叫"糖"的东西在我的血液里乱闯，所以我得分泌很多胰岛素才能应付这些乱窜的、过多的"糖"，好在你那时特别调皮，整天蹦蹦跳跳的，总是有那么多的游戏让我很快就把这些"糖"用完了，只是胰脏的工作压力稍微大了点。但是，从这时候开始，我的各个腺体开始面临挑战，因为"糖"很容易影响身体其他激素的水平，经常让我感觉到乱糟糟的，注意力没办法集中，对抗的情绪也越来越强，我在你的眼中开始变得反叛和顽皮。

4）我25岁了，你开始独立生活，养成了很多不好的生活习惯，每天早上都不吃早餐，特别爱吃零食、甜食、油炸食品，还经常通宵达旦地工作。由于我整天忙于处理被吃进来的垃圾食品，并处于超负荷的工作状态，因此，我的状态变得越来越差，工作效率也越来越低。我试图向你发出警告，不要再干那些伤害我的事情，我发出口腔溃疡的信号，希望告诉你停止吃这些垃圾食品；我在脸上长出斑，希望告诉你肝脏已经很长时间在超负荷工作了；我便秘了，希望你多喝些水，多吃些高纤维的食物和粗粮，早点睡觉。而你对这些信号却视而不见，我开始感到恐惧，假如你一直这样下去的话，我迟早会把健康丢光，但是对于我的恐惧，你却丝毫不觉，依然我行我素，我拿你一点办法都没有，只能躲起来哭泣和祈祷。而我的退让和妥协却没能让你检讨自己，反而在别人面前炫耀自己正当年少、身壮如牛、从不生病。

5）我40岁开始，实在是有些支撑不下去了，虽然我拼命地应付来自各处的压力，但是你却长期不改变生活习惯，工作压力又越来越大，我的血管里已经积累了很多的垃圾，血液变得非常黏稠，肝脏负荷也到了极限，脂肪堆积在本来已经疲惫不堪的肝脏上，我试图调高血压来保证正常的血流速度，保证各个器官的养分供应不受影响，但你却用降压药把我费九牛二虎之力调高的血压降了下来，你天天吃降压药，我便天天需要努力对抗药力的作用，希望把血压调上去，在这个过程中，我很悲哀地发现血管壁开始变脆。我不明白你为什么一直要和我作对，因为我的健康对你来说是大好事，但是你却好像偏偏要把我抛弃。最终，药物作用太过强大，我无法对付，我的各个器官开始缺乏营养，我用头晕、乏力等信号警告你，可你却因血压最终被你控制而偷乐，感觉还不错，完全没有接收到我的信号。

6）我45岁那年，因为你长期服用降压药，降压药的不良反应已经困扰我很久了，我的肝脏本来就因为各种被你放进来的毒素拖累得半死不活，现在加上降压药的不良反应，我几乎无法处理，只能直接排到肾脏，让它去处理。我知道这是个很危险的动作，肾脏只能处理已经被肝脏解毒的垃圾，直接将毒物转移到肾脏，会对肾小球造成致命的伤害，但是没有办法，这些药物毒素假如不被排出去的话，留在体内则更危险，开始时肾脏还能应付，但是随着受伤的肾小球越来越多，肾脏开始出现了慢性炎症。此时你好像意识到了问题的严重性，开始到处奔走寻求良医，但是我知道，这次即使让你找到好的医生，也没有办法解救我，因为你还根本意识不到真正的问题所在，并不是现在的慢性肾炎有多危险，而是你长期以来不良的生活习惯给我造成的伤害，那才是我最担心的。所以，趁着现在你已注意到健康问题的严重性，我必须让你意识到真正让我失去健康的原因是什么，要求你改变生活习惯，坚持对我有益的保健计划，以此来帮助我重新获得健康。

反思：

也许在你的眼中，这只是一个离奇的杜撰。不过，假如随着你年龄的

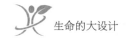
不断增长，你感觉到自己的健康状况一日不如一日的话，你应该认真思考一下这个故事；或者，在很长的一段时间，你都被同一个健康问题困扰，用尽所有能用的方法也无法奏效时，你也应该再认真思考一下这个故事；又或者，你周围的亲人或朋友，突然有一天，毫无征兆地被检查出身患慢性疾病，那么，你也应该重新思考一下这个故事。我知道，很多人都不太喜欢思考，只期望找到最直接的解决问题的办法（最好还不用花什么时间和金钱），但是，在没有思考、没有和身体对话、没有把真正的原因找到之前，所有的方法，无论对别人多有效，无论多简单，都不会对你的健康带来多大的帮助。

第三节　慢性病引发中国公共卫生四大基本难题

进入 21 世纪，慢性病"突飞猛进"，占据了我们很多人生活的一大部分，高血压、糖尿病、肿瘤、脑卒中、慢阻肺等慢性病成为这个时代的流行特征。目前我国慢性病患者已超过 4.6 亿人，慢性病致死人数已占到我国因病死亡人数的 86.6%，中国现在医保报销费用中 85% 以上花在慢性病上，我们门诊中 80% 以上的病人是慢病患者，中国 65 岁以上老人超过 90% 带病老龄化，慢病指数为 3.4，即每个人平均患有 3 ～ 4 种不同程度的慢性病。慢性病不仅严重危害个人、家庭的健康生活，而且给社会经济带来了沉重负担，消耗着大量的公共资源，破坏了社会发展取得的幸福成果。慢性病也引发了中国公共卫生的四大基本难题，即"慢性病高发与难治、药物灾害越来越大、医疗费用上涨超负荷、带病老龄化日益严重"。

一、慢性病高发与难治

在过去的 20 年，慢性病人数在中国呈现爆发性增长。目前，我国现有确诊慢病患者超过 4.6 亿人，也就是说，平均每 3 个人中就有 1 个慢病患者。其中：心脑血管病患者高达 2.9 亿人、糖尿病患者达 1.24 亿人、高血压患者达 3.58 亿人、血脂异常患者达 1.6 亿人、慢阻肺患者达 9700 万人、近视患者达 2.1 亿人等等，并且每年还在大幅度递增。我国癌症发生率正处于快速上升期，每年新增癌症患者超过 400 万人，死亡约 281 万人。近 5 年来心脑血管疾病死亡率仍呈明显上升趋势，每年约有 300 万人死于心脑血管疾病，占全部死亡原因的 40% 左右。慢性病如糖尿病、高血压病等可怕的还不是疾病本身，而是其引发的一系列并发症，包括脑中风、视网膜病变、冠心病、心肌梗死、肾衰竭、周围神经病变等，成为致残、致死的主要诱因。慢性病不仅严重威胁到我国人民身体健康，对卫生服务系统造成巨大压力，而且严重消耗社会经济发展的成果和资源。

高速发展的现代医学对于慢性病防治，做出了巨大的努力，体现在不仅医疗规模越来越大、科研投入越来越多、分科越来越细、越来越专业，而且大批先进的新药、新技术、新设备不断问世和更新，试图能从根本上治愈慢性病，尤其是在慢性病循证医学研究中防治指南和共识的制定、教育和推广方面卓有成效，比如原卫生部心血管病防治中心组织实施的《全国高血压社区规范化管理》项目；各地卫生部门制定的高血压、糖尿病、心脑血管病等管理流程和表格系统以及健康体检管理软件系统、社区慢病管理软件系统等等，虽然都为慢性病的防治做出了很大贡献，但反映到目前的慢性病防治效果依然有限。出现这样慢性病"难治"的局面，笔者认为，主要原因可归纳为以下几个方面：

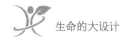

（一）慢性病原因复杂——治标不治本

慢性病为什么难治呢？现代医学认为，与感染性疾病多为细菌、病毒或寄生虫感染不同，它们大多病因明确而单一、容易找到具有针对性的治疗措施，而高血压、冠心病、糖尿病、脑卒中、恶性肿瘤等慢性病，其病因复杂，且不够明确，它们是生物、心理、社会、环境等多重因素综合作用的结果，是与生态环境恶化，尤其是人们日常的高糖高盐高脂饮食、久坐少动、作息不规律、吸烟酗酒、精神压力大、心理负担重等生活方式的变化密切相关，这些才是导致慢性病的主要危险因素，由此慢性病又称为"生活方式病"。以糖尿病为例，现代医学虽然认为它是一组由于胰岛素分泌和作用缺陷所导致的碳水化合物、脂肪、蛋白质等代谢紊乱，并以长期高血糖为主要标志的综合征，但又说，糖尿病病因及发病机制十分复杂，目前尚未完全明了。这样的论断将问题复杂化，同时处理起来又看似简单化，在治疗上，通过口服降糖药或注射胰岛素等方法，即使能够在一定时间内降低血糖，将血糖指标控制在正常范围内，或缓解了某些症状，但由于忽视了患者生活方式的改变及长期的动态跟踪与管理，因此对最终控制糖尿病及其多种并发症的发生发展效果很不明显。这样治疗慢性病，其思路不清、方法局限，难以治愈是必然结果。

（二）慢性病分属学科多——患者不能得到综合服务

从学科分类来看，慢性病涉及数个学科、多个专科，但由于现代医学分科越来越细，每个专科医生日常工作繁忙，主要注意力集中在解决本专科的疾病问题，再加上专业限制，很难有精力去考虑其他非本专业的问题，因此患者不易得到综合的防治和管理服务。还以糖尿病为例，随着病情的发展，引发糖尿病并发症的风险成倍增加，逐渐会造成大小血管和神经等多系统慢性损害，引起心、脑、肾、眼、足、神经、皮肤、骨关节、胃肠、肝脏等遍及全身脏器的慢性并发症，涉及多个学科。所以，糖尿病的防治更需要多学科共同参与，应当采取积极全面的防治，包括降压、调脂、抗凝，控制眼病、肾病、神经病变等，糖尿病专科与其他学科的一体化综合诊疗及管理是必然的趋势，这样才能最大限度地降低糖尿病的发生、发展和并发症等风险。

（三）防治工作涉及指南多——医生执行困难

慢性病防治工作涉及多个专题指南，分别隶属于多个学科（如循环、消化、呼吸、心内、神经内、内分泌科等），而且每年都有数个指南被更新，这使得专科医生和基层医生的培训、掌握和执行相当困难。

（四）慢性病危险因素多——指南不易落实

慢性病相关的指南，强调对慢性病及其危险因素进行早期干预，确立治疗目标（不仅仅是满足常规"正常值"的概念）、治疗方案和监测方案。但往往临床医生更看重血压、血糖、血脂等临床指标变化，对导致慢性病的与生活方式相关的多种危险因素关注不足，不易按照指南规范化落实。

（五）患者人数多——医生精力有限

临床医生每天都要面对大量的患者，如果对每一个患者都按照指南要求，进行全面的危险因素分析、心脑血管等突发事件风险评估，制订实施规范化、个体化的治疗方案，无论从医生对指南的掌握程度，还是在时间精力上都相当困难。更何况遵循慢性病"治、管"结合的原则，应当在治疗的基础上，提供给患者必要的健康管理方案与服务，更是有心无力。

（六）医生——对慢病预防与综合防治管理重视不足

许多医生往往重视慢性病的急性期治疗，而忽视对慢病高危因素的控制和管理。事实上，控制危险因素对于预防慢性病是十分有效的，而综合

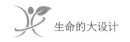

防治和管理是降低慢性病发病率、致残率、致死率的根本途径。

（七）健康教育不够——患者对治疗和管理依从性差

对于绝大多数患者来说，医生给予的药物等治疗效果短时间可见，而对慢病危险因素的预防和管理效果不是马上能显现，患者很难感觉到益处或害处，因此对预防和管理方案的依从性差。主要因为患者不了解"慢性病是治不好的，只能管理得好"，不了解最新的健康管理理念和技术服务，不了解慢病健康管理模式对于患者有多大的价值，这样患者就没有积极性和主动性，就很难配合医生或健康管理师的工作，不能达到防治慢性病的最佳效果。

（八）传统医院——缺乏慢病管理工作的落实

在现今的医院中，本应当与临床共同承担慢病管理工作的"预防保健科""未病科"等科室被边缘化，甚至门可罗雀，基本没有具体的工作内容和考核标准，以及盈利能力，有的只停留在患者档案管理或简单随访上，或者成了"亚健康""体检"的科室，没有能力指导、帮助医务人员对慢病人群进行规范化、个体化的综合防治、教育和管理，从而使人力、物力、资金的投入和慢性病防治效果不成比例，没有发挥应有的作用。

因此，现代医学对于慢病的治疗处于两难的境地，大量的医生"疲于奔命"，日常只能应对大量的门诊或住院治疗的慢病患者，而对更多需要帮助的慢病高危人群及院外慢病康复人群无能为力，在慢病发病率、死亡率不断上升的事实面前显得无所适从。

二、药物灾害越来越大

从某种程度上来说，医学的发展正在培养并巩固着我们的用药思维和习惯，但凡我们自己或身边的亲戚朋友生病或感到不舒服，几乎所有人的第一反应是去医院开点药或到药店买点药吃，伤风感冒吃片感冒药，血压高了吃片降压药，血糖高了吃片降糖药……不知道从什么时候开始，我们的思维已经在生病与吃药之间画上了等号。随着慢性病的高发，众多的慢病患者长期用药，尤其很多同时患上 3～4 种复合慢病的患者，用药的种类和数量也越来越多，如果按照每个专科平均用药指数 2.7 来计算，即每个病种基本用 2～3 种药，假如您既患有高血压、糖尿病，又有失眠、便秘，那么常常要用 8～10 种药以上，再加上很多患者还常常道听途说地购买一些新药、特药，以为价格昂贵的就药效高，能药到病除，那么用药量会更多。

但事实上，过分依赖于药物治疗很容易"因治病而致病"，因用药不当或药物不良反应而引起人体功能或组织结构的损害。还是以糖尿病为例，糖尿病患者如果长期服用一种或多种药物超过五年以上，如果不及时进行优化调整，那么就可能出现药物的不良反应或毒副作用超过药物治疗作用，如肝肾功能损害或其他疾病。尤其是老年慢性病患者，很多老年人一身多病，如高血压、糖尿病、慢阻肺，常常同时有几个科室的医生诊治，有时开出几种或多达十几种以上的药物。还有，有些患者就诊于几家医院，由于医生缺乏与患者的沟通，甲医院与乙医院的医生不清楚患者究竟有什么药，很容易开出作用相同的药，开的药尽管药名不同，但是实为同一种或同一类药物，患者长期同时服用，等于加大了药物剂量，还有的患者希望医生多开药，觉得中西药物"双保险"，这些都增加了药物不良反应的风险。再有很多患者自认为"久病成医"，凭着感觉自行增减药物的种类和剂量，盲目用药酿成不良后果。例如，随意更改降压药的种类和剂量，常可导致血压骤然变化，甚至引发反跳性

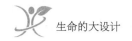

高血压及心绞痛等严重后果。近年来随着大剂量用药、长期用药、多药治疗的情况愈来愈多，因药物不良反应而住院的病人已占到住院病人的3%～5%，而且根据大量临床观察和研究资料证实，药物可引起100多种药源性疾病或综合征，可以造成不可逆性损害，甚至死亡，药源性疾病已经成为主要致死病之一。在我国，另一种常见的药物灾害还表现在滥用抗生素上。抗生素的发明，解决了很多因细菌病毒所引起的感染性疾病，为人类的健康事业做出了相当大的贡献。但任何事物都具有两面性，当过于夸大、甚至迷信抗生素的治疗作用时，便会造成普遍的过度使用或滥用抗生素。据统计，我国平均每人每年输液8瓶，远高于国际2.5～3.3瓶；人均年使用抗生素约138克，而美国仅为13克；抗菌药物年使用率高达74%，英、美等国家仅为22%～25%。有调查表明，在使用抗生素的人群中有大于1/3的人是根本不需要用的，而临床预防性使用的抗生素，有一大半没有起到作用。抗生素的过度使用和滥用，还会使人体产生耐药性，耐药菌引起的感染会给治疗带来极大困难，甚至会危及病人的生命。北京某医院统计，20世纪50年代感觉神经性耳聋中因链霉素引起者仅占5%，而60年代上升至14.8%，70年代增加至20%～25%。出演《千手观音》的21名演员中有18人因为药物致聋，且大部分是在两岁前后，仅仅因为发烧时使用抗生素导致了耳聋。在2010年10月26日，宁夏两名患儿被检测出带有"超级细菌NDM-1"，它能抵抗绝大多数抗菌药物，更将抗生素滥用问题推向一个新的高度。

当今，由于慢性病的高发，患者需要长期用药治疗，过度用药、盲目用药、滥用药物等情况，造成药物越用越多、不良反应或毒副作用越来越重，导致的药物灾害也越来越大，对健康产生严重的不良影响。

三、医疗费用上涨超负荷

慢性病在我国发病率逐年升高，不仅危害国民的身体健康，而且给个人、家庭及社会造成沉重的经济负担，正在快速消耗社会积累的财富。据国家卫生健康委员会公布的数据显示，1992 年我国卫生总费用为 1096.86 亿元，2002 年卫生总费用为 5790.03 亿元，2012 年卫生总费用为 27846.84 亿元，2018 年中国卫生总费用达 57998.3 亿元，占 GDP 百分比为 6.4%。在分析 2012 年卫生总费用中，政府支出 8365.98 亿元、社会支出 9916.31 亿元、个人现金支出 9564.55 亿元。由此可以看出，我国的卫生总费用近 30 年来呈现数倍增长的趋势，同时，近 40 年间，全国卫生总费用占 GDP 之比从 1978 年的 3% 增长到 2018 年的 6.4%。其中，我国慢性病的治疗费用占全国医疗总费用的 75% 以上，并且每年递增达 17.72%，其上涨速度远远超过我国国民经济和居民收入增长的速度，是导致居民"看病难、看病贵"的主要原因。慢性病每年吞噬着上万亿的巨额财富，"小康小康，一场大病全泡汤"，不断上涨的治疗费用使很多慢病患者一贫如洗或负债累累。据原卫生部估算，中国仅花在糖尿病上的开支每年就超过 2300 亿人民币，用于心脑血管疾病的治疗费用超过 3000 亿元人民币！如不扭转这种局面，不用多久，我国将成为 21 世纪的世界"病夫"大国和"药夫"大国，大量的慢性病患者和带病残疾者将使无数家庭深受其苦，庞大的慢性病医疗费用支出，给国家医疗卫生带来重大难题，将使国家经济和百姓生活不堪重负。

四、带病老龄化日益严重

伴随着生活水平和医学技术的提高，人们的平均寿命在逐渐延长。我

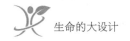

国目前人均寿命已经达到了 73.6 岁，老年人在不断增多。放眼中国，正在"跑步"进入老龄化社会，在大街上、公园里、公共交通工具里，到处可见"银发一族"的身影。判断老龄化社会的国际通行标准有两个，即一个国家或地区 60 岁以上老年人口占人口总数的 10%，或者是 65 岁以上老年人口占人口总数的 7%，就意味着这个国家或地区进入了老龄化社会。我国自 1999 年跨入"老龄化社会"以来，人口老龄化速度惊人，老年人的数量和规模不断扩大。截至 2018 年末，我国 60 岁及以上老年人口约 2.49 亿，占总人口的 17.9%；65 岁及以上人口约 1.67 亿，占总人口的 11.9%。预计到 2025 年，60 岁以上人口将达到 3 亿；到 2050 年，我国 60 岁以上老年人占比将高达 35%，达到 4.8 亿，成为超老年型国家。

人口老龄化带来的最大问题是老年人对健康养老的需求日益增加。老年人是慢性病的高发群体，随着年龄的增长，老年人身体日渐衰弱与慢病风险不断增高，多种慢性病的患病率随年龄的增加而升高，我国目前有近 2.1 亿的老年人患有慢性病，平均慢病指数为 3.4，患有一种及以上慢性病的比例高达 84.3% 以上，患有 2～3 种以上慢病者比例超过 76%，有的甚至患有 5～6 种疾病，失能、半失能老年人达 4000 万。慢病缠身使得很多老人长寿但不健康，意味着老年人绝大多数时间都在带病生存。高血压、糖尿病、心脑血管病、慢阻肺、骨关节病、肿瘤、阿尔茨海默病（老年性痴呆）、帕金森病等是老年人常见的、多发的慢性病，也是老年人致残致死的主要原因，慢性病占中国老年人群死因的 91.2%。同时，老年慢病发病率高，患病种类多，患病时间长、并发症多、治疗难度高，疾病缠身使得很多老年人一年之中多次住院，在家与医院两点上徘徊，有的生活不能自理，甚至瘫痪在床。除了自身承受慢病的折磨，也令整个家庭痛苦不堪，不但可能会花光一生的积蓄，甚至因此欠下巨额债务。庞大的老年人群也耗费了巨大的医疗卫生资源。

老龄化是人类经济社会发展的必然趋势，是任何一个国家在发展进程当中都会遇到的必然性问题。健康是保障老年人独立自主和参与社会生活的基础，推进健康老龄化是积极应对人口老龄化的长久之计。

随着我国人口老龄化的进一步加剧，慢性病已不仅是重大的公共卫生问题，如不加以积极有效的防控，慢性病还可能成为重大的社会问题，严重影响健康中国建设目标的实现。

第四节　健康关注度小测试

下面几组测试，可能会耽误你一些宝贵的时间，但还是请你耐心一点，因为下面所描述的故事或话题，你肯定或多或少经历过，耐人回味。

一、第一组

（一）听到噩耗

你的一位很年轻很有前途的同事，在体检时查出了肝癌，更令人难以接受的是癌细胞已多处转移，失去了手术机会。你听到这一消息会：

1）世事无常！人生苦短！还好这事没有发生在我身上！

2）挺可怜的！可是这样的事情就像"天要下雨娘要嫁人"，命运！说不定哪天也转到自己，转到谁谁倒霉！

3）人生许多时候并不能尽遂人愿！或许我也要更多地关注一下自己的健康，自己拥有再多，没有健康有什么意义呢？

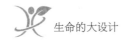

4）天啊！明天体检去！我与他是同事，工作环境相同，说不定他是因为工作环境中的某种因素致癌！

（二）关于体检

你最近一次体检是什么时间？

1）体检？为什么要体检？没病说不定查出什么病来！

2）上一次跳槽时被强迫体检，花了我几百大洋，心疼！如果公司免费组织我就去！

3）两年前，被家人催着去的，之后再没时间去了。

4）单位体检一般不会错过，自己定期一年进行一次体检！

（三）听到耸人听闻的"科学报道"

媒体上不时有耸人听闻的各种"科学报道"：

某种食物中含有致癌物质，某种食物不宜多吃……看到这类新闻，你的脑中会闪出什么观点？

1）哈，我从来不看这类新闻！这些所谓的"专家"就会危言耸听、哗众取宠，说出的话大多数不能信！

2）这类新闻看多了还是有免疫力的！不过，关注一下也无妨，说不定他们说的是真的呢！

3）宁可信其有，不可信其无！不好的食物就不吃呗！小心点为妙！

4）千万不能再吃了！赶快打电话、发微信告知亲友！

（四）熬夜，眼睛有点发黄

最近熬夜多了一些，同事都说我眼睛有点黄：

1）熬夜眼睛能不黄？让他们也熬几天试试！钱难挣呀！

2）真的假的？照照镜子去！不过，也是不能再熬夜了！这样下去身体吃不消！

3）眼睛黄？不会吧！先吃点退火的药试试，看会不会好一点！今后打死不熬夜了！

4）眼睛黄？听说眼睛黄可能是肝炎！明天就去医院查一下！

（五）带病参加朋友聚餐

连续加班几天，牙龈有点肿痛。今天晚上朋友请吃饭，有可能会闹到很晚：

1）去！有吃有喝还有玩——给个不去的理由先？大不了明天好好睡一觉！

2）好朋友，叫吃饭不去似乎不够意思，不过得想办法及早跑掉——先编好个恰当的理由！

3）推掉！拖个病秧子身体去舍命陪君子不值当！

4）当然推掉！先去取点药再说！手机关机！

点评：

尽管我们试图用以上问题来评价您对自己健康的关注度，然而，我们不得不承认，这种评价既无法精确，也无现实意义！——谁不关注自己的健康呢？正如第一题，谁在听闻自己的朋友突患不治之症时，能不唏嘘感慨健康之可贵呢？但又有多少人会将这种感慨转化为积蓄健康的现实行动呢？我们不断告诫自己，要善待生活，珍惜生命，但那颗渴望收获的心却总是将健康寄放在明天——明天开始，做一个幸福的人！明天开始，做一个健康的人！明天！或许疾病会在午夜来临——而我们一直在期望明天！如果你的选择中更多的是1或2，这无可厚非，您是个乐观的人，您是期望明天的人，或许您的明天如您所愿！——这是我真诚的祝福！如果您的选择中更多的是3或4，您是积极的人，也是懂得储蓄健康的人，虽然这并不能保证您与疾病绝缘——但我们相信，疾病离您可能会更远些！

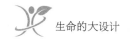

二、第二组

（一）就医前准备

你的亲人最近老说胃部不适，你费了很大的劲终于说服他明天去医院，你要陪着去，会帮他做些怎样的准备：

1）什么准备？钱吗？我带了！有病就去看，需要什么到时再说！

2）钱当然要啦！对了，提醒他将以前的病历带上！

3）钱！病历！医保卡！对了，最好明早不要吃饭，说不定要做什么检查！还有，想办法看看这家医院是否可以七拐八拐地找个熟人！

4）今晚就在网上做功课，了解一下可能疾病的基础知识；向朋友打听哪家医院，哪位医生较为专业；动用朋友圈找熟人；然后整理一下亲人的所有病历资料，准备好可能用得上的东西。

（二）就医程序选择

请正确给以下行为排序：

a. 跟医生初步沟通；b. 做相关检查；c. 挂号；d. 取药；e. 交钱；f. 等化验报告；g. 听医生诊断，询问相关信息，开处方。

1）a. b. c. d. e. f. g

2）c. a. b. e. g. d. f

3）c. a. e. b. f. g. d

4）c. a. b. f. g. e. d

（三）面对突发疾病

假设你的亲人有心脏病史，因为情绪激动，突然出现胸口剧烈疼痛，你会：

1）太突然了！赶快给家里其他人打电话！

2）背起亲人，跑下楼，立即上医院！

3）打120！同时询问现在我该做些什么！

4）立即拿出急救药品帮亲人服下，打120，在电话里询问我还应该做些什么，联系亲人原来的医生。

（四）面对治疗后病情变化

你的一个亲人手术完两天，晚上你在床边陪护，突然他说手术伤口有点痛，你会：

1）手术后伤口是有点痛，不痛才不正常呢！

2）到护士站找护士来看一下！

3）找值班医生去！

4）打电话给主治医生，跟他说一下情况。

（五）面对复杂病情会诊

朋友生病了，而且病情比较复杂，涉及外科及内科情况，主管医生需要请相关科室来会诊，但是好长时间会诊医生才凑齐拿出意见。今晚，朋友说吃了会诊医生开的药不舒服，怎么办？

1）哪个会诊医生开的医嘱，找他去！

2）直接找他们主任！谁叫他们不及时来！再不行，我还要找院长呢！

3）先找主管医生吧！毕竟他是最直接的负责人！

4）找主管医生，让他去协调解决！他是直接负责者，人家会诊医生只是协助治疗！主管医生解决不了，我找主任去！

点评：

程序！医院是充满诊疗程序的地方！尽管似乎它更应该与人性关怀或便利相关！医生则是程序至上的一个群体，他们利用程序来保护自己！医院及医生的程序或许本身并不复杂，但对于一个焦虑及惊慌失措的患者而

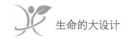

言，医院是一个程序的迷宫！因此，上述几个问题，选择 3 和 4 可能更适合正常的程序。除非你是当地的高官，或是医生的亲朋，否则医院不会轻易为你打破程序，这是现实！在我的职业生涯中，很多医患之间的矛盾其实只是双方对程序的不同理解造成的。而且程序并非一无是处，往往正是正确的诊疗程序保障了大多数人的利益。

三、第三组

（一）患病了咨询医生

中国是个人际关系社会，办事找熟人几乎是一致的规则！虽然你不想和医院、医生打交道，但通常是一厢情愿，明显不现实！假设你有疾病问题想咨询，你会：

1）去正规医院挂号，咨询一下！虽然我很讨厌医生，但谁让我没有这方面的朋友！

2）同事小王的爱人是个医生，我让他帮我问问！

3）我有一个同学恰好是医生，打电话问他！

4）有一个医生死党，我们隔三岔五就聚一下，这点忙他要帮不好，看我怎么修理他！

（二）面对医生的态度

不得不承认，在大多数人的就诊经历中，医生的脸色没有几次好看过，交流起来经常爱答不理，你觉得为什么与医生交流这么困难：

1）这样的医生真是找打架，态度好一点不行吗！太没有服务意识！

2）医生太忙了，门诊的病人那么多！但这种医生的医德也有问题！

3）医生处于技术垄断地位，老觉得自己高高在上，病人只要按医嘱治疗就行，医学这么专业，讲了病人也听不懂！

4）医生肯定有问题，但病人也有责任：不具备起码的基础知识，询问颠三倒四，不着边际！

（三）面对医学检查

现代诊疗过程中，大型检查设备（如 CT、磁共振等）越来越多，医生动不动就开出一堆检查单来，常常听到患者的抱怨如下，你认为呢？

1）以前的郎中一号脉就知道你患的是什么病，现代的医生，离了机器啥都不会！

2）这么多检查，就是医院的生财之道！那些进口设备，就是从你口袋掏钱的工具！

3）医生的仔细查体越来越少了，他们太依赖机器了，不过，机器总比庸医可信！很多病，还真是没了这些仪器就诊断不清，而且往往越高级的检查越能说明问题。

4）我觉得这些仪器还是很好的，关键是太贵了，还有医生有时为了经济利益乱开检查单。

（四）怎样和医生沟通

在我的职业生涯中碰上过形形色色的病人，你猜如下的哪种人可以从医务人员那里得到最多的帮助：

1）拿着就诊病历，质问医生为啥没看好病！

2）对医生赞不绝口，千恩万谢！

3）想办法让医生知道他也懂得一些医学知识，但不卖弄！

4）让医生了解他的来头不小，是院长的某某关系。

点评：

以上这些问题没有绝对的答案，即使是第四题中质问医生的病人，尽

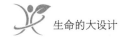

管没有一个医生会喜欢，但其实也是大众保护自己的一种方式！医患关系首先是人际关系，沟通是首要的。就我所经历的种种医疗纠纷，真正有问题的少，大多是沟通不足所致！医生不愿有更多的医患交流，病人则常会产生误解！理性和聪明的病人首先应该是善于同医生沟通、善于获得所需信息、善于保护自己的人，从而更多地得到医生的支持，在就医过程中最大限度地获得帮助。

第三章

对现代医学防治慢性病模式的反思与探索

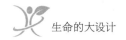

最近的几十年，现代医学技术飞跃发展、医学水平不断提高，表现为医疗产业规模不断扩大，投入大幅度增加，慢性病的研究也在不断深入，治疗慢性病的药物、手术等方式方法层出不穷、花样翻新，先进的检查诊断设备不断升级换代，各种"发明、发现、专利成果"不断涌现。人们理所应当地认为，慢性病在这种医学繁荣的状况下应当无处藏身，甚至可能被消灭。但事与愿违，当今慢性病发生率、致残率、致死率在迅速上升，依然有那么多的慢性病无法治愈，现实问题不仅困扰着患者，也同样困扰着我们医生，让我们感到无奈，更发人深省和反思。这也表明了单纯以治疗疾病为中心的现代医学模式，在慢病防治方面并不成功，更需要不断思考和完善，并与时俱进。

第一节　现代医学模式概述

一、什么是医学模式

医学模式是在医学的发展和实践活动过程中逐渐形成的观察和处理问题的基本思想和主要方法，包括医学认知模型（认识论）和医学实践模型（方法论），包括健康观、疾病观、诊断观、治疗观等，它影响着某一时期整个医学工作的思维及行为方式。医学模式一经形成，便会成为医学实践的指导。

二、现代医学模式的本质

现代医学模式的本质是生物医学模式，医学模式是认识健康与疾病等医学问题的思维方法。从古至今，医学模式在持续演变，人们对疾病的古老认识从求神问卜、符咒祈祷而诞生的神灵主义医学模式，到寻求以自然的原因解释疾病，并以朴素的唯物论和辩证法为指导，将人体看成一个整体来分析、寻找解决疾病的方法，而产生的如我国传统医学和古希腊医学等自然哲学的医学模式。直到随着社会生产力和科学技术水平的提高，自然科学的发展推动生物科学的进步，逐渐形成了解剖学、组织学、生理学等生物学体系，使人们开始从生物学的角度来认识生命、健康和疾病，在治疗疾病、预防疾病方面取得了极大的进步，并大大延长了人类寿命，对临床医学、公共卫生发展产生巨大推动作用，这一阶段的医学模式被称为"生物医学"模式。它是建立在经典的西方医学尤其是细菌论基础之上的，由于其重视疾病的生物学因素，并用该理论来解释、诊断、治疗和预防疾病以及制定健康保障制度，故被称为"生物医学模式"，"生物医学模式"已成为主流现代医学的标志及其技术服务的核心。

第二节 慢病为何久治不愈——反思现代医学

现代医学的诞生，对人类健康做出了非常大的贡献。以西医学为代表的现代医学，在过去几百年以传染病为主的时代，取得了巨大成功。曾经疯狂肆虐的脊髓灰质炎被极大控制了，麻风病几乎没有了，连霍乱和鼠疫等过去造成大量人口死亡的急性传染性疾病也近乎绝迹。因而，现代医学在19世纪和20世纪成为世界医坛的霸主，深得人们的信赖和推崇。

然而，进入21世纪后，慢性病取代传染病成为人类健康的主要杀手，现代医学遇到了很大的挑战并渐渐显示出弱点。与传染病不同的是，慢性

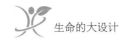

病通常是日常生活中许多危险因素（高糖、高盐、高脂饮食，运动缺乏，不良心理状态等）日积月累的结果，只有控制这些危险因素才可以极大降低慢性病的发病率和死亡率，而以单一"医药治疗"手段为特征的医疗方式往往事倍功半，即使是豪华气派的大医院、遍布大街小巷的药店、层出不穷研发的新药器械等，也难以应对慢病不断高发难治的严峻现实。

一、慢性病的三大特点

慢性病具有复合、多发、治疗终点难以把握的特点。

说慢性病"复合"，是指一人患有多种疾病，如糖尿病、高血压、冠心病、便秘等同时存在，会导致患者就诊路径复杂，从选择先看哪个科、选择哪个专家，到选择哪种治疗方案、什么时机该增减药物或调整治疗方案等等，患者面临许许多多的诊疗程序规划的问题。说它"多发"，一是发病人群广，可发生在青年、中年、老年人群及大量高危人群中，易受心理精神因素影响和不良生活习惯影响；二是指慢性病多种临床症状共存，如头晕、头痛、心慌气短、颈脖酸痛、四肢麻木、疲乏无力、大便困难等；三是可以有多种并发症伴发，比如糖尿病并发眼病、肾病。说它"治疗终点难以把握"，是指慢病经常发展迅速、突发易变、猝死率高、并发症多，很难判定发病趋势，比如，糖尿病患者同时有便秘、心血管病，当患者因便秘用力排便时，容易诱发心肌梗死、脑出血等突发事件而死亡。

因此，针对慢病复合、多发、治疗终点难以把握的特点，面对数以亿计的慢性病患者，现代医学必须有较大的改变，应当强调在药物、手术治疗技术之外，提供规范化的营养、运动、心理、排毒、遗传等系统干预技术，以及院外长期的预防、康复保健、动态管理等服务，也只有这种慢病健康管理模式，才能根本解决慢性病久治不愈的难题。

二、当现代医学遭遇慢性病——反思现代医学

几百年前诞生的现代医学对于人们来说是一个福音，历史上威胁人类生命的大多数传染病，由此而得以被征服，人类的寿命得以明显延长。

19 世纪以来，伴随科学技术的进步，现代医学的疾病研究逐渐从宏观步入微观，并一直努力发现疾病和治疗疾病，致力于直接对抗性地消除病因、纠正病理、清除病灶，以求得最终征服或消灭疾病。进入 21 世纪，以西医学为代表的现代医学的发展更是日新月异，它在传染性、感染性疾病以及创伤、危重病症的急救等方面发挥着无可替代的重要作用，甚至可以说是最好的。因此，现代医学在大众的欢呼下更积极研究各种特效药或万灵丹，如抗生素、激素、降压药、降糖药等，这些药品像止痛剂一样，有异曲同工之妙，可使病症立即缓解，异常数值调整到正常。因此让我们憧憬并且确信，在现代医学防治体系高速发展的今天，对待当今流行的心脑血管疾病、糖尿病、肿瘤等慢性病，应当更加容易诊断，更加容易治疗。

但是，人们却惊讶地发现，现况却恰好相反，虽然现在的医院是越建越多、越建越气派，各种新药、检查设备、治疗技术层出不穷，各种医学论文、研究成果不断发表着令人振奋的最新信息，但尴尬的是，当今慢性病的发病率、致残率、致死率以及药物的灾害、医疗费用上涨等问题逐年攀升，慢性病造成人们身心痛苦和疲惫，而且，绝大多数慢性病在医院被医生判定为不可治愈，只有终身用药物来维持，但即使尽力治疗也可能人财两空。这么多的慢病久治不愈，表明了曾经为人类健康做出过重大贡献

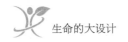

的现代生物医学模式，并没有我们想象或希望的那样神奇有效，甚至在绝大多数的慢性病面前显得束手无策，这不能不说是现代医学的最大遗憾，也暴露出现代医学模式对慢病防治的缺陷和不足，表现出极大的局限性，并让我们深度反思。

现代医学需要反思和亟需解决的问题，主要表现为以下几个方面：

（一）思路偏差

在我们的脑海中，通常只会接受疾病，而不会去做思考，也许大部分的人根本没有意识到，当今如此发达的现代医学，对慢性病的认识思路上存在偏差。

可以说，现代医学对于急症的处理、解决创伤问题和控制症状是非常有效的，甚至可以说是最好的。但是，面对当今疾病谱向慢性病发生转变的过程中，现代医学的诊疗思路并没有与时俱进，在慢性病的发病原因、治疗技术和服务方案的制定等诸多方面，缺乏统一的认识。比如，现代医学认为不同疾病的原因千差万别，即"万病万因"，甚至许多慢病"病因不明"，最简单的，例如高血压，在病理学的教材中的描述如下：原发性高血压的病因和发病机制尚未完全明了，一般认为高血压并非单一因素引起，而是多种因素综合影响造成的；继发性高血压通常是由其他疾病，如糖尿病、肾炎等病诱发的。这种思维的角度和逻辑其实很可笑，因为一个疾病成了另一个疾病的病因，像踢皮球一样，无法确定病因时，便把它踢到另一种疾病的身上。而病因的多元化，不利于发现疾病的本质。所以很多慢性病被定义为"原因不明、反复发作、难以治愈、终身用药"。由此，在研究和制定治疗方案时，大部分的科研人员和医生的注意力都集中在缓解这些疾病所带来的症状上，试图依靠"对症治疗"来对抗慢性病。然而，这就像火灾发生时，决不应当只是驱散烟雾而不去寻找和切断火源，但恰恰是现代医学的医药手段大多只是驱散了人体疾病的报警烟雾，控制住了表面症状，却没有找到失火的具体位置，去扑灭火源。这种医学思路上的偏差无疑让慢性病的防治走入了误区，陷入了"治"与"难治"的两难境地中。

而且，现代医学防治的指导思想、政策措施、方式方法等仍然受到生物医学模式的强烈影响，关注"治"，忽视"防"，忽视健康教育、健康促进和行为干预。以高血压为例，国人对于高血压的知晓率、治疗率和控制率（简称高血压"三率"）分别只有30%、25%和6%。医生重技术轻服务，在临床诊疗活动中追求技术突破，过多强调暂时的生理生化指标达标，不重视慢病长期的动态管理服务，最终往往陷入"疾病—治疗—新疾病"的恶性循环。

（二）方法局限

由于现代医学对慢性病的发病原因缺乏统一的思想认识，随之而来的就是治疗方法上的诸多问题，很多慢性病只能"对症治疗"，即使短时间内可以使循证医学的指标达到正常或稳定，却很难控制慢病患者突发风险或并发症的出现。因而屡屡陷入"药越吃越多，病却越治越多、越治越重"的怪圈。

同时，现代医学学科多以发病器官、人体系统、诊疗手段甚至诊疗的对象等来划分专科，几乎每一个脏器都有相对应的科室、中心或医院，每个科室又按病种被分为"一、二、三、四"等若干个亚专科。虽然这种专业分割对医学的发展起到了巨大的促进作用，但是这种分化也脱离了人体是一个有机整体的事实，过细的专业化分工导致一个专科的医生对其他专科的疾病非常陌生，同一个学科内亚专科的分化导致一个医生只能应对一个系统内的某个疾病。因而，常常是"只见树木不见森林"，不利于医生

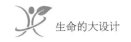

对患者整体状态的把握和综合处理能力的培养，在针对具体慢病治疗时缺乏系统的解决方案以及长期动态管理计划。

现代医学长期"技术至上"的思维，使医生们对各种技法本身产生了迷恋，但在"医治"复合、多发、治疗终点难以把握的慢性病时，那些"对症治疗"的技术方法常常感到力不从心，长期结果往往是疾病反复发作，久治不愈，患者的生命质量下降和恶化，甚至走向死亡。

接下来，让我们见识一下现代医学常用的治疗手段。

1. 药物

不少人都会有这样一种相似的看病经历：在等了好久好久，完成排队、挂号、检查等名目繁多的程序之后，终于等来了医生面对面的问诊、开方，当拿到大大小小的一袋子药品之后宣告了一次看病行为的完成。

诚然，药物治疗是临床中不可或缺的手段，治疗目的有的是用药物来压制症状，有的是希望使指标恢复到正常范围，把通过药物解除"症状"、恢复"正常"指标作为了"治愈"的标准。但以最常采用的"消炎药"为例，时至今日，抗生素早已成了西医的顶梁大柱，"它像一把尚方宝剑，守住了西医的门户！"在控制炎症和解除疾病症状中发挥了重要作用。但是抗生素等药物既是"传家之宝"，又是一把"双刃剑"，很多药物长期服用后会出现多种不良反应，如浮肿、肥胖、呕吐、头痛、失眠、关节痛、容易疲劳等表现及发生肝肾等器官损害，药物滥用的灾害，已经引起世人的重视。而从慢性病诊疗的临床实践来看，药物治疗可能会让指标上看似"正常"，但它既不能消除慢性病的致病因素（病因），也不能修复受损的组织细胞及功能，也就无法控制慢性病的发生发展。

2. 手术

手术是指用各种器械和仪器对机体组织或器官进行切除、修补、重建或移植等，是现代医学发展史中激动人心的一个篇章，也是临床中被极力推崇的另一大手段。它快速解决了一些急、危病人的病痛，像外伤、器官切除、心脏支架、肝肾移植等等，给病人带来了极大的生存希望与改善生活质量的光明。

据世界卫生组织统计资料显示：全世界每年实施的大手术约有 2.34 亿例，这相当于每 25 人中约有 1 人接受手术。在这些数据当中：每年有6300 万人通过手术来治疗外伤，还有 3100 多万人接受手术治疗癌症。但同时，由于手术的使用范围越来越广，手术技术水平不足及滥用所造成的损伤和并发症越来越多。来自 WHO 的报告显示：在发达国家中，接受外科手术治疗出现严重并发症的病人比例为 3% ～ 17%，住院病人手术期间的死亡率为 0.4% ～ 0.8%，而在发展中国家，大手术死亡率约为 10%。特别是中晚期癌症病人的手术治疗效果并不是很理想，导致这种情况发生的原因取决于手术的复杂程度与医院环境。在我国，目前还没有这方面权威的数据统计，但可以肯定的是，手术滥用以及理论技术上的不足与缺陷是一个全球共同的问题。并且，手术虽然工程浩大，但很多患者由于真正的病因并没有铲除，还是无法得到真正的、长久的、完整的健康。

（三）诊疗程序的困惑

我国现在很多大医院在医疗设备、技术力量方面，几乎和发达国家相差无几，但很多基层的医疗机构却逐渐萎缩，形成了强者益强、弱者益弱的不平衡医疗体系。并且绝大多数人可能更有理由对中国的医院进行抱怨："在自己痛苦焦虑的时候，没有可信赖的眼神，没有温情的言语，只有走流程般的对话，天书一样看不懂的病志，搞不清楚的化验、检查，一大堆莫名其妙的药物，不得而知的治疗结果，交不完的费用……"事实也大多如此，大医院汇聚了大量的医疗资源，但内部看似简单的诊疗程序

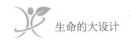

"看医生、检查、诊断、门诊或住院、开药或做手术",却总像迷宫一样考验着我们,并决定着疾病的转归程度或生命程序。

下面,我们就来体验一下具体流程(这里面有可能是您亲身所经历的)。

1. 看病难

您一定有过就医经历,"看病难"可能是令您感触最深的:

(1)找对科室难——医学分科过于细化

"您看什么科?"如果去一个上了规模的医院,仅仅看内科,您就会发现有心血管、呼吸、肾脏、消化、感染、内分泌、风湿免疫……诸多门类的科别。现代医学专科化的分工越来越细致,这样细致的分类在100年前绝对是匪夷所思的,虽然专科研究的深度日益增加,但范围却日益缩小。

当今主流医学的诊疗模式是先将人体割裂为许多部分,然后才做出诊断,人体的每一寸似乎都有相应的专科医生负责。这意味着假如您心脏出现问题,您需要去看心血管医生;假如有肿瘤,需要去看肿瘤科医生;如果血液有问题,则需要去咨询血液科医生。医生的技艺越专,诊治判断的范围可能也就越窄。因为一个"腰疼",我们可能要转遍肾科、泌尿外科、骨科等,面对几位不同训练背景、不同主张的医生,剖析我们身上的某一个器官系统。一个患者,如果身上有几种慢病,如既有高血压,又有糖尿病,还有消化道肿瘤,当他出现某些症状时,就只能逐科轮转,无奈地被采用"排除法"或"诊来诊去",如在太空中飘浮,不知何处是着陆点。

平心而论,医学有非常庞杂的细节,医生们必须了解的科学信息多得难以置信。因此,医生们希望接触的是他们熟悉的层面,开熟悉的药,这样才会感觉有保障。医生们只专注于需要了解的领域,不再去考虑其他专业的知识，就这样，诊断时本应该引起警惕的症状很容易被忽视掉了，专科细化导致他们只对特定领域感兴趣，而对完整的人体系统漠不关心。因为认识层面的不断深入，可供研究的细节越来越多，医生似乎越来越纠缠于局部，而忘了医学最终是为了服务于整体的"人"，疾病似乎和患者分开了，医生们变得更热衷于追寻某种特定疾病背后的生物、技术、细节层面的原因。因此，当心血管医生为您检查心脏时，他很少检查您身体的其他部位，很少过问或关心身体器官的功能是不是都正常，他只是"修理"需要"修理"的地方，就把您打发了。

（2）知情难——医生和患者的信息不对称

去医院看病，您对看病的过程和结果有的时候是不是心存疑虑和抱怨？除了看病难之外，医生和患者之间的信息不对称以及沟通不畅，直接导致了医患关系的不平等或矛盾。这种不对称，一是因为医生职业本身，医生成长需要经过长期严格、专业的训练和经常性的学习、临床实践，而这些专业知识和内容，普通人是无法获取和理解的；二是因为普通人对健康、对疾病的最新知识知之甚少，而耐心地、愿意把这些知识及患者详细情况一一道来的医生正濒临绝迹。一份调查显示，有相当多的医生认为，这种信息不对称是理应存在的，他们认为医疗服务有非常高的技术含量，而患者多半不能理解这些技术的细节，患者不懂医学，讲了也是白讲，甚至有时候连手术这样的治疗方案都没有及时告诉患者或家属，许多患者都是在手术的前一天，才从主刀医生递给他的"手术知情同意书"中知道手术的风险。至于其他诊疗的细节，包括治疗需要多长时间、几个疗程、为什么需要做相关检查、用哪些药物治疗、需要多少治疗费用、下次什么时间复查等等，很多患者都无从知晓，一脸茫然。从本质上来说，专业医疗信息的不对称使得医生成为一群掌握控制权的人，他们处处显示其权威，

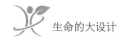
喜欢那些听话、少提问题、按部就班、服从安排的患者，但这类被医生所喜欢的患者，常常因为失去了思考、表达自己想法的机会，而使得医生其实无法从患者那里得到治疗过程的真实反馈，有时医生在例行公事的工作中，反而需要患者提醒，才会注意到新的问题，可患者大多不敢多说什么。最后，治病更多地演变成医生自说自话、一意孤行的独角戏，而到了患者这里，信息的不对称，可能就是一种医患关系的不平等，暗示的是患者知情权的削弱。

（3）看医生难——医生很"忙""人情味越来越淡"

有病了看医生，无可厚非，当历尽艰辛的您终于与医生或专家会面，开始向他表达自己的痛苦时，您突然发现，他们常常表现得心不在焉，他们很少认真询问您的病史，很少注意到您所有的症状，在您还没说完自己的问题时，他们多半已经考虑好了检查或治疗方案，他们从自己的医疗"烹调书"中挑出一种，一旦有了"食谱"，他们都不愿再听您多说了，马上推给您一套方案，不管对与错——"因为我还'忙'着呢，还有好多患者要看"。

现代医学（西医）进入中国后，渐渐改变了中国人对治病方式的选择，也渐渐改变着中国传统的医患关系。中国传统的医生和患者之间的关系是什么样的呢？那时的医生（中医），没有循证医学一说，也没有那么多精确的检查仪器和定量的指标，医学分科也远没有现在这么细致，医生主要靠经验、靠感觉、靠耐心、靠聆听，当医生面对患者时，他有着朴素的、现在看来弥足珍贵的整体观，医生为了让患者满意，整个看病过程，几乎都是在一种富有人情味的气氛中进行，他可以对患者从上到下、从心理到生理全面地考虑，从眼神、语气，到日复一日地接触、关注……这些都是人情味所需要的成分。患者自己感觉到的症状，更是医生关注和诊治的焦点，医生要用通俗化、生活化的语言来解释患者用口语诉说的症状，在这样的情境下，从对患者的诊断开始到治疗的整个过程，其实都是在医生和患者直接接触中完成的，而且看病和护理又多半是在家中，患者和家属都能积极配合，保持着不可割断的亲情关系。就这样，医生对患者用心，患者对医生信任，双方建立起强烈的依从性，保证了诊疗的持续性和有效性。而现代医学改变了传统的一个医生面对一个患者的对话氛围，猛然切换成了"一个医生面对一个器官"，"一个医生一天面对十几或几十个患者"。现代医学带来了"医院"这个神秘而隔阂的空间，带来了听诊器，带来了手术台，带来了各种实验仪器和检查设备……

现代医学经过床边医学、医院医学到实验室医学的演变之后，医生对疾病的关注，相应地从患者自己感觉的症状，变为各种仪器检测得到的数据指标。为了最后给您下个"某某病"的结论，我们看到很多医生把注意力更多地集中在除去"人"之外的检查数据上，患者自己感觉到的症状，即用自己的生活语言向医生表达的主诉，不再是治病的重要依据，而医生口中专业化的术语，更是完全脱离了患者日常生活的环境。

就这样，现代医学的发展付出了人情味的代价。医生开始更多地治病而不是治人，疾病背后那个特定的患者，反倒不再重要。在医生眼里，患者进了医院，就好像变成了一台出了故障的机器，被放上流水线检查、维修、更换零件……就这么简单。医学在情感上失去了往日对人的专注，我们似乎再也无法回到那个医生和患者互为"倚重"的、充满温情和责任与信任的年代。

2.确诊难

至今，对于现代医学来说，仍有许多慢性病病因不明或具体发病机制和过程尚不十分清楚，其中包括原发性高血压、冠心病、糖尿病、慢阻

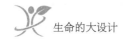

肺等常见病、多发病。而且，尽管患者做了各种常规和专项检查，如生化免疫、心电生理、DR、CT、PET/CT、磁共振、冠脉造影等等，并经过多级医生诊断，甚至医院会诊，但有些患者最后仍得不到确切的诊断，只能冠以发热待查、头痛待查、腹痛待查、胸闷待查等等。这意味着目前人们所掌握的各种检查手段尚不能揭示人类所患各种疾病的本质和规律，在某些疾病的诊断上，仍缺乏早期敏感、特异的诊断手段，处于束手无策的境地。

3. 治疗——不难也难

经过上面几关，终于到了最后的冲刺阶段，治疗开始了。

（1）医生选择治疗不难——药物或手术

这时您可以察觉到，医生看完检查结果，还没等您说话，他就把药或者手术方案开好了，为什么这些医生有这么"高超"的医术呢？您若将周围患者集合在一起，把大家的药全部拿出来，就可以发现治疗方法及用药几乎相同。如果是感冒就用抗生素消炎；是高血压，就给您开降压药；是糖尿病，就开降糖药，只不过在药名或类型上可能有所区别。这好像已经形成了一种模式，因为许多医生治疗的是"症状"而不是"病因"，他们不会细想患者的不同个案。

假如您有高血压，医生会用降压药，把您血压快速降下来就算万事大吉，而不关心您血压升高的原因，您也许是饮食中缺乏必需的营养，或是过度焦虑，或是对胰岛素抵抗，或是肾脏有问题，或是饮水不足，或是正在服用一种会使血压升高的药物，又或者摄入盐过多，这些医生很少询问或考虑您的个体差异状况。同时，狭窄的专业分工，使得医科学生或医生掌握的是精深的医药使用速成法，很少学到或想到关乎健康的更多因素，并给予患者合理的营养、运动、体重、睡眠、消化、心理等综合干预方案。

手术更是常用的治疗方法，从常规的手术到复杂的显微手术，都受到狂热的推崇，除了创伤修补和医学美容外，绝大多数手术的目的都在采用人工的方法替代原有病变组织，试图从结构上替代原有组织的功能，这些人工物质的长期安全性、有效性及持久性问题都已经被忽视。

（2）患者选择治疗方法难

在治疗中，选择什么治疗方法是决定治疗效果的前提。通常的治疗方法有西药、中药、理疗、保守治疗、手术等，这些方法在治疗中各有其优点和不足。正常情况下，医生在选择治疗方法时，要根据患者的年龄、发病部位、身体素质以及病情等多方面的情况决定，同样的病情，年龄、身体素质不同，也不能选用同样的治疗方法。对患者来说，许多人面对复杂的治疗方法时往往很迷茫，就以最常见的药物选择为例，一种慢病就可能同时服用几种药物，有的患者仅凭医生的只言片语或说明书上的用法指导用药，或靠自己用药后临床症状的改善来判断用药效果，擅自减药或停药，最终影响治疗效果甚至加重病情。

（四）慢病综合干预与管理的缺失

现代医学模式更多地关注用医药手段"治疗"慢性病，虽然可以帮助患者在疾病发作时进行必要的控制，却不能有效地阻断慢病发生的风险因素，并进行有效监管和采取应对措施。比如对原发高血压的治疗，临床医生大多首选使用药物来降低患者的血压，而不是首选通过戒烟、降体重、低盐饮食等生活方式干预来降低患者的血压。当然，造成这种现象的原因很多，如患者的依从性不好，不少患者认为自己活了这么一把年纪了，也就喜好吃点有味道的，要让自己通过低盐饮食来降血压，实在下不了这个决心。另外对于医生来说，通过生活方式干预来降低患者的血压见效慢又

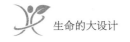

没有经济效益，而通过药物来降低患者的血压见效快又有一定的经济收入，因此，医生往往更愿意选择后者。

但是，医学研究已经证实，高血压、糖尿病、冠心病等常见慢性病具有相同的高危因素，如肥胖，高热量、高盐、高糖饮食，缺乏运动等，医生通常忽略患者在去医院前的预防疾病与医院外（出院后）的管理，对更应重视的改善慢病患者日常生活方式（营养、排毒、运动、心理等状况）及康复方案等综合服务提供少之又少，放任患者到社会当中"自由式生存"，把治疗和管理割裂开来。正是这些缺失，导致大多数慢病患者虽然经过院中治疗，疾病状况暂时得到解除或缓解，但由于缺乏整体的患病前、患病后（离院后）的管理服务，而无法达到理想的治疗效果。

三、反思与探索——现代医学模式转变是大势所趋

现代医学以"疾病"为中心的健康理念和行为模式，在很大程度上决定着我们的生活方式、健康程度以及生命质量。对于现代医学模式，早在 1977 年，美国罗彻斯特大学医学院著名教授恩格尔（G.L.Engel），在《Science（科学）》杂志上，就发表了《对生物医学的挑战，需要新的医学模式》的文章，他尖锐地批评了生物医学模式的局限性，指出："今天，统治着西方医学的生物医学模式是疾病医学模式。在它的框架内没有给患者的社会、心理和行为方面留下余地。这种模式，已处于一种教条的地位。"

世界卫生组织（WHO）在 1996 年的《迎接 21 世纪的挑战》的报告中也明确提出："21 世纪的医学，不应该继续以疾病为主要研究领域，应该把人类的健康作为医学的主要研究方向"；又指出："'当代世界性的医

疗危机，主要是由于针对疾病的技术医学统治的长期结果'。应当把现代医学'以治愈疾病为目标地对高科技的无限追求'，转向'以预防疾病和损伤、维持和提高健康'。这对医学发展来说，是最根本性的认识。"

因此，我们在这里剖析现代医学的诸多不足，并不是否定现代医学所做出的贡献，而是慢性病高发与难治的现状，表明了现代医学的防治理念与手段已经不适应当今疾病谱的快速变化，尚未建立起健康教育、体检、评估、干预为一体的慢病管理模式，缺乏慢病管理的理论及标准的慢病管理技术服务，缺乏规范的治疗方案以及管理计划。

我们反思的目的正是因为随着社会发展和疾病谱的大环境变化，现代医学模式也应当随之改变和进步，以弥补现代医学单纯"治病"模式的不足，使其从纯粹的生物医学模式迈向一种新的健康管理模式，进而回归医学为健康服务的本质，推动现代医学在慢性病防治理念和方法的进步，使医学能更好地为人类健康服务。由此，医学模式的转变已经成为大势所趋，引领着医学的进步，也促使融汇了中西方慢病健康管理特色技术与服务体系的"1.2.6医学新模式"破茧而出。

第四章

1.2.6 医学新模式
——开启健康之门

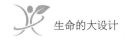

近几十年来，现代医学虽然取得了巨大进步，但随着当今疾病谱变化和老龄化社会加剧，当现代医学面对慢病高发与难治、药物灾害越来越大、医疗费用上涨超负荷、带病老龄化日益严重这四大公共卫生难题的时候，却发现解决这些问题远非想象的那么简单。现代医学以治病为中心的模式暴露出很大的局限性，并成为现代医学与健康社会需求之间普遍、尖锐的矛盾，同时也为医学的发展和走出困境带来了很大的机遇。

20世纪70年代以来，国外大量的研究和实践都已经证实，通过健康管理手段，可以显著降低疾病的发生率、致残率、致死率，降低疾病给个人及社会带来的沉重经济负担，提高个人健康水平和社会生产力。健康管理在国外的兴起也给我国公共卫生体系带来了启示，从政府到学术组织、临床机构、科研机构开始关注和重视健康管理，很多医生、学者也开始思考，如何针对我国数以亿计的慢性病患者（包括带病老龄化人群），设计出具有中国特色的、规范化、标准化的健康管理模式，并且如何进行推广、实施，如何提高医师遵循度、患者依从性和管理服务水平，成为摆在各级临床科研机构、众多专家学者面前的重大课题。

由于这项工作难度大、涉及面广，必须要有创新的思维、突破性的模式。从1998年开始到2020年，在中卫中医药发展研究中心主任、著名的慢病管理专家任岩东博士率领下，组织由西医学、中医学、营养学、生命科学、保健医学、健康管理学等专家构成的专业团队，历经22年的摸索与完善，通过充分学习借鉴西方健康管理经验，尤其是总结继承了中医"治未病"精髓，从理论、技术、服务、经营、管理五大模型不断进行研究和实践，创立了一种全新的标准化中国健康管理模式，即"1.2.6医学新模式"。

在22年打造模式的过程中，"1.2.6医学新模式"不断完善，跨越了三个阶段，包括了第一阶段：1998—2008 年，理论模型的研究与形成阶段；第二阶段：2008—2012 年，技术及服务模型的研究与形成阶段；第三阶段：2012—2020 年，经营模型的研究与实践阶段。

"1.2.6 医学新模式"以创新性的健康管理理论为基础，构建了集标准化的理论、技术、服务、经营、管理模型于一体，适用于健康管理、慢病健康管理、医养结合等多个领域的综合医学体系，并在相关行业项目运营及模板打造的实践中，得到了有效验证。

"1.2.6 医学新模式"的出现，为现代医学促进健康开拓了广阔的空间，赋予了健康管理更丰富的内涵，拓展了健康医学的境界，使健康管理不再是单纯意义上的适宜技术和舶来品，而升华为适合国情的、具有中国特色的健康管理体系。其终极目的就是为了使人们不得病、少得病、晚得病，降低慢病的发病率、致残致死率、失能半失能率、医保费率、养老用工指数，延长健康寿命，提高生命质量，获得健康、长寿、快乐的幸福生活。

第一节　思路决定出路——1.2.6 医学新模式应运而生

医学作为健康的"守门神"，伴随着人类为满足自身的健康需求而不断探索实践和进步。人类与疾病斗争的历史，就是医学发展的历史。当今以西医学为代表的现代医学，曾经取得了令人瞩目的巨大成就，如上世纪青霉素的问世，揭开了感染性疾病预防治疗的新篇章，肆意掠夺人类生命健康的感染性疾病似乎从根本上得到了遏制。但是，任何事物都有其自身产生、发展、成熟和局限的阶段。今天的人们发现，当慢性病由老年病、

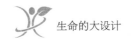

少发病演变成常见病、多发病，并快速向青少年甚至儿童蔓延的时候，现代医学的技术进步在慢性病高发和蔓延面前似乎用尽了手段，但收效甚微。表明了现代医学模式已经不能适应时代的发展，也无法满足人们对健康的需求和渴望。

"1.2.6 医学新模式"的诞生，既是对健康探索和实践的结果，也是医学自身发展的必然，更是顺应了时代发展的需要。

一、1.2.6 医学新模式起源——中西方健康管理

健康管理概念的提出和实践最初出现在 20 世纪 70 年代的美国，当时美国同样面临老龄化速度快、慢性疾病快速攀升的挑战，但通过有效的健康干预和健康促进等健康管理手段，显著降低了慢性病的危害程度，提高了国民健康素质和生活质量，并大大降低了医疗保险费用的支出，从而在世界上许多发达国家逐步推广。"1.2.6 医学新模式"在最初的理论思想研究和形成阶段，不仅学习借鉴了西方健康管理思想，而且总结继承了祖国医学的"治未病"思想精髓，将其融会贯通，从更高层次上阐释了人的生命、疾病和健康的关系，并且形成了独特完整的思想体系，代表着医学科技的进步，以此为基础构建了一种全新的健康管理模式。

（一）关于健康的概念

传统的健康概念，通常被简单扼要地定义为"机体处于正常运作状态，没有疾病"，也就意味着健康就是没有疾病，疾病就是健康受损。这类定义既没有回答健康的本质，也没有阐明健康的特征，只是借助健康的对立面——疾病来证明健康，这种建立在疾病基础上的健康概念已经不能满足人们的需求和健康的发展。

进入 20 世纪中期以后，健康的内涵不断发展，由过去单一的生理健康（一维）发展到生理、心理健康（二维）又发展到生理、心理、社会适应良好（三维）。1948 年，世界卫生组织（WHO）首次提出著名的三维健康概念"健康不仅仅是没有疾病或者不虚弱，而是保持身体上、心理上和社会适应上的完美状态"。1989 年，世界卫生组织又进一步定义了四维健康新概念，指出："健康应是生理、心理、社会适应和道德方面的完好状态"。可以分别理解为：

1. 生理健康

指人的肌体及其生理功能方面的健康，包括身体发育正常、体重适当、体形匀称、眼睛明亮、头发有光泽、皮肤有弹性、睡眠好，能够抵抗一般性感冒和传染病等。

2. 心理健康

指人的精神、情绪和意识方面的良好状态，包括智力发育正常，自我人格完整，心理平衡，有正确的人生目标和较好的自控能力，精力充沛，情绪稳定，处事乐观，能从容不迫地负担日常生活的付出和繁重的工作而不感到过分紧张与疲劳，思想和行为符合社会准则及道德规范，与周围环境保持协调，具有追求健康文明生活方式的主观愿望和自觉行动，能够对健康障碍采取及时、合理的预防、治疗和康复措施。

3. 社会适应性良好

指人的外显行为和内隐行为都能适应复杂的社会环境变化，能为他人所理解，为社会所接受，行为符合社会身份，与他人保持正常的人际关系。同时，还应该经受良好的文化教育，掌握与自身发展和社会进步相适应的科学知识或专业技能，培养从事工作、生产、劳动及其他社会事务的综合素质，不断丰富人生经历、积累人生经验、增强社会适应能力。

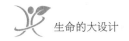
4. 道德健康

健康不仅涉及人的体能方面也涉及人的精神方面。将道德修养作为精神健康的内涵，其内容包括：健康者不以损害他人的利益来满足自己的需要，具有辨别真与伪、善与恶、美与丑、荣与辱等是非观念，能按社会行为的规范准则来约束自己及支配自己的思想行为。

可以看出，随着人类文明的进步，人们对于健康这一概念的理解在不断丰富完善发展之中。健康新概念是 WHO 对全球 21 世纪医学发展动向的展望和概括，这种新的健康观念要求当前的生物医学模式必须转向生物—心理—社会医学模式，这就是现代关于健康的较为完整的科学概念。

（二）健康需要管理

健康无论对于一个国家还是个人来说，都是增进人们幸福的最为基本的前提，也是一个国家和民族的最重要的财富。同时，健康也是一种资源。1986 年 11 月，世界卫生组织主办的首届国际健康促进大会发布的《渥太华宪章》指出："健康是社会、经济和个人发展的主要资源，是生活质量的一个重要方面"。在这里，健康首次被定义为"资源"。但健康资源与其他自然资源一样，都是有限的，需要很好地进行管理，才可以最大限度地发挥作用。

（三）什么是健康管理

健康管理，就是针对健康需求，对健康资源进行计划、组织、指挥、协调和控制的过程。通过对群体和个体的整体健康状况、健康素质、身心状态、健康危险因素进行全面检测、监测、分析、评估、预测、预警和跟踪干预管理，以达到维护、改善、促进个体和群体健康，提高生活、生命质量，延长健康寿命之目的。健康管理的宗旨是调动个体和群体及整个社会的积极性，有效地利用有限的资源来达到最大的健康效果。健康管理包括健康教育、健康体检、健康评估和健康干预四大工作流程。

俗话说"冰冻三尺，非一日之寒"，对于慢性病而言，从早期症状的出现，到发生病变，再到临床确诊，可能需要经过几年甚至更长时间的发生、发展过程。而这期间很多身体变化不易被察觉，极易被我们忽视，延误早期的诊断和治疗。比如 2 型糖尿病就很具有代表性，2 型糖尿病发病缓慢，从血糖值正常，到"糖调节受损"，再至确诊糖尿病及并发症出现，平均发病过程大约需要 5 ～ 10 年，如果能在早期"糖调节受损"阶段，通过药物和（或）非药物手段积极进行干预（主要是生活方式），可以有效地阻止糖尿病的发生。

因此，在健康或出现早期疾病症状阶段，采取多种手段预防疾病、促进健康，对导致疾病发生的主要危险因素进行积极地干预，就很有可能阻断或推迟疾病的发生及发展进程。应该强调的是，健康管理不是一项技术，而是一个长期的、连续不断的、周而复始的过程，只有周而复始、长期坚持，才能达到健康管理的预期效果，实现个人健康管理计划的目标，这是健康管理的根本意义。

二、健康管理的形成和发展

虽然健康管理在中国还是一个全新的概念，但在西方国家，健康管理经历了 40 多年的发展，已经成为西方医疗服务体系中的不可或缺的一部分。

健康管理的概念源自美国，最早出现在美国 20 世纪 70 年代，当时的美国面临人口老龄化加剧、慢性病的发生率大幅度增长、医疗费用激增的严峻挑战，导致社会生产力下降，而传统的以疾病诊治为中心的医学模式

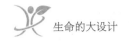

并没有有效地预防和阻止慢性病对人们的健康损害。但同时也发现，诸如糖尿病、高血压等这样的慢性病，完全可以通过健康管理的方式，降低相关致病危险因素，降低患病率、致死致残率和医疗费用。尽管健康管理早期的成本较高，特别是生活方式干预，其成本很可能会超过疾病早期治疗的费用，但是其远期健康效益会大大超过疾病导致的急诊、住院和（或）抢救的影响。健康管理式的医疗服务模式被美国梅奥医疗集团、美国职业和环境医学会、杜克大学等业界非常有影响的机构积极地倡导和推广，并且美国政府在1973年以立法的形式通过了《健康维护法案》。目前，美国的健康管理服务团队已经拥有了庞大的规模，医疗机构及众多健康服务组织都可以提供各种形式、内容多样的健康管理服务。健康管理在欧美风行，并逐渐形成一个独立的行业，现已发展成十分庞大的产业，目前已成为世界各国提高国民健康水平、扩大内需、拉动消费、促进社会经济可持续发展的重大举措和有效途径。

随着国际健康产业和健康管理行业的迅猛发展，同时伴随着中国改革开放40年来，社会经济持续发展、国民物质与精神生活不断改善与提高，健康物质文化与精神需求增加，也促进了健康管理在我国的兴起。中国的健康管理结合了我国的传统文化背景，传承两千多年的中医学所积累的理论和方法，是我国几千年传统文化的结晶。中医学强调通过调理达到身体系统内部的平衡以及与外部环境的平衡，以提高自身免疫力和自我修复能力来防病治病，在应对慢性病方面显示出它独特的优势。其"治未病"的理念和实践与健康管理的主要内容可以互为补充和促进，是最符合中国特色的健康管理。

健康管理学理论和实践的发展，对新医改形势下疾病的预防和控制，尤其是慢性病的防治，产生了重大影响。2013年，在《国务院关于促进

健康服务业发展的若干意见》（国发 [2013]40 号）文件中，国家首次明确
提出加快发展健康服务业，把提升全民健康素质和水平作为健康服务业发
展的根本出发点、落脚点。其发展目标是到 2020 年，基本建立覆盖全生
命周期、内涵丰富、结构合理的健康服务业体系；健康管理与促进服务水
平明显提高；中医医疗保健、健康养老、健康体检等多样化健康服务得到
较大发展。这是我国健康服务业发展的纲领性指导文件，明确了健康管理
在内的健康服务业未来发展方向和广阔前景。

三、健康管理四大工作流程——健康教育、健康体检、健康评估、健康干预

只要是从事健康管理工作的医院或机构，都离不开基本的四大工作流
程，即健康教育、健康体检、健康评估、健康干预。这也是判断健康管理
服务是否全面、完善的基本标准。

（一）健康教育

英国哲学家培根有一句名言，叫作"知识就是力量"。事实上，知识
不仅是力量，还是健康。高血压、冠心病、糖尿病等慢性病诸多的患病因
素中，有些表面上看确实是与不良的饮食习惯、运动行为等生活方式直接
相关，但另一方面，与人们接受健康教育的机会少，健康技能掌握不够，
不能认清慢性病真相等有很大关系。

1. 什么是健康教育

健康教育是将有价值的健康知识、有价值的健康方法、有价值的健康
信息传播给公众，以培养公众的健康素养，学会自我健康管理的长期性科
普活动。健康教育是慢病防治与管理中有效的手段。

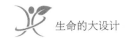

2008 年的一项调查表明，我国糖尿病知晓率仅为 33%，也就是说，2/3 的人是在不知不觉中患了糖尿病。这些不正确的认识和做法造成的危害已超过慢病本身。当人们不了解慢性病真相时，对疾病的恐惧和急于想要把病治好的心理，通常就会失去理智和判断力，"有病乱投医"，有的谈病色变，有的听天由命，有的恨病吃药，有的根本不治。世界卫生组织总干事中岛宏博士曾说："许多人不是死于疾病，而是死于无知。"

健康教育本应是医院和医生们履行的职责，但遗憾的是很多医生还没有听完患者的主诉，几分钟就将患者打发走了，更别提进行健康教育了。现在一些医院开展的所谓"健康教育"也只是"患者教育"，更多的还是"就病论治"，关注于疾病和医药干预，缺乏对慢病健康管理相关知识的讲解和指导，与健康科普教育有很大差距。由于主流健康教育的缺失，大量伪健康知识泛滥，社会上的很多所谓的"健康大讲堂""科普讲座"，实际上是"疾病教育"或"卖药（保健品）教育"，甚至伪科学大行其道。

2. 健康教育的价值

在 1.2.6 医学新模式中，把健康教育放到了首位。健康教育的开展不仅在医院内，而且走进企事业单位、学校、社区等公共场所。通过举办各种有价值的慢性病防治和健康管理知识讲座，不但提高了慢病患者的健康意识，增进了医患之间的沟通，提高了遵医行为，并且让听众掌握了大量健康实用技能，能够自觉选择有利于健康的行为和生活方式，投资健康产品与服务，从而最大限度地减少慢病的风险，降低慢病的危害。

我们曾临床调查 320 例糖尿病患者，将他们随机分成两组：健康教育组 178 例，未参加健康教育的对照组 142 例，健康教育组患者每月接受集体正规的糖尿病健康教育，课程包括"糖尿病为何久治不愈""健康密码1.2.6""糖尿病治不好但可以管得好""糖尿病的营养与排毒""如何进行心理运动干预""药物的合理优化"等专项课程。经过半年观察，对比两组治疗的依从性和效果，结果表明，治疗组的依从性和效果明显高于对照组达 37%。实践证明，健康教育是一项低投入、高产出、高效益的慢病管理措施。

（二）健康体检

所谓健康体检是指"用于个体和群体健康状况评价与疾病风险预测、预警及早期筛查的一种医学行为、方法与过程"。健康体检是开展健康管理的前提和基本手段。随着各种慢病的高发，人们的健康主动意识也在提高，人们越来越认识到日常身体检查对于健康的重要性。定期进行全面的健康体检，可以了解自己的健康状况，早期发现健康危险因素、发现疾病，并及时诊断和有效处理，从而防患于未然，做到疾病的早发现、早诊断、早治疗，不仅节省医疗费用，也为健康提供了超前保障。

1. 健康体检与就医时的循证医学检查不同

（1）服务对象不同

健康体检的服务对象是主动防病查体的"个人"；循证医学检查对象是因疾病或伤痛而就医的"患者"。

（2）指导思想不同

健康体检指导思想是"预防为主""治未病"，循证医学检查指导思想是"对症治疗""治病救人"。

（3）目的不同

健康体检通常是在身体还没有出现明显症状时，通过全面检查，了解身体健康状态、发现健康风险因素、筛查疾病，并根据体检结果，对健康状况做出评估和建议；循证医学检查常常是在身体出现某些症状时，通过特定检查，发现其原因和部位，为明确诊断和治疗提供依据，但往往由于

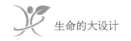

受到主观意识和客观分科限制，检查不全面，影响诊断和处理意见。

（4）检查项目不同

健康体检的项目与循证医学检查项目有所区别。除了大多临床项目如检验血、尿、便、心电图、X光、超声等之外，健康体检还增设了一般循证医学检查中不涉及的功能性检查项目，如人体成分分析、心理测试、骨密度测定、心功能、动脉硬化检测、远红外检测等。

（5）"产品"不同

健康体检的"产品"是全面的体检报告，即对本次体检中发现的所有问题的评估分析和处理建议；而循证医学检查的"产品"是一份或描述疾病的简单病历或病程记录。

2. 体检不是目的

虽然健康管理一般开始于健康体检，但当前众多的体检中心，只是进行体检而并没有进行全程的健康管理服务，而且大部分医学体检中心是以疾病为中心来设计的，只是把医院各科室的分散功能集中起来，虽然提高了效率却没有增加价值。因为健康体检不是目的，而是体检后应当怎样对受检者进行综合评估，发现问题后怎样进行健康干预，怎样提供连续的健康管理服务，从而体现健康体检的价值。

（三）健康评估

健康体检只是掌握了一些检查结果，还需要做进一步的评估。健康评估，是建立在健康体检的基础上，结合个人的遗传史、家族史、患病史以及饮食、营养、运动、心理、生活习惯、监测数据等各种因素，对所收集到的个体、群体健康或疾病相关信息进行系统、综合、连续的科学分析与评价。如对个人健康状况、患有某种慢性病（糖尿病、心脑血管病、肿瘤等）的风险性、目前已患疾病程度、并发症危险性等进行分析，评价受检者当前的健康状况及未来趋势等。健康评估内容包括：身体状况评估、生理社会状态评估、检查结果数据评估、营养运动状况评估、健康素质能力评估、健康走向与疾病风险评估、遗传因素与环境评估等。其目的是为诊治疾病、维护、促进和改善健康，管理和控制健康风险提供科学依据。健康评估不仅让受检者对自己的健康状况有了清晰认识，而且医生可以根据评估结果，针对性制定干预方案，它是进行有效健康管理、承上启下的关键环节。

（四）健康干预

健康干预是健康管理的关键所在，健康干预不等同于疾病治疗。健康干预是在健康体检、健康评估基础上，由医生或健康管理师根据个人评估结果，制定的包括了生活方式、膳食、运动、心理、药物、就医、康复等综合的解决方案。而且，健康干预针对的不仅是已病人群，而且还包括健康人群及疾病风险人群。比如，对于健康人群或处于中低风险状态的人群，主要是生活方式和行为的矫正，旨在减少危险因素的数量和降低危险因素危害的程度；而对于高危人群和患病人群，则通过系统的干预和管理方案，来改善个人健康状况，防止疾病的发生，减缓疾病的进程及并发症的发生，从而控制疾病和降低危险因素，实现维护健康的目标。

四、健康管理的意义

健康是人生最大的财富，有了健康才有现在和将来的一切。有一个很恰当的比喻：健康的身体好比是数字"1"，理想、事业、爱情、财富等分别为"1"后面的"0"，"0"越多，一个人的人生就越丰富，但如果把前面的"1"去掉，则后面再多的"0"也是毫无意义！健康是构成人类社会

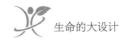

进步和经济发展的第一要素，是人们追求幸福人生的最佳境界。

健康管理是一个概念，更是一套完善、周密的服务程序。它的宗旨是调动个体和群体及整个社会的积极性，有效地利用有限的资源来达到最大的健康效果，从而降低疾病的发生率、致残致死率，大幅度地减少医疗费用的支出。

美国多年的健康管理实践已经得出结论：通过健康管理，1978—1983年慢性病发生率大幅度下降，冠心病、高血压分别下降 16% 和 4%；90% 的个人通过健康管理后，医疗费用可以降低到原来的 10%，10% 的个人未做健康管理，医疗费用比原来上升 90%。在健康管理方面投入 1 元钱，相当于减少 3 ～ 6 元医疗费用的开销。如果加上由此产生的劳动生产率提高的回报，实际效益达到投入的 8 倍。1972—2004 年，美国的心脑血管疾病的死亡率下降了 58%。由此可见，对慢性疾病进行健康管理，干预和指导人们的生活方式，可以使慢性疾病的患病率、死亡率明显下降。

健康管理强调的不是技术而是全过程。它通过全面掌握个体和群体的健康状况（检测、分析、评估），采取措施维护和保障个体或群体的健康（确定健康风险因素，提供健康咨询和指导，对健康风险因素进行干预）。全过程指的是"健康管理单循环"的多次往复运行，即"健康危险因素的检查监测（发现健康问题）→健康危险因素评价（认识健康问题）→健康危险因素干预（解决健康问题）"的往复循环。健康管理循环每运行一个周期，都要解决部分健康危险问题，通过健康管理循环的不断运行，使管理对象的健康问题不断得到解决，从而走上健康之路。

五、中医"治未病"——最早的健康管理

虽然美国是最早提出健康管理概念的国家，并开展理论研究已有 70

多年的历史，但实际上，我国的健康管理思想古已有之，即祖国传统医学的"治未病"。中医是中国传统医学的代表，是研究人类生命健康与疾病转化规律及其预防、诊断、治疗、康复和保健的综合性学科。我国中医的医疗实践自古以来就蕴含着积极的健康管理思想，即"治未病"。"治未病"思想源自距今已有两千余年历史的中医学典籍《黄帝内经》，其《素问·四气调神大论》篇指出："圣人不治已病治未病，不治已乱治未乱，此之谓也。夫病已成而后药之，乱已成而后治之，譬犹渴而穿井，斗而铸锥，不亦晚乎？"是指医术高明的医生能在病情潜伏之时掌握病情并早期治疗，若病患已经发生才给予治疗，就如同口渴了才挖井取水，临到打仗才铸造兵器，为时已晚。这段文字是现有可考记载中对"治未病"思想的最早概括。

战国时期名医扁鹊，医术高超，魏文王曾求教于扁鹊："你们家兄弟三人，都精于医术，谁是医术最好的呢？"扁鹊："大哥最好，二哥差些，我是三人中最差的一个。大哥治病于病情发作之前（上工治未病），那时候患者自己还不觉得有病，但大哥就下药铲除了病根；二哥治病于病情初起之时（中工治欲病），症状尚不十分明显，患者也没有觉得痛苦，二哥就能药到病除。我治病于病情十分严重之时（下工治已病），患者痛苦万分，家属心急如焚。此时，他们看到我在经脉上穿刺，用针放血，或在患处敷以毒药以毒攻毒，或动大手术直指病灶，使重症患者病情得到缓解或很快治愈，所以我名闻天下。"魏王大悟。这种"上医治未病"的思想，可谓中国古人对健康管理最精辟和朴素的概括。这里中医所讲"治"的含义，是治理、管理的意思。"治未病"，不仅是"未病先防"，而是包含了"未病先防、既病防变、愈后防复"的多层内容，指的是采取积极措施，防止疾病的发生、发展和转变，维护

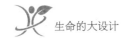

健康。

可见，中医学早就有"健康管理"的内涵。"治未病"就是中医最早的"健康管理"思想，并提供了中药、药膳、经络、导引、情志等足够的干预方法，代表着中医学的特色和精髓。

六、传统名义上健康管理机构的困惑

尽管近几年来，健康管理越来越受到重视，但是健康管理作为新生事物，虽然理念先进，正在不断撼动着"重治疗，轻预防"的现代医疗，可是其内涵和系统完善工作的具体内容仍不明确，很多临床医生、健康行业从业者、患者等都不了解健康管理到底该管什么，怎么管，以什么技术、服务、平台为支撑去管。因此，现在一提到做健康管理，很多人最先联想到的就是传统医院、体检中心、中医养生馆及保健品公司等。

健康管理强调的是系统、全程、连续的过程，其完整工作流程包括健康教育、健康体检、健康评估和健康干预四大步骤。因此，传统名义上宣传从事健康管理的医院预防保健科或治未病科、体检中心、保健品公司等机构，只是从某一"点"上，如看病吃药、体检、做做按摩、用些保健品等进行服务，形式单一、缺乏系统，很难做到真正意义上的健康管理。

（一）传统医院

当今的传统医院主要是治病的专业机构，将大量的人力、物力投放在疾病治疗上，其服务对象主要是患者群体。工作流程基本上首先是门诊医生问诊后，按需要开单进行一系列检查，然后医生根据检查结果出具诊断，再给予药物或手术治疗（目前除个别民营医疗机构和私人医生服务外，一般医疗机构的服务就此结束，基本没有后续跟踪或效果测评等服务）。如果检查结果没有达到疾病诊断标准或指标，那么医生就只能告知患者注意观察，待情况变化再来复诊。

传统医院的实质就是临床医学的实施机构，它是对患者的疾病现状采取医学干预措施的过程，它更多关心的是"治已病"，即疾病的治疗，而忽略了健康管理的其他环节，比如进入医院前的疾病预防与离开医院后如何有效康复。因此，传统医院对于社会大众的健康支持，存在着一些难以解决的问题，虽然某些医院设有形式上的"预防保健科"或"未病科（中心）"，社区门诊也搜集了大量健康档案，但在目前医学模式下，未能真正承担完整意义上的健康管理职责。

（二）体检中心

目前社会上的体检中心已经形成一定的规模，但它在医疗技术和服务水平上的差距，使其不能真正提供专业规范的健康管理。以体检为主导的各类体检中心，基本上将业务重点局限在"团体普查"环节上，用不同价格区分多种固定形式的"套餐"，试图覆盖所有人群，对所有人的体检套餐"千篇一律"，不对人群及是否真正适合这些检查项目进行甄别。虽然设备先进、环境优雅、流程合理、服务到位、报告精美，但由于缺乏靶向性和系统服务标准，最终也只能大致的罗列一些检查结果，对个体的健康状况做简单评估，很难发现受检者个体的真正问题并给出针对性的建议或系统干预方案。尤其是，尽管检查后，体检中心为受检者建立了各种形式的健康档案，提供了健康报告，也发现了很多糖尿病、高血压、冠心病等慢性病，但是一旦患者拿着这些资料，进入医院寻求治疗方案的时候，一是由于没有统一的认证体系，很多医院的医生对体检中心的结果或报告不买账，许多患者被要求再做检查，导致重复消费；二是当受检者去往医院后，体检中心的使命就已完成了，开始由医院的医生接手治疗，中间没有

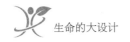

衔接，后续也处于一个无人管理的"真空地带"。

（三）保健品公司

保健品行业是健康产业中最为活跃的一支力量，其重点开展的健康讲座为普及保健知识、提高保健意识和健康消费行为做出了积极的贡献，其经营销售的正规保健产品在改善健康方面也发挥了相当大的作用。但是，它的健康教育和干预手段仅围绕它所营销的保健品，有些甚至是过度宣传或夸大保健品的作用。由于受自身属性的限制，它不能提供科学规范的健康体检，评估及干预手段，对于健康管理涉及的诊疗服务只能弱化或避而不谈，因此难以作为健康管理的骨干力量。

第二节　二十二年磨一剑——1.2.6 医学新模式

在人类起源和繁衍的漫长过程中，疾病对健康和生命的危害与威胁，促使人们探索解决方法，促进了医疗服务和医学模式逐渐形成和进步。而慢性病引发的健康危机也催生了健康管理。但是，很多健康管理服务机构虽然在健康管理服务模式和路径上做了很多的探索，也取得了一定的成绩，但至今未形成规范的健康管理服务模式和路径。

随着国内外专家学者对健康管理研究与实践的不断深入，也推动了"1.2.6 医学新模式"的创立。"1.2.6 医学新模式"既吸纳了国外先进的健康管理理论和技术成果，又充分继承挖掘祖国传统医学的文化精髓；既总结了以往健康管理服务的成功经验，又大胆探索，创新出适合中国国情、惠及大众、满足差异化健康需求的健康管理标准化服务体系，在慢病健康管理及医养结合的实践中，取得了显著成效。

一、1.2.6 医学新模式概述

1.2.6 医学新模式是由任岩东博士率领团队，在探索中国特色的健康管理体系建设的过程中，以维护全民健康为宗旨，通过充分汲取西方健康管理经验，同时继承挖掘我国传统中医学"治未病"的健康管理精髓，并历经 22 年的研究、总结与实践，凝聚了西医学、中医学、营养学、生命科学、保健医学、健康管理学等研究与实践成果，构建了包含中西医健康管理理论、技术、服务、经营、管理等五大规范化体系，从而创立了一种全新的标准化健康管理模式，即"1.2.6 医学新模式"，并应用于慢病管理及医养结合领域的开拓与实践中。

二、1.2.6 医学新模式——让健康管理融汇中西医特色

在临床实践中，用中西医结合的方法诊治常见病、多发病、难治病非常普遍，中西医结合已经成为具有中国特点的一门新兴交叉学科。同样，建立在西医、中医健康管理思想及技术服务体系相互渗透、相互交融基础上的 1.2.6 医学新模式，经过 22 年的发展，通过对中医学、西医学健康管理的思维、理论体系、诊疗技术、服务体系的比较、分析、研究和应用，吸收并整合传统中医学和现代西医学各自的特色和优势，并在融会贯通的过程中不断思考、认识、实践、发展，既推动了西医又启发了中医健康管理，产生了新的学术思路、观点，新的技术、方法，新的服务内容、流程，推进了中西医资源整合、优势互补、协同创新，尤其突出发挥中医药的独特作用，在慢病管理、医养结合的实践中取得了最佳效果，走出了具有中国特色、时代特征的健康管理之路，实现了在保健、预防、治疗和康

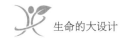

复等领域更好地为人类健康服务的目标。

（一）中医和西医的特点

中医与西医学分别诞生于各自不同的土壤。西医学产生于近代科学时代，它用实验分析方法，研究人体的结构和功能、病因和病理变化，并借助医疗设备做出对疾病的诊断，治疗方法主要有西药治疗、手术治疗、激光治疗和放化疗等。西医从微观入手——原子、分子、细胞、组织、器官、人体，它的治疗对象侧重人的"病"的本身，强调疾病的普遍性和标准性即同一种疾病发生在不同的病人身上，在治疗和用药上应该相同（存在可忽略的差别）。西医由于擅长急、危、重病的治疗，成为当今的主流医学。

而中医学产生于远古时代，它以阴阳五行作为理论基础，将人体看成是气、形、神的统一体，通过望、闻、问、切，四诊合参的诊断方法，使用中药、针灸、推拿、按摩、拔罐、气功、食疗等多种治疗手段，使人体达到阴阳调和，从而康复。中医从宏观入手——天、地、人，关注的是生病的人，西医关注的是人生的病，一念之别，差在天壤，人为本，病为标。

中医把人体看成一个不可分割的整体，每个器官、组织之间都是关联在一起的，一荣俱荣、一损俱损。中医的整体观还体现了人与自然、人与社会的整体关系，治疗疾病的方法应当来源于自然和社会。但是，由于西医学的快速发展及中医发展环境的变化，中医学的服务领域日渐萎缩。

（二）健康管理需要中西医结合

随着当今疾病谱的变化，慢性病已成为威胁人类的主要疾病，给医学发展带来了很多新问题，同时也为中医学的发展和西医学走出困境带来了很大的机遇。表现在西医学在不断细分的基础上，又开始了新的综合，又重新强调人体的整体性、有机性和动态性，并力图克服生物医学模式的局限性，用生物——心理——社会医学模式来认识人体，治疗疾病，给中西医结合诊疗带来了机遇。因为，任何慢性疾病在其形成、发展的转归过程中，都必然关系到人体局部的病理变化和整体的相互作用。中医和西医两种医学对于慢性病的认识，既有共同之处，又各有侧重，西医重视疾病的"辨病论治"，注重病理生理的具体指标变化，而中医重视人体的"辨证论治"，重视人体内在因素的综合作用。中西医结合诊疗可以在诊断上病证结合，在治疗时综合协调，在理论上相互为用。病证结合就是运用西医诊断方法确定病名，同时进行中医辨证，做出分型和分期，这样就从两种不同的医学角度审视疾病，既重视病因和局部病理改变，又通盘考虑疾病过程中的整体反应及动态变化，并以此指导治疗；综合协调是指在治疗的不同环节按中西医各自的理论优选各自的疗法，不是简单的中药加西药，而是有机配合、互相补充，这样往往能获得更高的疗效；理论上相互为用是根据不同需要，或侧重以中医理论指导治疗，或侧重以西医理论指导治疗，或按中西医结合后形成的新理论指导治疗，从而大大提高了慢性病治疗的有效率。比如近年来，我们运用中西医结合方法治疗糖尿病，就收到了较好的疗效。很多糖尿病患者经胰岛素或口服降血糖药物治疗后，虽然在血糖、尿糖指标方面控制比较满意，但自觉症状仍很多，如乏力、大便干、失眠、多汗、头昏等，患者感到很痛苦，西医疗法无能为力，而中医通过综合调理，补五脏，益精气，祛瘀血，标本同治，使体内的阴阳失调、气血紊乱、脏腑功能虚弱恢复正常，上述症状会迎刃而解，中医的优势得以充分显示。尤其在慢性并发症的防治，症状的改善以及协助降糖方面，二者合理结合，更有利于糖尿病患者病情的控制及慢性并发症的防治。

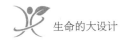

中西医结合也是我国医疗卫生事业的一项重要工作方针。《国务院关于扶持和促进中医药事业发展的若干意见》中明确地提出了"三个坚持"，即"坚持中西医并重，坚持继承与创新的辩证统一，坚持中医与西医相互取长补短、发挥各自优势，促进中西医结合"。

因此，1.2.6 医学新模式，既整合了中医和西医的思想、内容和方法，又扩大了医学的内涵，将"局部和整体""微观和宏观""治病与治人"的认识和方法，进行分析、综合、统一，充分发挥了中医、西医的优势与潜力，在健康管理中能够扬长避短、优势互补，大大降低慢病发病率和死亡率，更好地服务于人类健康。中西医结合也成为我国特色的医疗体系之一，其在健康管理的优势越来越受到医生和患者的关注。

第三节　1.2.6 医学新模式的理论核心
——"1.2.6 健康法则"

思想创新是医学发展的生命，现代医学和中医学的发展都是如此。

以任岩东博士为主要代表的众多专家学者，在长期从事健康管理工作的过程中，不仅深入学习西方健康管理经验，而且潜心研究中国传统医学自古以来的"治未病"理念，将中西方健康管理思维融会贯通，创造性地提出了全新的健康管理思想，称之为"1.2.6 健康法则。"

"1.2.6 健康法则"不仅包括源自美国的健康管理理论模型——"西医1.2.6 健康法则"，而且包括中国特有的健康管理理论模型——"中医 1.2.6 健康法则"。它看似简单，但大道至简，让我们对疾病有了统一的认识，对获得健康有了明确的方向和路径，并更加清晰化、简单化、标准化、系统化。

"1.2.6 健康法则"是健康管理思想、思维的创新，是"1.2.6 医学新模式"的理论核心及实践的基础，推动了"1.2.6 医学新模式"的建立。

一、西方健康管理理论模型代表——"西医 1.2.6 健康法则"

20 世纪 60—70 年代的美国，经济、科学等高度发达，当时的美国，在临床科研、药品研发、技术水平、医疗设备等都是全球最先进的，商业医疗保险机制也是最完备的。但同时也暴露出三大问题：第一，高血压、糖尿病、肿瘤、脑卒中、慢阻肺等慢病患者越来越多。第二，药物导致的灾害越来越大。由于慢病高发，长期使用降糖药、降压药、降脂药，长期用药导致的药物性肝炎、药物性肾病等医源性疾病越来越多。第三，由商业保险支付的医疗费用越来越高。由于糖尿病、高血压、冠心病等慢病患者越来越多，全美医疗近 78% 的支出用于这些疾病的治疗上，占到当时美国 GDP 的 9% ～ 13%。这三大问题严重困扰美国公共卫生体制，并带来了沉重的经济负担。在此背景下，美国商业保险公司牵头，开始召集了一批由医学、社会学、哲学、营养学、运动学、经济学等专家组成的专业团队，探究美国的医学模式到底出现了什么问题，由此诞生了西方的健康管理模型，即著名的"1.2.6 健康法则"，这个法则指导了美国最近 50 年的医疗改革，让美国人的高血压、糖尿病、冠心病、脑中风等慢性病发病率和死亡风险大幅度下降，医保费用逐年下降，平均寿命逐渐延长，特别是生命质量不断提高，影响了美国医学界、医疗行业的一系列重大的变革。

在这一时期，健康管理界也提出了三个结论。第一，"慢性病是生活

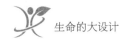

方式病"，慢性病与长期不良的生活方式如高脂、高糖、高热量、高盐等饮食习惯及吸烟、过量饮酒、熬夜、体力活动不足等相似的危险因素有着密切的联系，因此被称为"生活方式病"。第二，"慢性病治不好，只能管理得好"，导致慢性病的多种高危因素，如高糖高盐饮食、久坐少动、心理压力、吸烟酗酒、作息不规律等等，仅仅依靠单纯的医药手段一定是治不好的，只有通过"治疗、管理"相结合的技术与服务才能有效控制好慢性病。第三，"管好慢病要通过 1.2.6 健康法则"，即管好慢病要通过合理的营养、排毒、生理、心理、遗传干预，再配合适度的医药干预。

"1.2.6 健康法则"化繁为简，揭开了慢性病的神秘面纱，并将数千种慢病的病因以及预防、治疗、管理等，简化为"1.2.6"，即"1"种疾病、"2"个原因、"6"条渠道。

（一）什么是"西医 1.2.6 健康法则"

西医 1.2.6 健康法则指出，从病理学、生理学角度来说，世界上并没有成千上万种不同的疾病，而是只有"一"种疾病，那就是"细胞故障"，各种疾病只是细胞故障不同形式和不同程度的表现；细胞出现故障有"两"个根本原因，即细胞得不到它所需要的东西——营养失衡，或者被它所不需要的东西伤害——毒素侵袭；恢复细胞正常、获得健康，需要通过"六"条渠道进行调节或干预，即补充营养、排出毒素、生理调节、心理调节、遗传调节、医药干预，进行疾病与健康之间的转化。我们称为"西医 1.2.6 健康法则"，它也构成了西医健康管理六大技术模型。

（二）"西医 1.2.6 健康法则"解析

客观地说，慢性病防治的现状，并非现代医学懈怠的结果，而是因为现代医学没能完全认清慢病等疾病的本质。现代医学认为，世界上有数千种疾病存在，且每一种疾病都有不同的病因和疗法。这种认识导致了当今的医学体系存在混乱，许多疾病归结为不明原因，从而过分地强调治疗或控制疾病的症状，使很多疾病久治不愈。西医 1.2.6 健康法则，从全新的角度揭示了疾病包括慢性病的奥秘和真相。

1. 世界上只有一种疾病——细胞故障

为什么说能将成千上万种疾病，简化成只有一种疾病——细胞故障呢？这个定义看起来一点也不高雅，甚至有些离谱似的简单。然而，它却是深刻、精准的。因为，从哲学的角度上讲，探讨本质必须寻找事物的共同特性，在共性中来归纳事物的本质。那么，生命的共性是什么？是细胞，细胞是人体最基本的结构和功能单位，细胞构成了组织，组织构成了器官，器官构成了系统，系统构成了人体。生命实际上就是各种运动着的细胞的组合。

我们人体由大约 50 万亿的细胞组成。这些细胞分为 200 多个种类，包括肌肉细胞、血细胞、骨细胞、脑细胞、肝细胞、神经细胞、生殖细胞等等。细胞在时刻进行着新陈代谢，不断地死亡、再造和替换，人体每秒制造大约 1000 万个新细胞。正常情况下，身体的每一个、每一种细胞可以得到它所需要的营养、水分、氧气，能够顺利完成某种特定功能，比如饮食、呼吸、感觉、运动、思考和生育等等，处于最佳运行的健康状态。即使发生慢病等疾病，只要给细胞以充足营养、充分排毒，细胞就有足够强的自我修复能力，恢复健康。那么，疾病是什么？疾病就是细胞在一定环境下表达出来的病理状态，是一大群细胞出现故障的结果。刚开始的时候，一个细胞运转开始出现异常，逐渐变得衰弱，然后是另一个、再一个，当出现故障的细胞数目变得越来越大时，细胞与细胞之间的正常物质交换、信息传递发生混乱或中断，导致机体功能下降，就会表现出各种症状和疾病。事实上，每个症状、每种特定的疾病，都是细胞出现故障的一

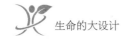

种表达方式。由于我们身体内有那么多不同种类的细胞，而每一个或每一组相关联的细胞出现故障，互相影响，又可以表现出多种症状，这样，就组合成数千种不同的疾病。因此，"疾病"就是一大群出了故障的细胞作用的结果，无论是高血压、糖尿病、冠心病、肿瘤等等。而且，细胞出现故障的数量和程度是与疾病过程相一致的。

（1）个别细胞出现故障

当个别细胞出现故障时，我们可能会有不舒服的感觉，处于通常所谓的亚健康状态（其实就是慢性病的早期状态），比如精力下降、头晕、头痛等，但是此时去体检或去医院看病，按照疾病的标准进行检查，指标却常常都在正常范围内，诊断不出什么问题，因此，早期不会引起重视，也很少进行及时干预。这时，细胞故障的数量和程度加剧，疾病开始进展。

（2）多个细胞出现故障

随着细胞故障的数量扩大、程度加重，身体的组织逐渐受损，开始出现多种症状，人体生理指标会发生异常，引起多种病变。比如多个细胞发生故障会影响糖代谢而引发糖尿病；影响脂代谢引发肥胖；影响尿酸代谢引发痛风；影响氧代谢引发肿瘤。这个阶段人体与疾病常常处于一种僵持、拉锯战的胶着状态。这个阶段由于可检测到指标异常、确定疾病诊断，也是现代医学研究最多、想尽办法要治疗疾病的阶段。

（3）细胞由故障到坏死

当细胞故障进一步加重，细胞会出现死亡，这时的身体将面临崩溃，这个阶段，病变组织所在的器官、系统将发生功能衰退甚至衰竭，面临的最终结果可能是死亡。人体是一个完整的系统，任何一个器官的功能衰竭都会影响到生命的存亡。疾病发展到这个阶段，如果想要逆转或回到健康状态，将要付出极大的代价。

2. 细胞故障的两大原因——营养失衡与毒素侵袭

如果说细胞出现故障是疾病发生的关键。那么，是什么让细胞出现了故障呢？其原因概括为营养失衡和毒素侵袭，即细胞不能获得均衡的营养和受到内外毒素的侵害，这两大原因导致了细胞出现故障，引发各种疾病。

人体细胞的正常运转和新陈代谢需要各种营养，如果营养不是全面均衡，或者积累过多的内外毒素，都会让细胞出现障碍，损害人体功能并产生疾病。打个比方，我们的细胞就好比生活在水里的鱼，水质的状况决定了鱼的健康，如果水里面营养过多或缺乏（营养失衡），或者水质被有毒物质污染了（毒素侵袭），鱼就会生病或死亡。

正常情况下，组织细胞的新陈代谢除了需要充分的氧气之外，还需要均衡的六大营养素，即碳水化合物（糖类）、脂肪、蛋白质、维生素、水和无机盐（矿物质），当细胞经常缺乏某些营养素时，就容易患上各种疾病。例如，蛋白质经常摄入不足会影响生长发育，使免疫力下降容易感冒，缺乏多不饱和脂肪酸容易患心脑血管疾病，缺乏维生素 A 会患干燥性角结膜炎（干眼症），缺钙容易患骨质疏松等等。

毒素是泛指对人体有不良影响的物质，毒素在当今社会几乎无处不在，包括外来之毒和内生之毒。"外来之毒"，如：大气污染、汽车尾气、工业废气、化学药品、垃圾食品（餐桌污染）及病原微生物等；"内生之毒"，如：正常新陈代谢过程中产生的代谢废物以及糖、脂肪、蛋白质代谢紊乱所产生的中间物，比如自由基、宿便、尿酸、废气等构成酸毒、肺毒、糖毒、脂毒、肠毒等等。内外之毒侵害人体，破坏人体生理（如免疫、呼吸、消化、循环等）功能。

因此，引起疾病的因素可以列出千百条，但归根结底只有两条：即营养失衡和毒素侵袭。这两种病因（一种或两者同时）的存在，将引发各种

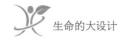

症状和体征，导致疾病。

3. 逆转细胞故障的六条渠道——营养、毒素、生理、心理、遗传、医药

我们的细胞从来都不会以最完美的状态运行，慢病也从来不会从天而降、无缘无故地发生。慢病既然还称作"生活方式病"，它必然与我们日常的生活环境、行为方式息息相关，是营养、排毒、运动、呼吸、睡眠、饮水等生活方式的某些方面出现了问题，是其中高危因素日积月累的结果。但现在的医生似乎越来越没有时间，或不想再考虑除了"医药"之外的其他导致慢病的因素和干预方法。也许是20世纪60年代抗生素和疫苗的发明，在医学史上曾经展现出来的神奇效果，让很多医生或科研人员非常执着地认为，每一种疾病都应当有对应的特效药能够治疗。因此，科研人员不断地开发神奇的"新药、特效药"、独特手术方法，越来越纠缠于医学技术的提高，但事与愿违，最近40多年来，虽然医学水平在不断地进步，但越来越多的慢性病，却再没有一个被攻克过。

"西医1.2.6健康法则"强调，修复细胞故障、保证人体健康的方法不是单一的，需要沿着六条渠道做出正确改变，涉及营养、毒素、生理、心理、遗传、医药等六大干预技术，这六条渠道中，选择哪几种渠道、哪个方向，都将决定人体是迈向疾病还是走向健康，它们构成了健康管理西医六大技术模型。

（1）营养渠道

细胞健康则人健康，人体健康更依赖于足够的营养素用来建造正常细胞、维持细胞功能的正常发挥。

【说说营养】

何谓"营养"？从专业的角度来讲，营养是供给人体用于修补旧组织、增生新组织、产生能量和维持生理活动所需要的物质。获取营养是人体从消化道吸收、利用食物中的营养素，来维持生命活动、促进生长发育、维持新陈代谢、保持健康的全过程。

从古至今，说起民以食为天，都离不了一个"吃"字。但无论人类的食谱如何千变万化，说到底，也就是吃下去了六大营养素，即碳水化合物（糖类）、脂肪、蛋白质、维生素、水和无机盐（矿物质），合称人体六大营养素。

1）蛋白质：蛋白质是人体必需的主要营养物质，是生命的物质基础。人体的大脑、神经、肌肉、内脏、血液、皮肤乃至指甲、头发等都是以蛋白质为主要成分构成的，它也是构成酶、激素和抗体的主要原料。具有促进人体生长发育、维持正常的血浆渗透压、维持机体酸碱平衡、运输氧气及营养物质、产生能量等作用。

2）脂肪：脂肪是人体的重要成分之一，也是供给和储存能量的主要物质。脂肪中的磷脂是构成细胞膜的主要成分，脂肪除了提供和储存能量外，还有帮助人体吸收脂溶性维生素，以及支持、保护各种脏器等作用。

3）碳水化合物：碳水化合物又称"糖类"，是人体内最主要的供给能量的物质，人体所需能量的 60% ～ 70% 来自糖类。除提供能量外，它还能促进其他营养素的代谢，比如与蛋白质、脂肪结合成糖蛋白、糖脂，组成抗体、酶、激素、细胞膜、神经组织、核糖核酸等重要物质。

4）维生素：维生素是维持人的生命与健康所必需的有机化合物，已发现的维生素有数十种，包括维生素 A、维生素 D、维生素 E、维生素 B、维生素 C、以及烟酸、叶酸、泛酸等。人体内不能合成维生素或合成量很少，因此，必须从膳食中获得。维生素虽然不提供能量，也不是人体的构造成分，但膳食中绝对不可缺少，如果某种维生素长期缺乏或不足，就会

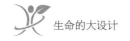

引起代谢紊乱，出现维生素缺乏症。

5）矿物质：矿物质又称无机盐，它是构成人体组织、维持人体正常生命活动中不可缺少的重要元素。根据在体内含量的多少，又分为钙、磷、钠、氯、镁、钾、硫等七种常量元素，以及铁、锌、铜、锰、铬、硒、碘等18种人体必需的微量元素。它们既是机体的构成者，又是生命活动的参与者和调控者，因此又被称为生命元素，能帮助调节人体内的酸碱平衡、肌肉收缩、神经反应等生命活动。而且，人体自身不能合成矿物质，必须通过膳食进行补充。

6）水：水是"生命的摇篮"，是人类和动植物等所有生物赖以生存的重要条件。水在人体内含量最多，约占体重的60%，水能够参与体内所有的化学反应，转运生命必需的各种物质及排除体内不需要的代谢产物，以及通过水分蒸发及汗液分泌，散发大量的热量来发挥调节体温等作用。

因此，各种营养素构成了人体赖以生存的基础，而营养是否处于均衡状态直接影响我们的体力、脑力、心理等健康水平及对疾病的抵抗力。

【现代人为什么会营养失衡】

当今社会，经济巨大发展，收入增加了，生活水平提高了，市场放开了，食品供应极大丰富，想吃什么就吃什么，鸡鸭鱼肉、蛋品奶类、汉堡快餐及各种精制的米、面、糖、食用油……因此，一提到营养失衡，很多人先想到的是缺乏营养，就有人会问，在物质极大丰富的今天，我们还缺乏营养吗？可是，如果你有时间，和那些相识的八九十岁左右，身体硬朗的老年人聊聊天，听他们讲讲五六十年前的城市或农村生活，那个年代大部分人主要以高粱、玉米、小米、土豆等粗粮为主要食物，细粮、肉类、食用油等吃得很少，虽然生活比较艰苦，但是患高血压、糖尿病、高血脂、肥胖、骨质疏松、肿瘤、脂肪肝等慢性病的人却非常少见。再看看今天，很多四五十岁的人就可能患有糖尿病、高血压、冠心病、脑中风等慢病。这是不是怪事呢？其实，如今说怪也不怪，为什么这样说呢？看看以下事实：

1）不良的饮食习惯：随着生活水平提高、生活节奏的加快，现代人的饮食中充斥着越来越多的快餐食品、油炸食品等，而且很多人不能按时就餐，或者暴饮暴食、过度节食、偏食、厌食，或者过多追求辣、咸、甜、酸等口感而大量食用含盐、糖、油的三高食物等等，这些不良的饮食习惯都会造成人们普遍的营养失衡。

2）食物的营养价值下降：许多人会说：我只要注意每天规律饮食、少吃快餐、不吃垃圾食品，荤素搭配、不偏食不挑食，就应该不缺营养了吧。然而，我们可能还没意识到，生活在现代社会的人们，正处在一个食物营养越来越"贫瘠"的环境里，或者说，我们正陷入一种隐性的营养缺乏中。

从食材讲起，我们常会听一些上了年岁的人说，现在的蔬菜都没有小时候的那种"纯正"味道了。严酷的现实是，如今食物发生改变的不仅是味道，更多的是营养成分的流失。比如现在我们常吃的胡萝卜、西红柿、大白菜等等，虽然它们的形状及颜色都跟以前没有两样，但营养价值却大不如前了。据一份调取于黑龙江哈尔滨某地的检验报告显示，与20世纪60年代相比，在当地农作物中，100克的胡萝卜中维生素 A 的含量，在1960年时是13500IU（国际单位），但到了30年后的1992年，却减少了2/3，只剩下4050IU（摘自日本食品标准成分表），而到2002年，胡萝卜里的维生素 A 含量已经降至40年前的1/20 ～ 1/8 了。

仔细想想，为什么食物中原本丰富的营养素含量大不如前呢？

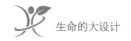

首先是因为，本是人工为主的农业变成了大机械化作业，为了增加产量，大量甚至无限制地使用化学肥料及农药；为了让食物的颜色及形状更加鲜亮和诱人，人们开始使用一些颜料或化学添加剂；为促进食物早熟而开始使用各种药物激素。结果，我们虽然可以在任何季节购买到颜色鲜艳的各种蔬菜水果，但它们却丧失了其原本的营养价值。

其次，食材从收割、加工、运输、再到存储等，众多环节花费了漫长的时间，也会导致食物中的营养素尤其是维生素和矿物质慢慢流失，而降低其营养价值。

再有，受江河湖海环境污染及抗生素、生长激素滥用的影响，畜禽与海鲜类食品也因此改变了口味，营养价值也像农作物一样，让人无法信赖。

3）营养的吸收异常：如果由于某些疾病原因影响正常的消化系统功能，那么即使饮食习惯合理、食物中的营养充足，营养成分也不会被完全转运、消化和吸收，不能正常输送到身体上下需要它们的细胞、组织、器官中，使其出现功能异常。

【人体需要充分均衡的营养】

人体需要多种营养素来维持正常运行，这就要求提供的蛋白质、脂肪、碳水化合物、维生素、矿物质等营养素不仅要供应充足，而且要相互均衡，就像盖房子要合理配比钢筋、水泥、沙石一样，才能构建机体生命活动的物质基础。每种食物都至少含有一种或一种以上的营养素，从营养学的专业角度看，没有所谓"好食物"或"坏食物"之分，因为，没有任何一种食物可以满足一个成人一天的全部营养需要，所以每个人必须从多种食物中，广泛适量地摄取各种营养，以达到均衡营养的目的。换言之，食物本身并没有好与坏之分，只有日常的饮食习惯有"好"与"坏"

的差异。

营养的供给要科学、合理、充足、均衡。在日常生活中，能做到上述几点的人为数不多，而人体又是如此的精妙和复杂，不同的细胞、组织、器官以及身体所处的不同阶段，对营养素的需求也是不同的，要获得精细化的营养，适当的使用特定营养补充剂也是十分必要的。

（2）毒素渠道

毒素是一个范围很广的"概念"，简单地讲，只要对身体的细胞、组织、器官有伤害的，破坏人体正常生理功能的物质都可统称为毒素。也可以换句话说，人体用不掉又排不出去的东西就是毒素，造成疾病的一个重要的原因，是毒素的日积月累。

"毒素"进入体内，一是破坏组织细胞的正常功能以及细胞间协调统一的关系，使细胞受损；二是毒素阻塞人体的气血运行，影响营养物质的摄入、消化和吸收，使组织器官得不到正常滋养，导致它们功能失调；三是由于功能失调，毒素的排出受阻，从而更加重了毒素在体内的存留。如果体内各组织器官都工作有序，而且毒素能被正常排出，身体就会很健康；相反，如果毒素因为某些原因堆积在体内，会直接损伤组织细胞、使器官的功能衰退、机体免疫力降低，导致人体出现一系列局部或全身的病理变化及临床表现，从而引发多种疾病。

【我们已经"身陷毒围"】

日常生活中，我们不可避免地会接触各种毒素。我们甚至很难拥有一瓶足够安全的水、一口干净的空气、一棵没有农药的白菜、一个不含激素的鸡蛋、一块放心的猪肉。各种激素、重金属存在于我们所使用的化妆品、药物以及各种饮料和加工食品中。餐桌上、家具里、地板、被子、衣服、牙膏、香皂、洗衣粉、清洁剂等等，在我们每天所使用的物品中，无

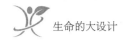

一例外都可能潜藏着各种毒素，我们的身体不得不经常面对内外毒素的共同夹击而"身陷毒围"。

1）外来之毒：主要来源于外部的环境、食物、生活之中。①环境中的毒素：空气的污染（如 PM2.5、机动交通工具排出的尾气等）、噪声、紫外线辐射、水中的污染、工业生产排放的有毒化学物质、重金属污染，农作物种植及养殖业广泛使用的抗生素、激素、农药等，以及电脑、复印机、手机等各种现代办公生活设备对身体产生的电磁波辐射等。②食物中的毒素：鸡鸭鱼肉、水果蔬菜等农作物中所含的激素、抗生素、农药，变质食物中的细菌、病毒，高温烹调的食物产生的毒素，食品饮料、调味品中的各种防腐剂、添加剂等。③生活中的毒素：香烟、酒精、药物、衣服、被褥、清洁用品、家具、装修材料、家庭及办公室用品等释放的有毒物质。

2）内生之毒：人体内生之毒主要来源于：①代谢过程产生：人体在代谢过程中会产生氧自由基、乳酸、尿酸、肺内二氧化碳等，如果不能及时清除，沉积于体内，我们称之为"氧毒、酸毒、肺毒"，对人体会产生很大伤害，比如氧自由基，我们见过生锈的铁吧，那就是铁被氧化了，不仅影响美观、性能，还会直接让铁本身烂掉。而人体被自由基氧化的过程，与铁生锈的化学反应类似，如果细胞被自由基氧化，细胞膜被摧毁，导致细胞结构损伤，就不能正常参与营养吸收、交换，也排泄不出细胞内的代谢废物，对细菌和病毒的抵御能力下降，可能丧失其所在组织器官的部分或全部功能，从而导致人体衰老、患病甚至死亡。②代谢功能下降：由于代谢障碍，那些原本是人体所需的营养物质，不能被及时分解和吸收利用，也可转化为致病毒素，如血糖、血脂、血钠过高形成的"糖毒、脂毒、盐毒"等。还有像便秘带来的"肠毒"，时间一久，宿便中的毒素就会被肠道重新吸收，便秘的后果不仅仅是症状难受，它还可引发肛肠疾患、胃肠神经功能紊乱、结肠癌等，并有诱发心脑血管疾病的风险。③长期使用药物：药物本身是用来治病的，但是如果长期使用多种药物，不仅可能达不到预期的治疗效果，药物的毒副作用可能会大于治疗作用，反而变成具有危害性的毒素——"药毒"。

【打响"排毒歼灭战"】

所谓排毒，就是排出身体毒素的过程。我们采取何种方法化解毒素危机，靠药物、洗肠，还是手术？其实，人体自有一套动态、立体、完善的排毒系统，只要给予它们充分援助，就能打一场漂亮的"排毒歼灭战"！

（1）自身排毒

健康的人体具有完美的解毒和排毒机制。肝脏是人体最大的解毒器官，功能健全的肝脏能够通过一系列化学反应，化解大部分毒素变成无毒或低毒物质。体育锻炼是很好的排毒运动，通过锻炼可以加快肝脏血液循环，促进排毒。饮食方面可以多吃苦瓜，苦味食品一般都具有解毒功能。

人体主要有四大排毒器官：肾脏、肠道、皮肤、肺脏。

①肾脏排毒：肾脏是排毒的重要器官，它主要通过尿液的形式排泄血液中的毒素和尿酸、尿素等代谢废物。因此，我们日常不要憋尿，尿液中的毒素很多，若不及时排出，会被重新吸收入血液，危害全身健康。充分饮水可以稀释毒素的浓度，而且促进肾脏新陈代谢，将更多毒素排出体外。饮食方面可以多吃蔬果，黄瓜、樱桃等蔬果也有助于肾脏排毒。②肠道排毒：食物残渣等消化代谢产物在肠道细菌的发酵作用下能形成粪便，粪便中毒素很多，如硫化氢、吲哚等，若不及时排出，会被机体重新吸收，损害人体的健康。因此应保持大便通畅。肠道通过每日规律性的排便，能缩短粪便在肠道停留的时间，减少毒素的吸收。清晨起床后至少要喝 200 毫升水，能起到"清洗"胃肠的作用，使得大小便排出，清除毒

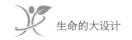

素。新鲜水果是较好的净化食物，菠萝、木瓜、奇异果、梨都是不错的选择。此外，粪便之所以会留在人体内，就是因为肠道的蠕动不够，如果平时多吃富含纤维的食物，比如糙米、蔬菜、水果等，都能增加肠道蠕动，减少便秘的发生。③皮肤排毒：皮肤是人体最大的排毒器官，皮肤上的汗腺和皮脂腺，能够通过出汗等方式排除其他器官难以排出的毒素。每周应至少进行一次使身体多汗的有氧运动。④肺脏排毒：肺脏是最易积存毒素的器官之一，每天的呼吸将约8000升空气送入肺中，空气中飘浮的细菌、病毒、粉尘等有害物质也随之进入到肺脏。不但肺要受到伤害，有毒物质还能潜入血液循环"株连全身"。我们在空气清新的地方或雨后练习深呼吸，然后主动咳嗽几声，可以帮助肺脏排毒。饮食方面可以多吃黑木耳，黑木耳含有的植物胶质有较强的吸附力，经常食用可以清肺，有效清除体内污染物质。

（2）保持通道畅通

想要排毒彻底，一定要保持消化、泌尿、汗腺、血管、淋巴管等排毒通道畅通，才能加速毒素排出体外。

★小结

也许有人会问：既然人体有解毒和排毒器官的保护，我们就可以放心了吧。其实，以上这些解毒和排毒机能只有在器官功能正常的条件下才能顺畅进行。如果身体内的毒素"超载"，超过了机体自身的排毒极限，或器官受损引起功能下降，再加上排毒通道受阻的话，人体的毒素将无法顺利排出，就会产生中毒的现象，如经常性的便秘、肌肤粗糙、色素沉淀、头痛、慢性疲劳等症状。

内外之毒时时威胁着我们，因此，排毒绝不是一朝一夕可以完成的，是一个全方位的系统工程。首先，要堵住毒素进入身体的通道，远离种种的外界环境污染，尽量少吃那些"含毒量"高的食物，减少来自食物的毒素摄入；其次，定期、有目的地使用各种方法清洁体内环境，对于体质较弱或者慢病患者，如果难以依靠自身机制排毒，那么也可以借助一些排毒保健品或调理脏腑的中药干预，能够收到事半功倍的效果。

生命不息，排毒不止。我们应当选择适合自己的方法，防毒、排毒，让身体机能时刻保持健康状态。

（3）心理渠道

一般提到健康，人们常想到身体健康，但"人"是"身心一体"的有机体，健康并非单纯涉及人的生理状态，它还包括了心理健康。俗话说："笑一笑，十年少""病由心生"，事实上，人类的很多疾病，都与"心"有关。北宋著名文学家苏东坡曾经感叹："月有阴晴圆缺，人有悲欢离合，此事古难全。"人们在参与社会和自然的各种活动中，有大量的语言交流和沟通行为，这种过程中常常存在不尽如人意、不平衡、不和谐因素，给人的心理带来各种压力和负面情绪，能使人的心理失衡、行为失常、人际关系紧张和矛盾产生，从而导致疾病的发生。现代心身医学研究发现，人体的防病、抗病能力与心理的稳定性有着非常密切的关系。

【心理因素影响身体健康】

可分为有形与无形两方面。

1）有形方面：人体的脑部就像国家的最高指挥中心，它平时需要的血液量约占全身血液量的 2/3，而思考时需要量约占全身 3/4，烦恼时约占 4/5，生气时则占 9/10，因此，人一生气时就会脸红脖子粗，因为这时全身的血液都往头部输送，通往大脑的颈动脉由于血液的流通量剧增而扩张，显得颈部也特别粗大，甚至有些人因全身血液大都输送至脑部，手脚供血不足而引起颤抖，这种情形下，容易引起脑部血管已经硬化的人发生

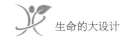

脑出血。

2）无形方面：当人处于愤怒、抑郁、焦虑和失望等状态时，会通过神经递质刺激脑下垂体释放出肾上腺素及去甲肾上腺素，促使血压上升，血中糖及脂肪酸增加，血液黏稠度也加大，时间久了就会让人患上高血压、动脉硬化、心肌梗死、脑梗死或脑出血等疾病。这种状态还能降低体内各种免疫细胞功能，使免疫力异常。

美国普林斯顿大学研究所曾进行过下列实验。在实验用的两个箱子中都放入小白鼠，一个为黑色底板，一个为白色底板，以两分钟为间隔对黑色底板的箱子里进行 10 秒电击，而在底板为白色的箱子里不通电，但是让白底板箱子中的小白鼠能看到另一个箱子里的小白鼠受到电击的样子。随着实验的进行，没有受到电击的白色底板箱子内的小白鼠，由于承受不了精神上的压力，行动开始变得越来越迟钝、神情越来越疲惫。这个实验结果证实，长时间受到心理压力的摧残，对健康会产生很大危害。

【调整好心态，促进身心健康】

由于心理现象极其复杂，每个人的情况又千差万别，所以，很难像测量血压或体温那样，通过检查诊断来分析心理健康的好坏。但是如果有头部发热、呼吸困难、食欲减退、失眠等症状，同时感觉心里很委屈，经常想发脾气，有时还会伴有头痛、头晕、耳鸣等症状，就可以考虑一下是否患了心理疾病。

在实际生活中，人们是可以通过自己的努力来保持稳定的心理健康水平的。如果能做到以下这些，就基本达到了心理健康的要求了：

保持情绪平稳、避免精神过度紧张；凡事期待值不要过高，要乐观豁达；要克服和改变虚荣、嫉妒、孤僻、狭隘、固执等不良个性，培养坚毅、自信、果断、踏实、活泼开朗等良好性格，不断完善自我，提高对社会环境的适应能力；注意劳逸结合，合理安排自己的工作和生活，积极参加适合自己的文化娱乐活动，培养业余兴趣爱好，如听音乐、练书法、绘画等，良好的兴趣和爱好可开阔胸襟、陶冶情操、缓解心身紧张劳累，疏导不良情绪，促进身心健康。

（4）生理渠道

对人体健康影响较大的生理活动有睡眠、呼吸、运动、饮水等等。

【睡眠】

动物的一个共性就是有规律的周期性睡眠，睡眠是机体复原、整合和巩固记忆的过程。人只有在睡眠时，机体的细胞才能进行结构修复和能量储存，以恢复正常功能。睡眠可以使人恢复体力和脑力、减压、增强记忆，通过周期性的睡眠得以保持身体健康。

睡眠不足对健康的危害极大，不仅白天瞌睡、精神恍惚、压力增大、心情焦虑等等，还有很多不良后果。研究表明，长期睡眠不足会引起血糖升高、胰岛素抵抗、体重增加，引发糖尿病；睡眠不足还会诱发抑郁和引起大脑损伤，还会改变人的激素水平，从而影响记忆、心脏、免疫和代谢等健康功能。

每天保证正常的睡眠时间很重要。各类人群对睡眠的要求是不同的。一般而言，10 ～ 18 岁的人群，每天睡眠时间需要约 8 小时，18 ～ 50 岁人群需要约 7 小时，50 ～ 70 岁人群需要约 5 ～ 6 小时。实际上，关于每天应该睡多少小时，因个人体质存在差异，只要符合自己的睡眠习惯，能够保证白天精力充沛，醒后没有疲乏感即可。

【呼吸】

人们通常所理解的呼吸，多指呼吸运动，也就是胸廓有节律地扩大和

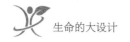

缩小，完成吸气与呼气。这能为身体提供氧气，排出二氧化碳，保证生命的正常运行。生命离不开呼吸，无论我们意识到了还是没有意识到，我们每天都在不断地呼吸，呼吸的次数达到了一天大约两万次。假设一个人的寿命是 80 岁，那么他一生呼吸次数达 6 亿次左右。

"呼吸"看起来是件再"自然"不过的事，人每分每秒都在进行呼吸运动，但你却未必呼吸得正确。现代人由于常坐办公室，缺少运动，许多人呼吸又浅又短，仅用胸式呼吸，这种短浅的呼吸方式每次换气量非常小，在正常呼吸频率下通气不足，会使体内的二氧化碳累积，导致脑部缺氧，出现头晕、乏力的症状，而且还容易诱发多种疾病。

怎样才能学会正确呼吸呢？具体方法是先慢慢地由鼻孔吸气，吸气过程中，胸廓上提，腹部会慢慢鼓起，再继续吸气，使整个肺充满空气，这时肋骨部分会上抬，胸腔会扩大。这个过程一般需要 5 ～ 10 秒，然后屏住呼吸 5 ～ 10 秒，停顿 2 ～ 3 秒钟后，开始新一次的呼吸，反复练习会成为一种正确的呼吸方法，有益于健康长寿。

【运动】

随着现代化进程的推进，人们的生活方式发生了很大的改变，出门坐车、上下楼坐电梯、工作时久坐不动、下班回家看电视、用电脑、玩手机等等，让人们的活动越来越少，也使机体的新陈代谢减弱、血液循环减慢、呼吸变浅、胃肠消化吸收功能降低、肌肉松弛、体力下降等等。慢慢地疾病就开始找上门了。

医学研究证明：适量运动能促进机体细胞的再生，血液循环更加通畅，防止肌肉萎缩，提高机体免疫力，具有抗病、防病和延缓衰老的作用。研究数据显示：喜欢运动的人每立方毫米血液中的红细胞比一般人多100 ～ 150 万个，血液循环量也比一般人高出两倍，新增的红细胞和血液量能够向组织提供更充足的氧气和营养，在很大程度上有效预防高血压、冠心病、脑卒中、糖尿病、骨质疏松症、肿瘤等慢性病。运动还有减肥和调节神经系统功能的作用。

那么，什么样的运动才能算是适量呢？

具体来说，合适的"量"可以参照心率，将运动时的心率控制在有效心率范围，即最大心率次数的 60%～80% 之内（最大心率次数=220 — 年龄）。以这个"量"为前提规范运动。如果运动后的心率在这个限度之内，就表示运动没有过度。

运动种类包括步行、走跑交替、慢跑、太极拳、健身操、气功、游泳、室内健身器材等，运动量应该因人而异。对以往没有健身习惯的人来说，运动量应当随身体和功能提高逐渐加大；而对那些老年人或慢病患者来说，应选择运动速度慢、力量小的运动项目，建议选择中速徒步走、太极拳、健身操等有氧运动。

【水】

水是生命之源，是生命中所必需的物质。一个成年人体内 75% 是水。一个普通人，每天不吃食物只喝水，可以存活 30 天左右，但如果不喝水的话，7 天左右便不能维持生命，称水为"生命之源"一点也不为过。

对于人体而言，水参与生命的运动，排除体内有害毒素，帮助新陈代谢，维持有氧呼吸等等。它的作用与功能是独一无二的。其中包括：

1）帮助消化：我们吃进嘴里的食物，经过牙齿咀嚼后，从食道到肠胃，完全消化并被吸收，这些环节都需要水的参与。我们需要的营养成分只有充分的溶解于水中，才能被吸收。

2）运输营养：水将充分溶解的营养素运至细胞，水还转运着各种生物活性物质，如：激素、酶、血小板、血细胞等。

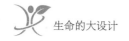

3）排泄废物：水是非常好的溶剂和悬浮介质，水的这种性质可以使体内的代谢过程产生的废物和毒素，通过各种方式排出体外。

4）润滑组织：水是人体关节润滑液的主要来源，并形成润滑消化道及泌尿系统的浆液、唾液和其他消化道分泌液。

5）平衡体温：水通过吸收热量，产生和蒸发汗液释放热量，帮助机体调节体温，保持体温正常。

6）维护细胞：水能促进细胞的新陈代谢，参与维持细胞的正常形态，它还通过其缓冲作用保护整个脏器。

综上所述，不难看出，水是人类机体赖以维持最基本生命活动的物质，与我们的身体健康息息相关。喝水好像是生活中最平常的事，但是很多人并没有认真考虑该喝什么水、该怎么喝才对自己的健康有益。

那么到底应该喝什么水才真正有利于健康，才能真正补充身体需要的水分？很多人误以为所有的液体都可以等同于水，都可以满足身体对水分的需求，这是许多健康问题存在的原因。喝水要注意两点：一是选用好的水源（建议碱性水，含有人体非常需要的矿物质和种种微量元素），二是少量缓慢多次饮用。这样能使身体最好地吸收利用水分，保持身体健康。喝水除了选择合适的水作为补充之外，还需要注意的是喝的量和时间。一般来说，成人每天摄入2000毫升到3000毫升水比较理想，这些水不需要一口气全部喝完，而是把它分到一天十几个小时中去完成，它们对排除毒素，补充血容量，防止脑血栓、肾结石、胆结石、冠心病有相当大的好处。

（5）遗传渠道

"遗传"是健康话题中被谈及最多的名词之一，科学家们常常描述一个基因跟某个特定的疾病有关（而不是说直接导致了它），但是，事情的细节往往被人们歪曲和误解了。结果，我们被误导着去相信基因是直接控制健康的。这是不准确的，某些疾病与遗传确实是有一定关系的，但这并不是代表人体"命中注定"会得上这种疾病。

虽然真正的遗传疾病确实存在，但是，他们只不过影响少于总人口5%的人们而已。健康取决于细胞的生存环境，遗传因素的主宰能力小于后天环境因素。正像美国医学博士潘美拉·皮克所说，"也许是遗传给枪装上了子弹，但是，环境才是最终扣动扳机的那个人"。

现在，在对疾病遗传因素的研究中，科学家已经弄清了一些遗传因素的发病过程，并且开展了干细胞及其相关产品的研究和临床试验等工作，从而为遗传疾病的治疗和预防提供了一定的基础。

（6）医药渠道

医药包括了所有医疗技术，如药物、手术等等。当我们被确诊为某种疾病后，多数医生给出的方案不是药物就是手术，它们所发挥的作用无可厚非，尤其对于传染性疾病或某些急症的治疗，发挥了关键的"救死扶伤"作用。但是，现代医学许多治疗方案的制定都是以控制症状为目的，然而症状的控制并没有彻底完成恢复健康的任务，对于不良生活方式或习惯所造成的慢性疾病，无论再好的药物都不是身体康复所需的营养素，很多药物长期服用，毒副作用会对人体带来剧烈的伤害；再高明的手术方法，都不能替代机体自身的修复机制，都无法解决"病根"，也不能够阻止并发症的产生及发展。而且，患者会因为症状的控制，误认为疾病已经治好了而变得掉以轻心，在症状缓解的表象掩盖下，疾病得以喘息，并给了它伺机反扑的机会，给病情的反复发作或进一步发展埋下了祸根。过度的关注医疗也是医疗费用上涨的主要原因。

因此，适度选择医药干预，配合必要的补充营养、排除毒素、生理调

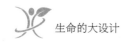

节、心理和遗传调节，才能让医药最大限度的、正确的发挥作用，才能让慢性病的解决方案趋于完美，让医疗不再"孤独"地与慢性病作战。真正做到预防和控制慢性病的发生和发展，降低慢性病发生率、致残率、致死率，为疾病康复打下坚实的基础。

（三）小结

"西医 1.2.6 健康法则"拨开了健康和疾病关系的迷雾，让我们对健康与疾病问题有了统一的认识和解决原则，即细胞故障是产生疾病的根本原因，营养不良和毒素侵袭导致了细胞故障，要想彻底纠正它们，要从六条渠道，即营养、毒素、生理、心理、遗传、医药等方面进行综合调节和干预。它向我们揭示了现代医疗模式的缺陷，让我们知道传统"医院"的工作模型重点还是单一的医药手段，只占了"1.2.6"健康方式的 1/6，而那缺失的 5/6 即合理的营养、排毒、生理、心理、遗传干预恰恰是我们获得健康的关键，只有采取综合的干预技术，疾病才能远离，健康才会得到保障。

二、凝聚中国智慧的健康管理理论模型——"中医 1.2.6 健康法则"

事实上，有着两千多年历史的中国传统医学早就蕴含着健康管理思想。任岩东博士率领团队在学习掌握西方医学健康管理理论模型的同时，深入思考如何发挥代表中国传统医学的中医学的优势，构建一种具备中国特色健康管理特征的医学模式，此过程中，任岩东博士团队潜心研究，进而总结继承中医文化精髓，提出并诠释了中医独特的健康管理理论模型——"中医 1.2.6 健康法则"。其中，中药、药膳、经络、导引、情志、风水等干预手段，构成了中医特色健康管理的六大技术模型。

（一）什么是"中医 1.2.6 健康法则"

中医 1.2.6 健康法则指出，在中医人眼中，所有疾病只有"一"种，那就是阴阳失衡；导致阴阳失衡有"两"大原因：内因和外因，内因包括喜、怒、忧、思、悲、恐、惊，外因包括风、寒、暑、湿、燥、火；恢复阴阳平衡、获得健康需要通过"六"大技术手段，即中药、药膳、经络、导引、情志、风水。它们也构成了中医特色健康管理的六大技术模型。

（二）"中医 1.2.6 健康法则"解析

1. 疾病根源——阴阳失衡

（1）阴阳学说是中医学的根基

阴阳学说是中医理论的重要组成部分。阴阳学说认为：自然界的任何事物都包含着"阴、阳"两个相互对立的方面，而阴阳又是相互统一的，阴阳对立统一的运动，是自然界一切事物发生、发展、变化及消亡的根本原因。人体所有的部位和器官组织皆分属阴阳两种属性：从部位上说，上部为阳，下部为阴；体表为阳，体内为阴；背为阳，腹为阴等。从脏腑上说，五脏（心、肝、脾、肺、肾）为阴，六腑（大小肠、胃、胆、膀胱、三焦）为阳。从气血上说，气属阳，血属阴，经络亦分为阴经和阳经等。阴阳学说贯穿于中医理论体系的各个方面，用以说明人体的组织结构、生理功能、病理变化，归纳药物的性能，并用以指导临床辨证论治，指导疾病的诊断与治疗。

阴阳学说的核心是用阴阳平衡以表示人体的健康状态，《黄帝内经》中说："阴平阳秘，精神乃治；阴阳离决，精气乃绝"，说明了阴阳平衡是人体健康的标志，是维持生命活动的基础，若阴阳失去平衡就会发生疾病，中医一切医疗活动的目的都是为了维持和恢复阴阳平衡。

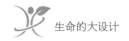

（2）健康之本——阴阳平衡

中医学认为"治病必求于本"。"本"就是阴阳，这是中医认识疾病，治疗疾病的准则。疾病的发生，从根本上说是阴阳平衡遭到破坏、出现偏盛偏衰的结果。中医的整体观念、天人相应、五行生化、经络脏腑、营卫气血、辨证论治、扶正祛邪等重要理论，无不与阴阳平衡密切相关。如：整体观念和天人相应，主要是反映人体整体的阴阳平衡和人与天（自然界）的阴阳平衡；五行的生克制化是用以说明脏腑在维持阴阳平衡的过程中，相互协调、相互为用关系；经络脏腑的活动是调节阴阳平衡的动力；营卫气血则是维持阴阳平衡的物质基础；辨证论治是辨别人体阴阳平衡失调状态的诊断思维过程，以及确定相应的治疗原则和治疗方法的过程；扶正祛邪则是恢复人体阴阳平衡的治疗原则。

中医学认为，人体是由脏腑、经络、气血等组成的有机整体，而各个组成部分之间在功能上相互协调、相互为用，维持机体内环境的稳定来适应外界（自然环境）的变化，维持着阴阳平衡，保持健康状态。如果人体的阴阳动态平衡被破坏，将会导致连锁反应，最终会导致包括脏腑、气血在内的整个人体生命系统的阴阳失衡，造成患病、早衰，甚至死亡。阴阳双方保持动态平衡，才能使人精神旺盛，生命活动正常。

因此说，阴阳平衡是人体健康之本，而阴阳失衡则是导致疾病的根本原因。

2. 阴阳失衡两大原因——内因和外因

由于阴阳具有相互对立、相互制约、相互依存、相互转化的特性，决定了阴阳处于相对稳定的动态平衡之中。但是，人体的阴阳平衡并不是恒定不变的，阴阳半衡可受内外环境中各种致病因素的影响而发生失调，引发疾病出现。导致阴阳失衡的因素分为内因和外因。

（1）内因

包括喜、怒、忧、思、悲、恐、惊七种情志变化。

人体是一个有机的整体，情志活动与内脏有密切的关系，而脏腑功能活动主要靠气的温煦、推动和血的濡养。《黄帝内经·素问》说："人有五脏化五气，以生喜怒悲忧恐。"可见情志活动必须以五脏精气作为物质基础。又说"怒伤肝、喜伤心、忧伤肺、思伤脾、恐伤肾"。七情内伤，直接影响相应的内脏，使脏腑气机逆乱，气血失调，阴阳失衡，导致种种病变的发生。现代医学研究证实，原发性高血压、冠心病、支气管哮喘、癌症等多种慢性疾病的发生，都与包括七情在内的因素有关。

（2）外因

主要指风、寒、暑、湿、燥、火六种外感病邪，称为"六淫"，淫，有太过之意，引申为"不正、异常"。正常情况下，风、寒、暑、湿、燥、火是自然界六种不同的气候变化，称为"六气"。六气的不断运动变化，决定了一年四季气候的不同，即春风、夏暑（火）、长夏湿、秋燥、冬寒。"六气"是万物生长的条件，当气候变化异常，以及气候变化过于急骤，机体不能适应，可导致疾病的发生；或当人体的正气不足，抵抗力下降时，风、寒、暑、湿、燥、火乘虚而入，侵犯人体发生疾病。由于六淫是不正之气，所以又称为"六邪"。

1）风：风是春季的主气，风为阳邪，为百病之首，善动而不居（流动而不静止），具有升发、向上、向外的特性，易使皮肤肌肉扩张，常伤及人体的头面、阳经和肌表，出现头痛、汗出、恶风等症状。

2）寒：寒为冬季的主气。寒为阴邪，易伤阳气，易凝滞经脉气血，多表现为疼痛。另外，寒邪侵袭人体，可使气机收敛，腠理、经络、筋脉

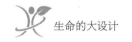
收缩而挛急，即"寒则气收"。

3）暑：暑为夏季的主气。暑为阳邪，其性炎热。人体如果被暑邪所伤，就会出汗躁动、多言多语。更可伤人体阴精，使阴虚阳浮，形成昏病，出现双眼视物不清、双耳闭塞失聪。

4）湿：湿为长夏主气。湿为阴邪，易阻遏气机，损伤阳气。使气机升降失常，经络阻滞不畅，可出现胸胀腹闷、小便短涩、大便不爽以及腹泻、尿少、水肿、腹水等病证。

5）燥：燥为秋季主气。燥为阳邪，其性干涩，易伤津液。故外感燥邪常表现为口鼻干燥、咽干口渴、皮肤干涩，还可导致干咳少痰或痰黏难咯，或痰中带血及喘息胸痛等症。

6）火：火为阳盛所生。火亦为阳邪，易耗气伤津，生风动血。火热之邪侵犯人体常出现心烦失眠、口渴喜饮、咽干舌燥、小便短赤、大便秘结，甚至出现便血、尿血、鼻子出血等各种出血症。

总之，内因（喜、怒、忧、思、悲、恐、惊）和外因（风、寒、暑、湿、燥、火），即内伤七情和外感六淫是导致机体阴阳失衡，出现各种疾病的两个主要原因。

3. 恢复阴阳平衡的六大技术——中药、药膳、经络、导引、情志、风水

"中医1.2.6健康法则"强调，阴阳失衡是完全可以通过中医独特的中药、药膳、经络、导引、情志、风水等六大方法进行纠正的，通过这些手段"扶正祛邪"，调整内外因，"扶正"即激发或增强"阴阳自和"（机体自身的调节修复功能）的能力，"祛邪"则是祛除作用于机体的外邪，并清除由于外邪作用而导致机体阴阳失衡所产生的内邪，从而纠正阴阳的偏胜偏衰，恢复人体的阴阳平衡。中药、药膳、经络、导引、情志、风水等疗法，也构成了慢病健康管理的中医特色六大技术模型。

（1）中药

中医学已有数千年的历史，是我国人民长期同疾病作斗争的极为丰富的经验总结。中药是中医临床疾病防治的重要手段之一。中药包括植物、动物、矿物及其加工品，不论产于中国、外国均称中药。宇宙中每一种物质，有生命或者无生命，都携带着物质和能量。那些经过验证，经常使用来纠正物质缺失和能量偏差的，就成了药物。中药为什么能恢复人体的阴阳平衡？以偏纠偏！中药治病就是用药物的阴阳偏性来纠正人体的阴阳偏盛或偏衰。随着现代科学技术的发展，中药剂型的研究也不断取得进展，除了传统的丸、散、膏、丹、汤等剂型外，还研发出了现代剂型如：片剂、注射剂、颗粒剂、口服液、滴丸等等。

随着中医文化的复兴，中医药的应用一定会越来越广，在防治慢病中发挥不可替代的优势作用。

（2）药膳

药膳发源于我国传统的饮食和中医食疗文化。药膳是在中医学、烹饪学和营养学理论指导下，将中药与某些具有药用价值的食物相配伍，采用独特的饮食烹调技术和方法，制作而成的具有药物功效和食物美味的食品。药膳既不同于中药方剂，又有别于普通饮食，它"寓医于食"，既将药物作为食物，又将食物赋以药用，药借食力，食助药威，二者相辅相成，相得益彰。它可使食用者既享受了美食，又在享受中，使其身体得到滋补，疾病得到治疗。

在中药药材中可供作滋补品和食疗药膳的达 500 种之多，约为全部中药药材的 1/10，而我国卫生主管部门颁布的文件显示，共有 101 种药材被列入了药食同源名单。其中最常用的有：人参、黄芪、山药、白术、天麻、茯苓、甘草、当归、首乌、黄精、核桃、大枣、薏苡仁、莲子、枸

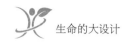

杞子、银耳、龙眼肉等。食药结合制成的具有多种保健作用的佳肴很多，如具有食疗保健作用的药膳菜肴、点心、小吃等等，药膳保健饮料有汤、饮、浆、茶、露、汁等，这些都是加工方法独特，具有多种保健作用的药膳食品。这些丰富多彩的特殊滋补食品和药膳是中国独有的特色食品。

（3）经络

经络疗法在两千多年传统医学的长河中，一直为保障国人的健康发挥着重要的作用。

《黄帝内经》最早阐述了经络的功能，其认为，经络是人体脏腑与体表、四肢、五官九窍相互联系的通道，是人体功能的调控系统。它具有运行气血、沟通机体表里上下内外，调节脏腑功能的作用。经络调节就是通过物理手段对经络进行刺激，以达到疏通经络，调和阴阳，祛除疾病的目的。其手段主要包括针灸、按摩、刮痧、拔罐等。

1）针灸：针灸是我国传统医学特有的治疗疾病的手段。它是一种"内病外治"的医术。针灸由"针"和"灸"构成，针灸能通经脉、调气血，使阴阳归于相对平衡，使脏腑功能趋于调和，从而达到防治疾病的目的。

2）按摩：按摩又称推拿，是以中医的脏腑经络学说为指导的非药物自然疗法、物理疗法，是中国起源很早的一种治病防病的养生术。推拿通常是医者运用手、肘等部位，作用于病患的体表、特定的腧穴、不适的部位，具体运用推、拿、按、摩、揉、捏、点、拍等形式多样的手法，以达到疏通经络、推行气血、扶伤止痛、祛邪扶正、调和阴阳的疗效。

3）刮痧：刮痧是中国传统的自然疗法之一，它是以中医皮部理论为基础，用器具（牛角、玉石、火罐等）刮拭经络穴位，通过良性刺激，能够改善局部微循环、疏通经络、舒筋理气、祛风散寒、清热除湿、活血化瘀、消肿止痛，从而达到防病治病的作用。

4）拔罐：拔罐是以罐为工具，利用燃火、抽气等方法产生负压，使之吸附于体表，造成局部瘀血，以达到通经活络、行气活血、消肿止痛、祛风散寒等作用的一种疗法。

（4）导引

导引，亦作"道引"，"导"指"导气"，导气令和的意思；"引"指"引体"，引体令柔的意思。导引是我国古代医学中主要的一种治疗方法，也是一种呼吸运动（导）与肢体运动（引）相结合的养生术。从医疗角度来说，它能充分发挥、调动内在因素，积极地防病治病。从保健意义上看，它可以锻炼身体，增强体质，保持朝气，焕发精神。道教将其继承发展，以导引为锻炼身体的重要方法，认为它有调营卫、消水谷、除风邪、益血气、疗百病以至延年益寿的功效。我国古代医家编制的八段锦、五禽戏、六字诀等都属于导引法，如"八段锦"主要锻炼肢体运动和气息调理；"五禽戏"模仿虎、熊、鹿、猿、鸟等五种鸟兽活动形态用以健身；"六字诀"通过呬、呵、呼、嘘、吹、嘻六个字的不同发音口型，牵动脏腑经络气血的运行，如以"呵"字治心气，以"呼"字治脾气，以"呬"字治肺气，以"嘘"字治肝气，以"吹"字治肾气，以"嘻"字治胆气。

导引法能充分发挥、调动身体内在因素，促进身体健康，在现代仍然发挥着防病治病的重要作用。

（5）情志

情志疗法是中医心理治疗的一大特色。情志即人的心理活动，在中医学里，情志被归纳为七情，即喜、怒、忧、思、悲、恐、惊，并认为只要其中任何一种表现过度，就会造成身体的不适，因此就有"怒伤肝、喜伤心、思伤脾、忧伤肺、恐伤肾"的记述。历代医家非常重视心理治疗的作用，指出"善医者，必先医其心，而后医其身"。古代医家创立了很多

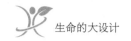
有效的心理、精神疗法，如移情易性法，通过"移情"分散转移患者的注意，使患者从苦闷、悲观、烦恼的不良心境中解脱出来，将内心忧虑转移到另外的人、事或物上。"易性"就是排遣、改变其性情或不良习惯、生活模式。如用书法、养花、欣赏音乐等转移患者注意力，情志疗法是治疗多种心身疾病不可缺少的治疗方法。

（6）风水

风水是一种中国独有的以天人合一、阴阳调和为核心的哲学思想产物，是一种对人居环境选择优化的实用技术。风水疗法简单说就是自然环境疗法。风水疗法从养生的角度讲，就是要讲究因地制宜、因时制宜，趋利而避害，真正做到人与自然的和谐。其主要内容包括：

1）观天：宇宙星体对人的作用，现代已经证明星体运动导致的磁场变化与人体的健康密切相关。

2）辨质：风（空气）、水、地（土）的性质，对人的作用。因为空气、水、土，是人类赖以生存的最基本的物质，因此，空气、水以及土壤质量的好坏直接决定着人体的健康与否。

3）察形：风水地的形貌对人的作用。这里所指的风，既是空气，也是空间。水，是由水积累而成的沟渠溪流，江河湖海。地，是由土积累而成的山冈岭脉，简单地讲就是是否"宜居"。

4）测方位：风水地的磁场方位对人的作用。现在已经证明床的方向，即睡卧的方向会影响睡眠的质量，从而会影响人体的健康。

（三）小结

"中医 1.2.6 健康法则"阐明了，阴阳失衡是疾病的根本原因，阴阳失衡使脏腑、气血功能出现紊乱而引发疾病；导致阴阳失衡的原因有两种：内因和外因，内因包括喜、怒、忧、思、悲、惊、恐等人的七种情绪，即内伤七情，外因包括风、寒、暑、湿、燥、火六种外感病邪，即外感六淫；只有通过中医六大技术手段，即中药、药膳、经络、导引、情志及风水疗法，才能恢复阴阳的平衡，重获健康。

第四节 1.2.6 医学新模式——慢病管理与医养结合之"道"

"慢病高发难治""带病老龄化"已经成为中国公共卫生的核心难题，解决这两大难题是全面建设小康社会的保障，也是人民群众健康、幸福生活的迫切需要。党和国家高度重视慢病管理和医养结合工作，从 2009年到 2019 年，国务院及所属部委先后颁布了《中国慢性病防治工作规划（2012—2015）》《关于促进健康服务业发展的若干意见》《关于加快发展养老服务业的若干意见》《关于推进医疗卫生与养老服务相结合指导意见的通知》《"健康中国 2030"规划纲要》《健康中国行动（2019—2030 年）》等多个相关重要文件，积极推动和落实慢病管理、医养结合的相关政策及行动。

但是，基于中国发展的现状，慢病管理及医养结合都还是新兴课题。在探索模式的过程中，全国各地都在落实并取得了初步成果，但实践中仍存在以下主要问题。例如：一方面，顶层设计理念及模式尚未成熟，虽然制定了一系列针对慢病管理和医养结合等方面的战略规划，但在顶层理念及模式设计层面如何将国际前沿健康管理理论本土化仍不明晰；另一方面，慢病管理和医养结合的业务系统不完善，缺乏统一的标准化技术、服务、经营模式，导致供给体系缺乏层次性，服务内容趋同，无法基于人群需求提供合适的技术产品，也不能有效实现服务内容在医院、社区、家庭

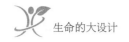

之间的动态安排；其次，政府部门机构交叉重叠，多头管理，由于原有医疗、养老、保险等资源属于卫生、民政、社保等不同的部门，多头管理导致权责不明，相关政策的认识、实施和调整难以协调一致，导致政策执行效率低；再有，以居家养老人群为服务重点的、性价比最高的、最能体现中国特色、最适合中国人健康养老生活方式的中医适宜技术、慢病管理服务，没有被突出；同时我国从事慢病管理、医养结合服务的专业人才数量短缺以及信息化管理体系不健全等诸多问题，因而很难满足实际工作中的需要及大众的健康需求。

一、1.2.6 医学新模式——对中国特色慢病管理与医养结合模式的顶层设计

"1.2.6 医学新模式"从创立伊始，不仅是学习和借鉴国外健康管理的先进理念和经验，而且通过深入研究中国的国情，结合传统中医优势，在思维转变与实践创新过程中，从慢病管理顶层设计上具备了完整的理论体系，而且在多年研究与实践中形成了标准化技术、服务、经营模型，构成了独具中国特色、完整的业务系统，并以此为核心优势，切入医养结合模式，解决老年人养老中的首要问题——老年慢病，做到以慢病管理为手段、精准的医养结合。在模式的落地实践中，无论是"慢病健康管理医院"承载的"单病种及复合病种慢病管理"系统，还是"中医 1.2.6 三级医养结合示范区项目"承载的贯穿"医院——社区——家庭"的中医特色医养结合系统，以及"绿衣天使"人才培养计划、"1.2.6 智慧医养云平台"开发应用等，都有效验证了"1.2.6 医学新模式"是对中国特色慢病管理、医养结合模式的顶层设计，也是最佳的模式和路径，能够为全人

群、全生命周期的健康服务，能够促进健康全产业经济的快速发展。

二、1.2.6 医学新模式的宗旨

（一）创建一种新模式

创建 1.2.6 健康管理、慢病健康管理、三级医养结合模式。

（二）开辟一个新专业

逐步完善 1.2.6 健康管理、慢病健康管理、三级医养结合模式的相关概念、理论，建立起一个与 1.2.6 医学新模式创新体系相匹配、能够适应和满足我国健康管理、慢病健康管理、三级医养结合及相关产业发展需求的新专业等。

（三）构建一个新体系

研究构建中国特色的 1.2.6 健康管理、慢病健康管理、三级医养结合的产业体系，包括健康管理、慢病管理、医养结合及相关信息化、产品与技术、教育培训、风险监测评估与管理控制、健康评价与评估、中医治未病与养生保健等体系。

（四）创建一批新平台

构建一批中国特色的 1.2.6 健康管理、慢病管理、三级医养结合研发创新和实践平台，包括理论研究、关键技术与特色产品研发、信息技术与网络服务支持、"医院——社区——家庭"服务创新示范等平台。

（五）设计一套新标准

研发并制定一套 1.2.6 健康管理、慢病健康管理、三级医养结合的相关标准与规范，包括理论、技术、服务、经营、管理、信息技术与网络化等服务标准与规范。

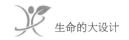

（六）打造一批示范基地及项目

打造 1.2.6 健康管理、慢病健康管理、三级医养结合示范基地及项目，包括科研与培训、产品研发与转化、居家养老服务、中医治未病、医养地产、康养信息技术应用等示范基地及项目。

（七）造就一支健康管理专业队伍

培养 1.2.6 健康管理、慢病健康管理、三级医养结合的科研、教学、产品研发、技术服务等专家或专业团队。

（八）成为一个健康新产业

围绕 1.2.6 健康管理、慢病健康管理、三级医养结合服务与相关产业的规模不断壮大，成为新的健康支柱产业。

三、1.2.6 医学新模式的体系构成

（一）工作思想

中西医"1.2.6 健康法则"。

（二）工作目标

让天下人不得病、少得病、晚得病，拥有健康、长寿、快乐的生活。

（三）工作原则

传统医学与现代医学相结合，传统诊疗与慢病管理技术服务相结合，慢病管理与养老服务相结合。

（四）工作任务

传播中西医"1.2.6 健康法则"，培养人们慢病管理及健康养老意识，掌握自我健康管理及养老技能，推广慢病管理、医养结合的技术与服务。

（五）工作重点

推广中医特色的慢病管理及医养结合的技术解决方案，培养绿衣天使团队。

（六）工作流程

以医疗信息情报决策、慢病筛查与评估、多学科联合会诊、1.2.6 超强化治疗、院外动态管理为流程，对人群提供慢病健康管理及医养结合服务。

（七）工作形式

打造中国特色的慢病管理机构及三级医养结合模板化平台，积极向医疗、养生保健、康养地产、医养结合等大健康相关领域辐射。

"1.2.6 医学新模式"构建了独有的体系纲领，它的工作思想、工作目标、工作原则、工作任务、工作重点、工作流程、工作形式，不仅包括了洗涤头脑的创新思想，而且明确了中西医交融的 1.2.6 健康管理技术模型，明确了 1.2.6 健康管理服务模型，明确了"1.2.6 医学新模式"服务的领域和方向，并确立了实践的平台和经营推广形式，为全生命周期服务系统的建立与实现提供了最大保障。

第五章

1.2.6 医学新模式

——慢病健康管理的最佳模式

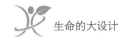

当今，作为预防和治疗疾病、提高健康水平为根本的医学，无论是现代医学（主要指西医学）还是中国传统医学（主要指中医学）的体系都需要发展，来应对慢病疾病谱、带病老龄化社会加剧的变化。但医学的进步与发展应当不仅在于治疗疾病的药物、手术等技术的提升，而更重要的是转变医学思路，应当以管理"人"的健康为核心，提高和完善健康管理的技术与服务能力。

"1.2.6 医学新模式"由任岩东博士率团队创立，它从顶层设计开始，以前瞻性思维、创新性理论和丰富的实践发展了健康管理模式，并在二十二年的研究与应用实践中不断完善，形成了标准化的健康管理、慢病健康管理的一体化全新体系。"1.2.6 医学新模式"从创立之初，无论是理论和实践，都以人的健康为中心，它以创新性的"中西医 1.2.6 健康法则"为理论指导，以六大综合手段为应用技术，以"医疗信息情报决策、慢病筛查与评估、多学科联合会诊、1.2.6 超强化治疗、院外动态管理"五大服务为工作流程，以"单病种及复合病种慢病管理""工作场所健康促进"等为经营形式，以"慢病健康管理医院"或"治未病（健康管理）中心""中医慢病管理门诊"为平台保障，以"绿衣天使团队""1.2.6 慢病管理及智慧医养云平台"为服务依托，构建了一种全方位、全程化、系统化的健康服务与产业体系。它不仅代表了医学思路的一种进步，开创了解决健康与疾病的革命性的新思维、新理论、新方法，而且在现代医学、现代健康管理学、祖国传统医学基础上，发展和丰富了医学模式的内涵，完善了慢病健康管理在顶层模式设计及标准化理论、技术、服务、经营体系等方面的缺失。它不仅代表了中国特色的健康管理模式，而且成为最佳的慢病健康管理模式，从而拓宽了健康之路。

第一节　1.2.6 医学新模式——冲破慢病围城

伴随工业化、城镇化、老龄化进程加快，我国慢性病发病人数快速上升，高血压、糖尿病、冠心病、脑卒中、肿瘤、慢阻肺等慢性病呈现出"井喷"状态与蔓延趋势，慢性病病程长、费用高、致残致死率高，慢性病导致的死亡已经占到我国总死亡的 86.6%，导致的疾病负担已占总疾病负担的 75% 以上，严重威胁我国民众的健康与生命，成为影响经济社会发展和小康社会建设的重大公共卫生问题。我国政府一直高度重视慢性病防治工作，并在 2012 年和 2017 年由原国家卫健委等十五部委、国务院办公厅陆续发布了《中国慢性病防治工作规划（2012—2015 年）》《中国防治慢性病中长期规划（2017—2025 年）》这两个代表国家级层面的纲领性指导文件，将慢病防治工作纳入政府及医疗机构日常工作的重点及考核内容，并明确聚焦到慢病管理上，并作为医改的重要环节。

国内外经验也表明，慢性病单纯依靠医药手段是"治不好"的，但是通过健康管理是完全可以有效预防和控制的，是可以"管理好"的。二十二年来，1.2.6 医学新模式从建立、完善直到扩展，为慢病管理的理论、技术、服务、经营等模型的标准化研究和制定方面奠定了坚实的基础，不仅衍化出 1.2.6 慢病健康管理模式，而且在专业临床示范基地积累了大量的慢病管理成功经验，尤其是发挥中医在慢病管理中的特色优势，形成了具有中国特色的慢性病预防控制策略和工作体系，由此得到了国家中医药管理局直属单位——中华中医药学会的高度肯定和大力支持，2010年开始在全国范围内主办"慢病健康管理工程"，重点推广"1.2.6 医学新模式"。并在专门成立的"慢病健康管理医院"实践"1.2.6 医学新模式"，

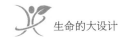

为慢病患者提供全程标准化的慢病管理技术与服务。

"1.2.6 医学新模式"弥补了现代医学的诸多不足，推动了未来医学、健康管理学、生命科学的进步，也指明了慢病管理及医养结合服务的发展方向，赋予了健康及相关产业的发展动力，是慢病健康管理的最佳模式，是突破慢病围城、回归生命健康本源的最有价值的创新。

一、1.2.6 医学新模式——破解慢病久治不愈的难题

慢性病爆发引发的中国医疗公共卫生四大难题，考验着现代医学体系防治慢病的能力，而慢病久治不愈的现状揭示了，在现代医学模式主导下，"重治疗、轻管理""重技术、轻服务"的慢病防治思路存在很大偏差，并暴露了现代医学在慢病诊疗及健康管理技术及服务流程的种种短板。我在从事临床及慢病管理工作的 20 多年里，感受最深的是，虽然医院规模越变越大、药物越用越多、检查治疗设备越来越先进、医生技术水平越来越高，但是罹患各种慢性病的病人却越来越多，现代医学对慢性病防治越来越无奈，防治效果越来越差强人意……无数的糖尿病、高血压、冠心病等病人在拿到诊断书的那一刻，就被戴上了"终身服药"的紧箍，历经药物、手术治疗的种种"磨难"后，从最初满怀希望到逐渐失望甚至绝望。我们很多医生在多年的医学理论学习及工作实践中形成了思维——更多关注疾病、关注局部、关注指标、关注症状，却很少关注病人、关注整体感受、关注生活方式；可以娴熟地开药、手术，却往往忽略对病人在医药手段之外的综合干预和系统服务。

但这些既是挑战也是机遇，让我们能够深入思考如何突破这种困境，如何转变"治病"思路，在人的生命层面"管理健康"。在此困顿的背景

下，1.2.6 医学新模式针对慢病的特点及防治难点，既借鉴了西方慢病健康管理的经验，又重点结合了我国传统中医学的治未病优势，运用"中西医 1.2.6 健康法则"的理论，以突出中医特色的六大标准技术及"医疗信息情报决策、慢病筛查与评估、多学科联合会诊、1.2.6 超强化治疗、院外动态管理"五大服务流程，共同建立了解决慢病的"1.2.6 慢病健康管理模式"。

"1.2.6 慢病健康管理模式"在多年的实践中，不仅让众多的慢病病人受益匪浅，而且以其完善的体系及良好成效获得了中国最大的中医学术团体——中华中医药学会的认同，从 2010 年开始通过主办"全国慢病健康管理工程"，进而打造中医特色的慢病管理医院，以专业的医疗平台为依托，进一步推广 1.2.6 医学新模式，实施 1.2.6 慢病健康管理模式，研究和完善"单病种及复合病种慢病管理""工作场所健康促进"等标准经营模型。"1.2.6 慢病健康管理模式"的全程化、系统化，弥补了现代医学在技术和服务上的缺陷，让健康不再出现"断点"，引领慢病防治进入新的健康管理阶段。

二、"治、管结合"的 1.2.6 慢病健康管理模式建立

纵观医疗领域，尽管专业研究已深入至基因水平，各类诊断设备和治疗药物、治疗技术也是层出不穷，但面对诸多慢性病，医疗效果仍然差强人意，医生无暇顾及早期慢病的预防，对数量庞大的生活在家庭中、工作场所中的院外慢病患者疏于管理，更无法监督他们日常的饮食、用药、治疗效果、生命指标监测、治疗方案是否及时调整优化等情况。许多医务工作者，在深感医疗的空白和无奈之时，也在不断思考着一个问题：有什么

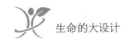

样的良方可以真正改变这一切？面对现实，1.2.6 医学新模式下"治、管结合"的 1.2.6 慢病健康管理模式，给我们指明了出路。

慢性病不是疑难病，大多是生活方式病。1.2.6 慢病健康管理模式不仅能够及时"治疗"慢病，让指标达标、症状改善，而且能够从技术和服务上持续全面地"管理"慢病，注重诊疗程序设计、慢病疾病谱梳理、慢病风险与并发症评估、多样化干预手段、院外动态管理服务等，预防和控制慢病的突发风险，将患者的生理、心理和社会适应性调节到最佳状态，帮助其建立和巩固健康的生活行为方式，并且依托互联网、物联网技术及穿戴式设备等构建的"1.2.6 慢病管理云平台"，以及绿衣天使团队服务，保证诊疗及管理服务的连续性和系统性，把慢性病防治的重点从院内转向院外，从医院走进社区、单位、家庭等患者的生活场所，不仅大幅度提高了医生的慢病管理技术水平、服务能力，而且大大提高患者对服务的信任感和依从性，获得了防治慢病的满意效果。

（一）什么是慢病健康管理

慢病健康管理，是指对慢性病及其风险因素进行定期检测、连续监测、评估与综合干预管理的行为和过程。慢病健康管理是健康管理的一种表现形式，是健康管理实践的一个重要部分。

（二）什么是 1.2.6 慢病健康管理模式

"慢性病是治不好的，只能管理得好"，慢性病大多是生活方式病，它的发生发展往往需要很长的时间，甚至伴随患者一生，仅仅靠短期的住院治疗或离院自我用药远远不够，需要制订长期的规划和计划，对慢病进行管理，是动态发现风险、评估风险、干预风险的循环往复的服务过程。

1.2.6 慢病健康管理模式是 1.2.6 医学新模式的重要组成部分。它强调的是：以健康为中心，以慢病患者包括慢病前期（发病前）、中期（发病期或住院治疗期）、后期（病情稳定的院外康复期）等人群为服务对象，在 1.2.6 医学新模式指导下，施行标准化的"中西医 1.2.6"综合干预技术，落实规范化的"医疗信息情报决策、慢病筛查与评估、多学科联合会诊、院外动态管理"服务流程，同时凭借云计算、物联网、移动互联网、大数据等信息化技术及可穿戴式设备等构成的"1.2.6 慢病管理云平台"，发挥在线教育、在线会诊、在线管理功能，为慢病患者提供全程、连续与主动性的专业服务，从而持续性地改善慢病患者的健康水平，让他们能摆脱慢病的困扰，走向健康。

（三）1.2.6 慢病健康管理模式的三级管理机制

1. 监测慢病高风险人群，启动一级管理

对存在如吸烟、酗酒、营养不均衡、运动不足等慢病高风险因素的人群，尽早进行慢病健康教育和生活行为方式干预及动态跟踪管理，降低慢病发生率。

2. 慢病前期人群，启动二级管理

慢病前期人群是慢病的"后备军"。我们以慢病中最常见的 2 型糖尿病（DM）为例，早期多无特异症状，在临床确诊前有 9 ～ 12 年（均数为 10.5 年）的潜伏期，即"糖尿病前期"，包括空腹血糖受损（IFG）、糖耐量受损（IGT）。目前中国成年人糖尿病患病率已达 9.7%，糖尿病前期人群高达 15.5%。研究资料显示，糖尿病前期人群不但是糖尿病的高危人群，同时也是心血管疾病的高危人群，特别是在 IGT 阶段已存在多种心血管危险因素，而早期筛查可使糖尿病的确诊时间提前 5 年，同时，通过生活方式或药物干预，可以明显延缓 IGT 向 DM 转变。

3. 慢病及并发症人群，启动三级管理

三级管理，就是针对慢病及伴有并发症的患者所进行的预防、干预和

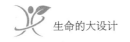

管理行动，进而阻止慢病进一步发生和发展。因此，及时发现慢病患者，早期诊断、干预和治疗，对于控制慢病发展，延缓和减少并发症的发生，降低病死率和提高生命质量有重要意义。

三、"全国慢病健康管理工程"启动——全面推广 1.2.6 医学新模式

慢性病的残酷现实引起了国家及相关政府部门、权威学术组织的极大关注，慢性病防治工作已经被纳入多个国家政策发展规划。近些年，国务院及相关部委陆续发布的《中国慢性病防治工作规划（2012—2015年）》《中医药健康服务发展规划（2015—2020年）》《中国防治慢性病中长期规划（2017—2025年）的通知》《健康中国行动（2019—2030年）》等，都将降低心脑血管病、癌症、慢性呼吸系统疾病、糖尿病等这些重大慢性病的发病率和死亡率，作为建设健康中国的重要目标，并突出了慢病健康管理的重要性，如心脑血管疾病防治强调了高血压、高血糖、高血脂的"三高"共管，并倡导自我健康管理等；同时，明确要求进一步完善覆盖全国的慢性病防治服务网络和综合防治工作机制，着力提升基层慢性病防治能力和健康管理水平，对慢性病早期发现、早期治疗、早期规范化管理；进一步要求发挥中医特色诊疗技术及慢病管理优势；加强建设慢性病管理等连续性医疗机构，提供全程健康管理服务。

为了更好地贯彻落实国家慢病防控要求，推广完善具有中国特色、适合中国国情的 1.2.6 医学新模式及其慢病管理模式，应对慢病挑战，2010年1月，由国家中医药管理局直属事业单位，也是我国成立最早、规模最大的中医药学术团体组织——中华中医药学会主办的首期"全国慢病健康

管理工程"（以下简称"慢病工程"）活动在北京正式启动，并由大医精诚（北京）医院管理有限公司具体承办，活动至今已经开展四期。"慢病工程"围绕推广1.2.6医学新模式，建立和规范糖尿病等单病种及复合病种慢病管理技术与服务模型、发挥中医慢病管理特色优势、打造慢病工程临床基地暨中国特色慢病健康管理医院、推动基层医疗机构开展慢病管理工作、建立慢病管理网络化服务平台等开展了大量的工作，并已取得明显成效。2013年6月，在慢病工程工作组组长任岩东博士的努力下，慢病工程的全国首家临床基地暨慢病管理医院在沈阳正式成立，从而也标志着1.2.6医学新模式及其慢病管理模式有了充分发挥、发展的平台，让具有中国特色的慢病健康管理理论、技术、服务，能够具体运用到临床实践中，并在执行的过程中不断完善。

（一）"慢病健康管理工程"主要工作内容

1）成立慢病健康管理工程工作组，推广1.2.6医学新模式及其1.2.6慢病健康管理模式。

2）成立慢病健康管理工程专家委员会，组织临床中西医及健康管理专家，以全国慢病健康管理工程临床基地为基础，研究单病种及复合病种慢病健康管理技术服务模型，充分发挥中医药在慢病防治方面的独特优势，形成中医特色的慢病管理规范。

3）成立慢病健康管理工程推广委员会，组织遴选多家慢病健康管理工程的临床基地，形成单病种及复合病种慢病管理的全国优势科室（如治未病科等），并在基层推广建立慢病健康管理服务工作站，提高基层医务工作者对慢病患者的服务技能与管理水平。

4）开展全国中医院治未病科及基层社区、乡镇医疗卫生人员的慢病健康管理专业培训工作，提高基层医疗机构防控慢性病的方法与能力。

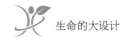

5）通过有计划、有组织地开展健康科普教育和特色技能培训，让更多的群众了解慢病管理知识、提高慢病管理意识、掌握自我健康管理技能。

6）推广完善1.2.6慢病健康管理云平台的落地与运营工作，通过互联网及 app 端开展在线教育、在线会诊及在线慢病管理。

7）组织研发中医特色的移动医疗监测设备，结合传统移动医疗监测工具，为构建中国特色的慢病健康管理大数据平台提供支撑。

（二）"慢病健康管理工程"预防与控制慢病的策略

总策略——四级防控体系，推进慢性病综合防治战略。

一级——无病防病：健康期，进行健康教育，早期预防和干预危险因素。

二级——有病早治：亚健康期（疾病前期），进行健康教育、医疗信息情报搜集、慢病筛查与评估，做到疾病的早期发现、早期诊断、早期治疗。

三级——既病防残：发病期，进行医疗信息情报决策、慢病筛查与评估、多学科联合会诊、1.2.6超强化治疗，防治疾病及并发症。

四级——慢病康复：疾病缓解和巩固期，在三级策略基础上，进行全程院外动态管理，防止疾病复发。

（三）"慢病健康管理工程"的工作重点

"慢病健康管理工程"致力于推广1.2.6医学新模式及其1.2.6慢病管理模式，通过以"慢病管理高级院长研习班"及"慢病管理医师培训班""中医健康管理师培训班""绿衣天使学习班""生命质量管理闭门会"等培训会、体验班为载体，将最新的慢病健康管理知识、优秀的慢病健康管理防治技术及服务，以及自我健康管理技能，推广到基层医院及社区、家庭、个人之中。依托1.2.6慢病健康管理规范化的"中药、药膳"等六大技术与"医疗信息情报决策、院外动态管理"等五大服务模型，以及"1.2.6 慢病管理云平台"，提高医生对慢性病患者的技术服务水平和工作效率，提高传统医院的核心竞争力，满足慢病病人多层次的健康需求，降低慢病致残率、致死率，大幅度提高人们的健康水平和生命质量。

四、1.2.6 慢病健康管理模式——突出中医优势

健康管理在西方国家经历了 40 多年的发展，已经成为西方医学服务体系中不可或缺的一部分。但是，慢病健康管理在中国是一种全新的模式，需要适应中国的国情，赋予具有中国特色的理念、技术与服务。

中医作为中华民族的原创医学，有着两千多年悠久的历史和文化背景，护佑着中华民族生生不息的生命传承，为国人的健康做出了非常重大、不可磨灭的贡献。它从宏观、系统、整体角度揭示了人的健康和疾病的发生发展规律，深深地融入人们的生产生活实践中，形成了独具特色的健康文化，成为人们防治疾病、强身健体、延年益寿的重要手段，维护着民众健康。中医不仅在重大传染病中效果显著，如 2003 年的非典型肺炎及影响至今的 2019 年新冠肺炎，其疗效得到国家和世界卫生组织肯定，而且在高血压、糖尿病、肿瘤等常见慢性病及疑难病的防治中也发挥了重要作用。它不仅是中华民族的宝贵财富，同时也是我国非物质文化遗产的杰出代表以及走向世界的特色名片。

（一）发挥中医药在慢病管理中的优势

传承两千多年的中医药，经过不断的丰富发展，已形成了中医药独特的防治观、疾病观、健康观、生命观。它强调整体把握健康状态，注重个体化，突出治未病，临床疗效确切，治疗方式灵活，养生保健作用突出，

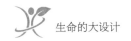

并且中医药最大特色是来源于生活，来源于大自然，来源于取类比象，天然具备的健康管理、医养结合的思想和方法早已融入中国人的生活方式中。慢病管理的关键在于防控危险因素、防控慢病尤其重大慢病发生、防控慢病的突发风险及严重后果、防控疾病事件后复发。中医学对慢性病防治有着系统的理论及丰富的预防、治疗、养生、保健技术，如中药、针灸、按摩、刮痧、拔罐、药膳、六字诀等方法，是我国独具特色的健康服务资源，更容易成为我们慢病病人的生活方式，更适合承载中国特色的慢病管理。随着人们健康观念变化和医学模式转变，中医学在慢病管理方面具备的如下优势更是独一无二。

1. 辨证论治的个体化诊疗模式

中医学根据人体的健康状况和生命信息把握疾病动态变化，运用望、闻、问、切四种诊法，收集人体外在信息，通过综合、分析、判断人体的整体状态（证候），确定相应的治疗原则和方法。这种诊疗模式，一方面真正实现了个体化诊疗，另一方面可以早期干预，防止疾病演变，从而达到阴阳平衡、脏腑协调的健康管理目标。

2. 整体观念与整体调节的防治手段

中医的整体观念有三方面含义：一是人体内部是一个有机的整体。中医认为人体通过经络沟通，气血灌注，将五脏六腑、四肢百骸等连接成了一个有机的整体。二是人与自然界是一个有机整体。自然界的变化（如季节气候、昼夜晨昏等）可以直接或间接地影响人体，人体则相应适应地自然界的变化而发生变化。三是人与社会环境的统一。社会环境主要包括社会政治、经济、文化行为，群体精神状态和生活方式等方面。人是社会的组成部分，社会环境因素的变动，都直接或间接地影响着人体的健康状况，从而导致慢病发生。

中医对人体的认识，在整体观念指导下，全面动态地把握人体的生理病理信息，注重人体阴阳平衡，脏腑协调，形神统一，天人相应，注重人体内部整体恒动及与自然、社会和环境的和谐生存状态，形成整体调节的治疗理论与实践。这种整体调节的方式，如扶正祛邪、益气活血、滋补肝肾等，对治疗病因复杂、多脏腑患病的慢性病具有明显优势。

3. 治未病理论指导

治未病理论包含"未病先防、既病防变、愈后防复"三大内容，强调未生病前预防疾病的发生，患病后防止病情的进一步发展，疾病痊愈后防止复发，在养生、保健、治疗与康复等方面与慢病管理的理念与方法高度一致，可以有效地实现维护健康、防病治病的目的。

4. 中医疗法综合干预

针对慢病复杂、长期、多脏器损害等特点，中医药具有形式多样的治疗与保健方法，如中药、药膳、经络、导引、情志、风水疗法等，能够更好地发挥整体调节、综合干预的优势，更适合脏腑功能减退，身患多种慢病的中老年人群。

由此，中医药以其完整、系统的慢病健康管理体系和经验，综合防治慢病的适宜技术及养生保健方法，简、便、廉、验的特点，独具中国特色优势，更容易被国民接受，更容易服务于大众，在慢病管理中发挥着非常重要的、不可替代的作用。

（二）中医慢病管理——解决慢病的中国方案

放眼全球，现代医学的兴起，曾令人们兴奋于找到了开启健康大门的钥匙，然而，面对当今慢病高发的巨大挑战，更多的人已经看到现代医疗的局限，古老的中医药又一次走到了医学的聚光灯下，汲取和发扬传统医学的优势已经成为当代医学发展的潮流。面对艰巨的慢病防治任务，我国

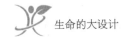

政府始终高度重视发展中医药、普及中医药服务，近年来发布了大力扶持中医药发展的多个重磅文件，如《关于扶持和促进中医药事业发展的若干意见》、《中医药健康服务发展规划（2015—2020年）》《中医药发展战略规划纲要（2016—2030年）》《关于促进中医药传承创新发展的意见》等等。在国家大力倡导建设健康中国、支持中医药事业快速发展的大背景下，中医药被纳入深化医疗改革及"大健康"战略之中，中医慢病健康管理正迎来了前所未有的新的发展机遇。1.2.6慢病管理模式充分放大中医慢病管理特色优势，在中医1.2.6健康法则指导下，将中医药六大治疗及养生保健技术与慢病管理五大服务结合，并传承具有代表性的中医流派的理论和实践体系，为慢病患者提供高水平、个性化、便捷化的中医药养生、保健、医疗、康复等慢病管理服务。我们相信，古老的中医药将在新时代焕发新活力，成为解决慢病的"中国方案"。

五、中医慢病管理的传承与发展——浅谈三部六病医学流派

"古往今来，学术是人类智慧的结晶，应当无古今，无中外，无尔我，以是者为是，以非者为非，永远以先进代替落后。"

——刘绍武先生治学思想

在中医学发展史上，不同医学流派的形成与发展，一直被认为是中医学术发展的重要特征，也是近两千年中医学发展中的独特现象。中医学流派是在长期的学术传承过程中逐渐形成的，而各流派之间的争鸣渗透与融合，促进了中医学的发展，使中医理论体系得以不断完善，临床疗效不断提高，最终形成了中医学"一源多流"的学术特色。可以说，医学流派的形成推动了中医学的不断发展。

1.2.6 慢病管理模式倡导中医慢病管理，促进中医药的传承创新，并依托现有中医医疗机构，贯彻古为今用、理论研究为临床服务的原则，深入研究中医各家学术理论、流派及学说，特别是近代有代表性的"三部六病中医学流派"（以下简称"三部六病"）的学术思想和临床诊疗经验，总结"三部六病"临床诊疗规律及成果，推广三部六病慢性病诊疗技术及服务规范，发挥其中医慢病管理体系的优势。

"三部六病"是由著名中医学家、全国首批国家级名老中医刘绍武先生（1907—2004 年）在毕生研习《伤寒论》《内经》等中医经典基础上，凝聚七十余年临床实践经验，总结创立的以三部六病诊疗体系为核心的学术流派，在理论构建、临床诊疗治则、治法方药等方面形成了全新的中医体系。三部六病医学体系既有继承，又有发展，不仅有扎实的理论，而且有丰富的实践，不仅阐明了疾病规律，而且把握人的生命规律及自然规律，其定证、定方、定疗程的三大原则，以及纠偏疗法、协调疗法和复健疗法三大体系和系列代表性方剂，在临床中对多种慢性病形成了规范的治疗方案，经过数十年和上万例患者的验证，达到了非常满意的效果，为中医防治慢病及实现中医技术标准化做出了重要贡献。

（一）三部六病医学的概念

"三部六病"医学根据系统论的原则，按照整体、系统、局部组织器官三个层次，将人体划分为三个部分，即：表部、中部（半表半里部）、里部，简称"三部"；每部存在的病证，根据其阳（实、热）和阴（虚、寒）的不同病性，划分为六类证候群，即表部之太阳病和厥阴病、里部之阳明病和太阴病、半表半里部之少阳病和少阴病，简称"六病"，形成了规范化、规律化、规格化的医学理论体系，三部六病学说由此得名。

"三部六病"医学以《伤寒论》为依据，以解剖结构划分病位，以阴

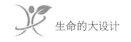

阳理论归纳病性，运用病证归类方法，认为任何疾病，虽然机体患病的空间位置广，但病位不越三部；病情变化尽管多种多样，但病性不越六病，是对疾病执简驭繁的概括。三部六病据此创立了与之相应的理法方药体系，是从人的整体、系统、局部辨证论治的具体体现，从本质上解决了慢病中医诊疗难题，发挥出了在慢病管理中的优势。

（二）三部六病对慢性病的三定原则——定证、定方、定疗程

针对慢性病病位复合多发、病性局部顽固、整体气血失衡等特点，三部六病对慢性病的防治提出了三定原则，即定证、定方、定疗程，原则上施行"一脉一方、一病一方、合脉合方、脉病合参"的金标准。

1. 四脉定证——辨证的标准化——掌握生命和自然规律

脉象是生命活动之象，生命活动的载体是气血，气血维系着生命的变化，其活动的变化尽显在脉象上。脉诊是祖国医学的宝贵财富，是一项独特的诊断技术，是一门指导辨证施治的艺术，古人有"舍证从脉"之说，刘绍武先生依据《内经》《伤寒论》《易经》《难经》《脉经》之说，潜心研究数十年，逐渐摸索出一条"以脉定证"的诊脉经验。针对慢性病，疑难病的病位病性相对稳定的特点，刘绍武先生提出了把握病机、突出核心证候的"四脉定证"的辨证方针。他的医学生涯，从治疗里部胃肠道的疾病入手，发现病性变化的端倪，由里部六腑，延及到中部五脏，至表部五官的病性变化，皆与四脉的变化有关。"四脉定证"顺从天地之道，感知自然变化规律，体察生命变化，"四"是大自然在变化中顺势而成"定数"，有春夏秋冬四季，而现温热寒凉四气，而显升降聚散四性。四脉是简化了的脉象，分别对应颅腔、胸腔、腹腔、盆腔的寒热虚实变化。颅腔多虚，胸腔多热，腹腔多实，盆腔多寒。慢病患者尽管病情复杂、变化多端，但皆不出四脉的变化范畴，如溢脉气亢、聚脉气实、紊脉气乱、韧脉

气凝，其病理分别代表：热则气亢、实则气聚、虚则气乱、寒则气凝，都是"气"变的玄机。在"四脉定证"的基础上，依据《周易》简变、传复、激变、互变的变化规律，在变易复合中共形成了盛脉、衰脉、固脉、执脉、腾脉、越脉等十五种病理性脉象。溢、聚、紊、韧四脉的确立，是刘绍武先生七十余年、数十万人次诊疗经验的总结，临床约90%的患者脉象都在此范围内。通过四脉组合的变化，可以把生命活动客观、规范、量化，为中医诊断、治疗及判断疗效建立了依据。

2. 定方——治疗标准化——"协调疗法"协调整体、突出局部

慢性病常虚实并见、寒热错杂，很多显现为虽发生于局部，但又与全身紧密联系的综合病证，呈现升降失常、寒热抗拒、表里不通、虚实错杂的情况，三部六病提出了"协调整体，突出局部"的协调疗法。协调重在调和，是医道至高的治疗标准。协调疗法，体现的是生命之道、自然之道，体现着刘绍武先生毕生的经验和医疗艺术。协调的立意就是寒热互消、虚实互补、升降互动、收散互循，调动人体自身调整失和、化解疾病的本能，使疾病自愈，实现中医的治人之道，而不仅仅是治病之学。

协调疗法是运用四季温、热、寒、凉之气，借助升、降、聚、散之性，对生命活动中的偏差进行协调，协调方剂的选择要能够适应各种病理反应的需要，具备"寒、热，补、泄，升、降，收、散"等四个方面、八种性质的基本属性。三部六病协调疗法以经典方剂——小柴胡汤的变方，组成"协调基方"（柴胡15g，黄芩15g，党参30g，苏子30g，川椒10g，炙甘草10g，大枣30g），即具备了这一系列条件和作用，其中黄芩性寒治热，川椒性热治寒，党参性补治虚，甘草性泻治实。柴胡升以制寒，苏子降以制热，大枣敛以制虚，柴胡散以制实。而且，柴胡主升，借川椒以制寒；苏子主降，借黄芩以胜热；大枣主聚，借党参以补虚；柴胡主散，借

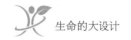

甘草以泻实，使三焦得通、气机得畅、营卫得调、阴阳得和，从而达到整体协调的目的。协调疗法组方是以小柴胡汤七药八法协调整体，结合寒、热、虚、实的不同，组成了四个整体定性基础方，如调神汤（生石膏30g，桂枝10g，车前子30g，生牡蛎30g，柴胡15g，黄芩15g，苏子30g，党参30g，大黄10g，川椒10g，甘草10g，大枣10枚）；调心汤（百合30g，乌药10g，瓜蒌30g，生牡蛎30g，丹参30g，郁金15g，五味子15g，柴胡15g，黄芩15g，苏子30g，党参30g，麦冬10g，川椒10g，甘草10g，大枣10枚）；调肠汤（陈皮30g，白芍30g，小茴香15g，川楝子30g，柴胡15g，黄芩15g，苏子30g，党参30g，大黄10g，川椒10g，甘草10g，大枣10枚）；调胃汤（陈皮30g，白芍30g，柴胡15g，黄芩15g，苏子30g，党参30g，大黄10g，川椒10g，甘草10g，大枣10枚）。四脉演变的十五种脉象对应十五个协调方，非此脉不能用此方，一脉一方，守方到底。

协调疗法，具有双向调节作用，可使寒者温、热者清、虚得补、实得泻，使失衡的机体恢复平衡，慢病得以康复，生命恢复健康态。

3. 定疗程——治疗时间标准化

慢病的发生、发展、转归是有规律可循的，每个疾病的过程都有特定的时间性，因此在疾病的治疗上也要有相对的时间性，就是要有按疗程治疗的指导思想。定疗程，是三部六病的一大特色。疗程是中医技术标准化最重要的参数，应根据具体临床实践经验来确定，而不是靠想象来推断。三部六病在治疗许多慢病优势病种方面都已制定相应的疗程，这些疗程都是根据多年的反复、大量、丰富的临床经验确定下来的，有些病种都已实际执行30余年。

（三）三部六病在慢病管理中的应用价值

"三部六病"不仅形成了完整的三部六病辨证论治理论体系，而且融汇新知、演绎创新，针对人体不同的健康阶段和疾病状态，尤其突出对慢性病，以"协调整体，突出局部"为指导思想，以"四脉辨证"主要依据，以"定证、定方、定疗程"为基本原则，创立了一系列整体协调性方剂，如调神汤、调心汤、调胃汤、调肠汤、调肝汤、调肺汤等，是病证方药的高度统一，在慢性病的预防、诊断、治疗、康复、保健等方面取得了较大突破，对冠心病、高血压、慢阻肺、溃疡病、肿瘤、糖尿病等均有显著效果，获得患者广泛好评，在中医慢病管理中具有重要价值。

第二节　打造中国特色的1.2.6慢病健康管理医院

中国需要建立自己的健康管理模式，而不是复制欧洲或美国的模式。

——任岩东（笔者）

慢性病是中国重大的公共卫生问题，尽管国家发布了很多遏制慢病高发的重要文件，各级卫生主管部门也采取了很多相应的有力措施，但是，受当今传统医疗运行管理机制的影响，健康管理学科现在还没有列入国家医疗卫生机构准入科目中，大多数的医疗机构，工作重点还是在临床诊疗指南指导下，仅仅为已患慢病人群提供诊断和医药干预。很多公办或民营医疗机构名义上开设的治未病科、预防保健科或者体检中心、健康管理中心，仅仅是医院中的一个辅助科室而已，有的变成了疾病专科或者体检中心的配套，或者从某一个局部的"点"开展如亚健康调理、疾病治疗、养生保健、健康体检、健康档案、患者随访等工作，医护人员既不了解健康管理的工作内容和流程，也缺少院内职能科室间的上下联动与配合，更没有团队和信息化系统支持。更重要的是，健康管理虽然经过多年发展，但

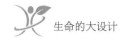
其理念及内涵没有进入临床医生的思想中，其技术服务更不被医生所重视，尤其是对慢病健康管理，很多临床医生不仅意识缺乏，更无从了解规范化的慢病管理技术和服务究竟是什么、应该怎么做，慢病患者更是在单纯治疗中屡陷困境。因此，慢病健康管理在传统医院中无从谈起，工作很难得到落实，特别是中医学特有的慢病健康管理理论和技术方法，也因为没有可以专门施展的医院平台，其所具备的天然优势未能得到充分发挥。

1.2.6 医学新模式在形成和推广中，特别重视理论和实践相结合，并且把慢病管理作为重要的应用和实践方向，尤其是把打造中国特色的慢病健康管理医院作为工作重点，并于 2013 年 6 月，在辽宁沈阳创办了国内首家 1.2.6 慢病健康管理医院——沈阳四圣心源中医院（以下简称 1.2.6 慢病管理医院），2019 年 5 月在新疆乌鲁木齐创办了西部地区首家四圣心源慢病管理中医院。标志着 1.2.6 医学新模式及其 1.2.6 慢病管理模式开始有了独立的实践基地，在专业医疗机构的支持及保障下顺利实施和推广。

1.2.6 慢病管理医院通过创新性的慢病健康管理理念、特色的技术方法、专业的服务流程、多样化的经营方式，形成了 1.2.6 慢病管理模式的全程化系统，为众多人群提供高质量、全方位的健康服务，具有传统医院或健康管理机构无法比拟的强大优势。

一、中国特色 1.2.6 慢病管理医院——承载实践 1.2.6 慢病管理模式的使命

21 世纪是大健康的世纪，追求健康长寿是我们每一个人的应有权利，然而，不断高发的心脑血管病、糖尿病、肿瘤等慢性病，无疑在肆意剥夺

着人们健康的权利。这不仅是经济的问题，也不仅是医疗技术的问题，这里更重要的是我们的观念、我们的生活方式、我们传统医院或健康管理的健康保障模式，存在很多与当今时代不相适应的地方。

1.2.6 慢病健康管理医院的成立，有利于实践 1.2.6 医学新模式，有利于实施和推广 1.2.6 慢病管理模式，有利于完善规范化的慢病管理技术服务标准，有利于慢病健康管理技术服务的应用，有利于培养以医生、健康管理师为主的服务团队，有利于研发和创新慢病管理的技术产品和工具，有利于"慢病管理+互联网"大数据平台的建设，有利于为慢病患者提供全程管理服务。以此为样板效应，通过有计划、有组织地开展科普健康教育和特色技能培训，让众多医务工作者及群众，了解和掌握更多科学的防治慢性病的技能和手段，促进 1.2.6 慢病管理模式在传统医院、治未病科、体检中心、健康管理机构的传播和推广，共同构筑覆盖广泛的慢病防控体系。主要体现在以下几个方面：

1）以健康管理为目的，以健康教育、健康体检、健康评估与健康干预为基本流程，为慢病患者提供主动、连续、个性化的服务。

2）以 1.2.6 健康法则为基础、以中医特色的慢病管理六大技术为特色，将以医药干预和非医药干预及生活方式改善作为重要手段，为慢病患者提供标准化的六大慢病干预技术和产品。

3）积极落实慢病管理五大服务流程，从传统医院的单一诊疗服务迈向标准化的医疗信息情报决策、慢病筛查与评估、多学科联合会诊、1.2.6 超强化治疗、院外动态管理的慢病管理服务。

4）针对慢病人群的健康管理需求，运用互联网、物联网等信息技术手段，提供院外、远程、高效、便捷的服务。

5）通过健康教育和健康管理培训，为慢病患者提供科学先进的健康

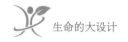

理念、知识与技能，提高慢病患者健康素养和自我健康管理能力。

6）突出 1.2.6 慢病管理内涵建设，完善技术和服务：重视科研与学术、人才与技术、设备与设施、标准与规范等内涵建设。努力构建健康管理信息化服务平台，积极推广适宜技术与产品应用，逐步完善院前、院中、院后全方位、一体化的服务提供，构建家庭、社区、医院区域化的慢病管理共同体，提升医院的综合服务能力。

7）规范管理控制流程，提高服务能力与效率：严格执行 1.2.6 慢病管理模式下的各项规章制度，针对慢病患者的健康管理需求，科学设计干预技术及服务流程方案。通过过程控制提高服务质量，通过信息技术手段的应用提高服务效率，通过培训与考核落实技术服务标准及规范，提高服务能力与水平。

二、1.2.6 慢病管理医院——应用标准化的 1.2.6 慢病管理技术与服务解决方案

1.2.6 慢病管理医院整合了健康管理与医疗服务等资源，建立了慢病管理技术与服务一体化的临床实践基地。在 1.2.6 慢病管理模式的指导下，充分运用中西医结合的六大特色技术，以及"医疗信息情报决策、慢性病筛查与评估、多学科联合会诊、1.2.6 超强化治疗、院外动态管理"的五大规范化服务，为慢病患者（如高血压、糖尿病、冠心病、风湿骨病、肿瘤、慢性阻塞性肺病、中老年眼病等）设计和提供集预防、治疗、康复、动态管理等一体的综合解决方案。并且，以慢病管理医院为平台，培养了一大批从事慢病管理的临床医生、健康管理师等服务人才，同时，应用互联网信息化技术及可穿戴式医疗设备，建立慢病管理的大数据平台，对患

者进行在线教育、在线会诊、在线管理，大大提高了管理者的服务水平，提升了服务效率，使服务闭环，覆盖"院前、院中、院后"，让慢病患者处于"全天候"的健康保障中。

三、中国特色的慢病管理医院——将中医慢病管理优势发扬光大

建立在传统与现代相结合、继承与创新基础上的 1.2.6 医学新模式及其 1.2.6 慢病管理模式，具有其他健康管理模式无法比拟的强大优势。1.2.6 慢病管理医院在运用中西医结合慢病管理技术服务的同时，更为重视发挥祖国传统中医药的优势，中国特色的慢病管理医院的核心元素就是中医慢病管理体系。中医慢病管理体系在慢病预防、治疗及养生、调理、康复等方面，具备完整的理论与实践体系、成熟的临床技术与服务，对于慢性病管理有着独特的优势，既符合中国国情，又能体现"中国特色"。

中医"治未病"理念包括"未病先防、既病防变、愈后防复"等全面内容，并通过传统"望闻问切"的诊断方法，对人体的脏腑功能、健康状况、疾病走势进行判断，其倡导的"辨证论治"蕴含着预防、治疗、养生、康复体系及六大技术方法（中药、药膳、经络、导引、情志、风水），这些与 1.2.6 慢病管理模式高度契合，是其他任何医学所不具备的。慢性病病因复杂，病情多样，需要治疗与调养并重。长期以来，中医治疗和调养慢性病的优势一直被广泛认可。

（一）中医中药治慢病

慢性病复合多发，症状多、体征复杂，而中医诊疗最为精粹的特色之一是辨证论治。辨证论治可以因时、因地、因人制宜，对机体进行全方位审视和治疗，比如采用中药治疗就能够综合患者的症状体征，既重视急

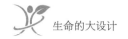

证、主证，又能照顾到兼证、次兼证，辨证施治；主药与辅药按照"君、臣、佐、使"有机配伍，既注重药物协同增效，又相互制约控制其毒副作用；服药的剂量既紧随病证的需要，同时也立足于机体虚实的可接受度，是大剂量"进攻"，还是小剂量逐步推进，都从患者全身状况出发，并且随着病情的变化，随时调整用药。同时，对于病情复杂的慢性病，往往需要多种治疗措施，而中医疗法丰富多样，除中药外，还可以配合药膳、针灸、按摩、推拿、导引、情志等技术及产品，并且产品种类多、剂型广，如中药就可以分为丸、散、膏、丹、汤等，而且，这些方法组合灵活、方便、有效，更适合变成患者日常的治疗方式、健康习惯，因此，中医治疗慢性病具有较大的优势。尤其在重大慢性疾病上，中医治疗重点往往不完全在于局部病理的变化，而是更多地纠正脏腑整体的阴阳失衡，协调恢复人体自身的功能，追求的是标本兼治，往往能取得长期稳定的良好效果。比如对于恶性肿瘤（癌症），中医药可以贯穿治疗的全过程。癌症属于难治的慢性病，它不仅有难以控制的症状，如癌热、胸腹腔的积液、疼痛等，而且容易复发、转移，而高复发、高转移是造成高死亡率的直接原因。肿瘤治疗的关键不是一味地追求肿块的消失，更重要的是控制癌细胞，截断转移途径、改善症状，调节全身功能，有效减少症状的复发与癌细胞转移。以往我们太过依赖传统的肿瘤治疗三大疗法（即手术、化疗、放疗），其结果是死亡率没有下降，转移复发率却一直居高不下。如何防止和降低肿瘤的复发转移，多年来一直是肿瘤界冥思苦想的难题。中医药在恶性肿瘤地治疗中的突出意义，在很长一段时期是被严重低估和误解的。大量的临床资料显示：中医药在肿瘤治疗中不仅能较为有效地控制癌细胞的生长，而且能很好地改善和纠正病人的低免疫状态，有效地调整人体的阴阳气血和脏腑的功能。因此，在传统的手术、化疗、放疗前后结合中医治疗能明显提高病人的耐受性，降低放化疗的毒副作用，增加化疗、放疗药物对肿瘤的灭杀作用，它的作用是无可替代的，能够很大程度改善和提高患者的生活质量，在临床上往往收获令人满意的疗效。

（二）中医养生调理慢病

很多慢性病是由于人们不良的生活习惯及行为方式造成的，如脂肪肝的发生与长期大量饮酒、营养过剩、运动过少密切相关。因此，改变不良生活习惯，掌握养生之道，有助于防治慢性病及亚健康状态。1.2.6 慢病管理模式在治疗慢病的同时，特别强调了中医养生保健技术在慢病调理中的作用。

1. 中医是养生医学

养生又称摄生，是通过各种方法来保养生命，预防疾病，从而达到延年益寿的目的。中医有很多非常宝贵的养生思想，涉及导引、饮食、起居、情志调节等很多方面，如导引中的太极拳、六字诀、八段锦等锻炼方式。而药膳、经络更是中医药的特色养生之道，对很多慢性病起到了辅助治疗的有效作用。

什么是真正的养生？也许在有些人眼中，养生是达官贵人们的事情，养生就是"十全大补丸""美容养颜"，养生就是服用冬虫夏草、人参、鹿茸等名贵药材。其实，这些都不是真正意义的养生。世界著名长寿之乡——巴马，在这个偏远的山区，没有医学专家，没有技术设备先进的医院，也没有养生专家，但是，却有一群健康长寿的老人。每 10 万人中就有 30 个超过百岁的老人，是世界长寿乡标准的 4.4 倍。阳光、空气、水、土地以及在这片土地上生长起来的食物，还有长寿老人们遵循自然规律的生活习惯，就是健康长寿的根本。

祖国医学博大精深，我国中医学家也早就提出了防病养生理念。两千

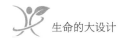

多年前，中医史上最伟大的著作《黄帝内经》中提出"上医治未病，中医治欲病，下医治已病"，其中"上医治未病"是指"医术最高明的医生并不是擅长治病的人，而是能够预防疾病的人。"核心观点是强调预防为主。如何治未病，其实就是重视养生，而养生之道就是治未病的主要途径，故不通养生之道者，就不能称"上工""良医"。《黄帝内经》也是传世的养生宝典，其《素问·上古天真论》中就有："上古之人，其知道者，法于阴阳，和于术数，食饮有节，起居有常，不妄作劳，故能形与神俱，而尽终其天年，度百岁乃去。"意思是"较早的古人，效法于自然规律，能够根据天地阴阳法则，调和各种方式，有节制、有规律地安排饮食和起居，因淡泊名利而不去枉费心神地劳作，重视精神修养，所以能做到人与自然的和谐，人与社会的和谐以及人自身的身心和谐，包括形神共养、协调阴阳、顺应自然、饮食调养、谨慎起居、和调脏腑、通畅经络、节欲保精、益气调息、动静适宜等一系列养生原则，从而乐享天年，活过百岁。"此段经文被许多医家奉为养生的精髓，作为经典养生之道、养生原则和方法，蕴藏着深刻的大智慧，而被广为传播。可以说，中医学才是真正的养生学。

2. 养生——"三分治，七分养"

中医养生认为，养生就是一种生活习惯，养生就是一种生活方式，它涉及饮食起居、形体锻炼、情志调节等很多方面；养生就是每天做对身体有益的事情，点点滴滴，包括每一次呼吸、吃每一顿饭、喝每一口水、每一次睡觉、每个节气。比如春养肝，夏养心，秋养肺，冬养肾，四季养脾胃等。养生要采用适合的方法，比如药膳、推拿按摩、导引以及调节情志、风水环境等手段都可视为养生保健的好方法。这些符合中国人生活习惯的方法可以作为自我管理的健康技能，也是养生的基础。

中医历来主张防重于治，这里的"防"指的就是"养生""调理"，还强调"三分治，七分养"，是指治疗不能过度，因为太过会伤及人体的正气和元气，只要"正胜则邪退"，其余的七分是可以通过自我的健康能力而自愈的。

中医把疾病和健康的矛盾更多的看成是"内部矛盾"而非"敌我矛盾"，健康时"正气存内，邪不可干"，疾病时"邪之所凑，其气必虚"，这时，应当通过养生方法，调动机体自身的能力来处理或化解这些矛盾，而不是直接借用"武力"去征服和消灭这些"病证"，通过"养生扶正，其病邪必自去"，身体就可以恢复健康的平衡状态，比如经络养生法就是疏通气血通道，激发和调动机体的正气来抵御或平衡病证的。

面对现代高发的慢性病，利用养生保健的方式，不仅能够预防疾病，而且能综合调理脏腑功能，改善慢性病的临床症状，辅助慢病治疗，提高生命质量。

（三）推动中医慢病管理体系的创新与发展

随着 1.2.6 慢病管理模式的实施和推进，慢病管理医院不断引进中医现代化诊断设备及实现技术产品化创新，基于互联网医疗技术的"中医经络诊断系统""便携式脉诊仪"等设备，使得中医的检查、诊断、监测更加方便快捷、更加直观和数据化，为临床决策提供更加丰富而准确的信息和证据支撑，方便对患者即时诊断、疗效观察、动态监测、方案调整。中医六大干预技术，使得健康管理的最重要的一个环节——健康干预变得内涵丰富、实用、有效和强大，基于中药、药膳、经络、导引、情志、风水（环境）技术独立开发的三部六病系列方剂、中药现代化发酵的养生系列饮品、一气周流经络疗法、百动疗疾导引疗法、乾坤圈风水疗法等产品的应用，使得慢病健康管理的效果、效率、效能、效益出现质的飞跃。

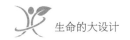

慢病管理医院继承并创新了传统中医慢病管理体系，呈现了具有中国特色慢病管理的新内涵，发挥了中医药在慢病管理中的重要作用。它既是慢病管理技术服务的临床实践基地、科研教学平台，也是中医药特色慢病管理适宜技术的研发平台和技术产品的转化及输出平台，推动了中医慢病管理体系的创新发展。

第三节　1.2.6 慢病管理模式——中医六大标准技术应用

1.2.6 健康法则不仅是 1.2.6 医学新模式的理论基础，也是 1.2.6 慢病管理模式的核心，而且它又是 1.2.6 慢病管理六大标准技术模型的源头，承载着中西医综合干预技术，让医生从重视"病"转变到重视"人"，从治病思路转向慢病管理思路，从防治慢病局限于单一的医药治疗，拓展到从整体角度综合运用 1.2.6 的六大技术。

中医学不仅有重视健康管理的理论，还有许多行之有效的预防、治疗、养生、保健、康复的技术。1.2.6 慢病管理模式极大地拓宽了医生的诊疗思路，突出了中医的中药、药膳、经络、导引、情志、风水（环境）等六大标准技术，并研发出一系列安全有效、简便易行、特色明显的技术及转化产品，如三部六病中药协调疗法、养生药膳（散剂、酒剂、菌药养生饮）、一气周流经络疗法、百动疗疾导引疗法、1.2.6 情志养生疗法、乾坤圈风水疗法等等。这些优秀的技术产品，在慢病管理的不同干预阶段，发挥各自的主导和协同作用，丰富了中医慢病干预技术和方法。对多种慢性病，如糖尿病、高血压、冠心病、骨关节病、肿瘤等，具有明显的预防、治疗、养生、调理、康复等作用，最大限度地满足了医生和患者对中医慢病诊疗及管理的需求。

一、中药——好药、好医、好疗效

中药是指以中医药理论为指导，有着独特的理论体系和应用形式，用于预防和治疗疾病并具有康复与保健作用的天然药物及其加工代用品，主要包括植物药、动物药、矿物药。

（一）高品质的中药是方剂安全有效的保证

我们知道，成就一名好的中医不仅是他要具备高超的医术、良好的医德，而且还要用上高品质的中药，才能确保方剂的安全、有效。正所谓好药、好医才有好疗效。品质低劣的中药，不仅有效成分含量较少，而且存在二氧化硫、重金属、农药等有害物残留超标，对需要久服中药的患者而言，危害较大。而品质优异的饮片，有害物残留往往低于国家标准，且饮片本身含有更多有效成分，是作为汤剂、散剂等口服剂的首选。此外，高品质饮片在煎煮过程中，可比普通饮片增加 1～2 次的煎煮次数，更好地释放出全部有效物质，提高实际利用率。例如，我们选用的深圳和顺堂出品的中药，就是国内高质量饮片的典型代表。其产品具有"道地、安全、有效、稳定"的突出特点。不仅可以用来制作成汤剂，还可以用作散剂、丸剂、膏剂、茶饮、药浴等，广泛适用于不同人群的慢病治疗及养生调理。

（二）中药神奇组方——"三部六病"协调疗法

"三部六病"医学体系中的协调疗法，中药组方神奇、治疗效果独特，适合慢病人群的长期治疗与调理。

刘绍武老先生早期运用《伤寒论》方治疗杂病，善用合方，后期随着

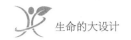

接诊心脑血管疾病、糖尿病、肿瘤等慢性病患者增多，独创了协调疗法，"使失衡之阴阳归于协调，以恢复人体之自我功能"。协调疗法本着"协调整体，突出局部"的原则，只有整体的协调，才有局部的改善，通过协调使局部与整体达到有机统一，维持动态平衡，最终达到治疗的目的。特别是在面对症状复杂，头绪繁多，久治不愈，辨证有一定困难的慢性病时，协调疗法以经典的小柴胡汤为协调整体的主方进行加减变化，在此基础上创立了调神汤、调胃汤、调肠汤、调心汤、调肝汤、调肾汤、调肺汤、理目汤、攻坚汤等系列新方。其组方之妙，运用之广，疗效之佳，堪称一绝。在单病种及复合病种的慢病治疗及调理中发挥着越来越重要的作用。

三部六病协调疗法部分代表方剂

协调方	组成	适应证
调神汤	协调基方+桂枝龙骨牡蛎汤加减	自主神经功能紊乱（神经衰弱、神经官能症）、内耳眩晕症及头痛、失眠、心烦等
调心汤	协调基方+生脉散合百合乌药汤加减	冠心病、心律失常、心肌炎、心包炎、心血管神经官能症及肝脾大、月经不调、不孕症等
调胃汤	协调基方+枳实芍药汤加减	慢性胃炎、消化不良、胃黏膜壅塞症、胃痉挛等
调肠汤	调胃汤+三核二香汤加减	慢性肠炎、过敏性结肠炎、十二指肠炎、前列腺炎等
调肺汤	协调基方+麻杏石甘汤加减	支气管哮喘、肺气肿、肺大疱、肺源性心脏病、慢性气管炎、气胸等
调肝汤	调胃汤+茵陈蒿汤加减	急慢性肝炎、中毒性肝炎、肝大、肝硬化、多囊肝、胆道疾病等
调肾汤	协调基方+决渎汤加减	急慢性肾炎、泌尿系感染等肾脏疾病、水肿
调经汤	调心汤+当归四逆汤加减	月经周期错乱、月经量色改变、痛经等

二、药膳——体质养生疗法

药膳是在中医学、烹饪学和营养学理论指导下，将中药与某些具有药用价值的食物相配伍，采用独特的饮食烹调技术和方法，制作而成的具有药物功效和食物美味的食品。它"寓医于食"，食用者既享受了美食，又使其身体得到滋补，疾病得到治疗，相辅相成，相得益彰。中医学在长期实践中，大量宝贵的药膳食疗保健经验也得以继承和发展，1.2.6 慢病管理中的药膳体质养生疗法在汲取前人经验的基础上，研发出很多品类的独特产品。

（一）体质养生药膳粉

体质养生药膳粉是根据"三部六病"的"韧、溢、紊、聚"四种基本脉象及其衍生出的十五脉象谱，针对不同体质人群进行专属化研发的药膳产品。可满足人们的养生调理需求，达到防控慢病的目的。

体质养生药膳粉代表产品列表

产品名称	产品功效	脉象	病理特点	人群特点
化凝粉	升阳解凝	韧脉	多为腹满寒疝所致，可根据其长弦程度，判断腹满寒疝病变的程度	常有腰痛体乏、记忆力减退、脘腹胀满、少腹冷痛、肢体麻木、纳呆嗜睡
平亢粉	平亢潜阳	溢脉	病位多表现在头，由肝阳上亢而致。交感神经功能亢奋，呈阳性病理反应	常有头晕头痛、少寐多梦、耳鸣健忘、咽干口苦、皮肤燥痒、身痛难转
理元粉	理气活血	紊脉	提示心脏功能性变化与器质性病变。标志着心脏功能的减低和有效循环血量的减少	常有心悸不安、胆怯噩梦、胸闷气短、腰背酸困、身重乏力、血压不稳定
解郁粉	理气舒郁	聚脉	多由肝气郁结所致。多与迷走神经兴奋有关，主阴性病理反应	常有心烦易怒、胸满叹息、胃脘憋闷、关节胀痛、躁急难眠、食欲不振

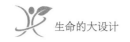

体质养生药膳粉每日 2 次，早晚各服用 1 次。实际服用要与脉象特征对应，并依据脉型变化调整药膳搭配。例如，单纯韧脉者，可服用化凝粉；韧溢合脉者，化凝、平亢各 1 袋，每日 2 次；三种脉型者，根据脉象主次调整服用，例如，以韧脉为主兼有溢紊脉者，可早化凝＋平亢，晚化凝＋理元；四脉俱全者，每日服四种粉剂，每种各 1 袋。

（二）紫檀酒与菌药养生饮品

除十五脉象体质养生药膳粉之外，慢病管理医院也在药膳的制作工艺上尝试创新，迎合现代人的饮食喜好，满足慢病人群的养生诉求。其中，紫檀酒和菌药养生饮品就是两种极具代表性的药膳产品。

1. 紫檀酒

紫檀酒是由檀香紫檀、补骨脂、皂荚刺和白酒组成。紫檀酒的妙处就在于中药的药性可借助酒的力量作用于身体的相关部位，通过养血、补血、和血、散寒，从而达到养生强身的作用。关于紫檀用药的特性，中国古代的医书中多有记载："紫檀气味咸，无毒，有散寒、止血、止痛、调和营气之功，外用可治疗恶毒、风毒、金疮及一切突发肿痛。"而现代医学研究也表明，紫檀本身含有一种叫作"紫檀芪"的物质，紫檀芪具有抗氧化、抗肿瘤、降血脂和抑菌等多种生物活性，可有效清除人体自由基，增强人体新陈代谢、抗疲劳、延缓衰老，尤其对改善泌尿系统症状及生殖系统功能具有很好的作用。此外，紫檀酒易于保存、配浸，随取随用，更方便、更易推广。

2. 菌药养生饮品

所谓菌药，是以生态学、中医药学、营养学理论为基础，通过益生菌发酵药食同源的中药，利用益生菌与中药共生共存、互相融合的特性，所制成的新型发酵制剂。在制备过程中，采用仿生发酵工艺，最大限度地满足机体的生理需求，促进机体紊乱的机能状态得以恢复，通过调整热量、酸碱、菌群三大平衡，实现机体的自稳定。菌药的制备工艺非常复杂，通常经过配制培养液、灭菌、接种及发酵、调配、稳定化处理、无菌灌装、包装等多种工序才能完成。目前，已经研发出红火、黑水、黄土、青木、华盖等养生饮品，为多种慢病的调理发挥了重要作用。

部分菌药养生饮品列表

产品	成分	食疗价值	适用人群
红火饮	干姜、炙甘草、牡蛎、桃仁、酸枣仁、乳酸杆菌、双歧杆菌等	活血化瘀、抗血管老化	老年慢性心衰、呼衰患者
黑水饮	牡蛎、酸枣仁、杏仁、火麻仁、薏苡仁、乳酸杆菌、双歧杆菌等	滋阴补肾、益气补血、调节内分泌	失眠、便秘、胃炎、胃胀人群；抑郁症、小叶增生人群；神经功能紊乱人群
黄土饮	制黄精、怀山药、枸杞子、乌梅、桃仁、乳酸杆菌、双歧杆菌等	健脾益胃、益气补血、强筋健骨	糖尿病及有微血管病变患者
青木饮	生山楂、甘草、沙棘油、葛根、桑叶、乳酸杆菌、双歧杆菌等	补肝益气、养血排毒、祛风散寒	高血压、高血脂、高黏稠血症患者
华盖饮	杏仁、百合、麦冬、乳酸杆菌、双歧杆菌等	滋阴补肺、止咳化痰、温肺定喘	咳嗽、哮喘、慢阻肺患者

三、经络——一气周流经络疗法

一气周流经络疗法出自长白山通经调脏手法流派第四代传承人、国医大师刘柏龄教授的亲传弟子刘鹏博士。他从事临床工作20余年，致力于中医"药、推"结合治疗脏腑相关疾病的临床及机制研究，以"经络—

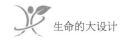

脏腑"理论为基础，坚持"内调外治"模式，并创立了"一气周流经络疗法"。一气周流是人的生理变化，如环无端、永不停歇，一气就是四象变化，四象即木、火、金、水的阴阳升降的不断演化。疾病通常是气的升降失和，脏腑之气不能通达。"一气周流经络疗法"通过运用推拿、针灸等中医外治法，以"大度关"法化裁为主要技法，在外疏通经络，在内调整脏腑，通调胃经、脾经、肾经、胆经、肝经、任脉等，调节气机的升降出入，调节气血的灌注，通和上下，分理阴阳，促使气血正常运行。对高血压、糖尿病、高脂血症、高血糖症、高尿酸血症、肥胖症、颈椎病、腰椎病、慢性疲劳综合征、便秘、失眠等，都有很好的治疗和调理作用。

四、导引——百动疗疾导引疗法

导引是在中医理论指导下，通过肢体运动、呼吸吐纳和精神调节相结合的健身方法，具有强身健体、防病治病、调畅情志、延年益寿的作用。常见的导引术包括太极拳、五禽戏、六字诀、八段锦等。百动疗疾导引疗法，动作来源于几近失传、具有神奇色彩的中华传统民间武术"板上术"和"动象疗疾"，其中12属相动象、18动物动象、70人作象图等构成了100个独特的导引动作，这些动作形象自然、千姿百态，如老鼠出洞、二牛相斗、虎伸、兔子高望、龙伸爪、蛇越岭、白马嘶鸣、桑羊蹬枝、猴吊臂、金鸡上架、灵犬钩土、猪拱千斤等等，"动以练形，静以养心"，不重一招一式，而重"精、气、神"，以意导气，以气为归，一任自然、无所不适，通过练功、练气、练心、练神、练意、练阴阳、练周身，能够疏通经络、调和气血，达到健身强体、调理疾病、修身养性的目的，非常适合大众人群尤其是慢病人群长期习练，深受老年人喜爱，并广为传播，目前正在申报辽宁省沈阳市非物质文化遗产项目。

五、情志——1.2.6 情志养生疗法

所谓情志，即指喜、怒、忧、思、悲、恐、惊等人的情绪。不良或过激的情志会对身体造成不利影响。按照中医五行理论，怒、喜、思、悲、恐五志分别对应肝、心、脾、肺、肾五脏，某一情志过激，则相应脏腑就会受到损伤。在紧张、疲劳、压力及患病等状态下，人们焦虑的情绪往往会逐渐陷入体内，形成负面的能量场，久而久之则会影响身体的正常功能，引起机体自我的"冲突"。这些"冲突"表现在心理上、生理上，就造成了多种疾病的发生。

1.2.6 情志养生疗法，从五脏的固有属性入手，开发了适合不同人群治疗与调理的产品，如"五行精油"。"五行精油"是以芳香疗法及中医五行理论为指导，从大自然中的各种芳香植物的不同部位，如玫瑰的花、佛手柑的果皮等，提炼和调配出不同气味、颜色以及包括金、木、水、火、土五种属性的精油。运用这些天然植物精华，通过不同的使用方法如香熏、按摩、吸入、沐浴、热敷等，能够舒缓身心、释放压力、调理代谢、改善精神状态，达到促进身体健康、心理愉悦的作用。

六、风水——乾坤圈风水疗法

风水之术，最早只是人们对居住环境进行的选择和对宇宙变化规律的处理，以达到趋吉避凶的目的。而中医学中讲到的风水，则是在"天人合一"的系统整体观念指导下，研究天地自然及住宅环境对人体健康与生命

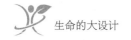

发展相互关系的一门学问。

乾坤圈风水疗法，是基于节气变化与人体的互动联系，并在中医脐疗法的基础上，创立的一种独特技术及产品。

一年四季，春夏秋冬，二十四节气，周而复始，自然界气象、物候的变化在二十四节气中能直接反映出来，也是风水知识体系中的基本概念。根据中医理论，人与自然界是天人相应"形神合一"的整体，人体的变化、疾病的发生与二十四节气同样紧密相连。脐疗法是中医外治法中的一种，至今已有两千多年历史。脐（神阙穴）在腹部中央，是人体的一个重要的经穴，与经络有非常密切的关系，中医称之为十二经络之根、呼吸之门，它与人体十二经脉相连，与五脏六腑相通，脏腑之气凝结于此，是人体阴阳气化之枢纽，乾坤本身有阴阳之含义，故称之为乾坤圈风水疗法。

运用乾坤圈风水疗法，可根据不同节气养生调理需要，每一节气采用一组特定的中药组方，放入石墨烯等材料制作成的腰腹带中，直接敷贴施治于患者脐部及腰背部，模拟建立一个"环境医学场"，以激发经气，疏通经络，促进气血运行，调节人体阴阳与脏腑功能，对强化先天之本的"肾藏功能"及后天之本的"脾胃运化功能"有巧妙的治疗康复作用。乾坤圈风水疗法尤其适合于老年颈椎病、腰椎病、脊柱关节病、高血压、高血脂、高血糖、高尿酸血症、失眠、便秘、脾胃虚寒等人群，能起到温通阳气、健脾和胃、强身祛病、养生延年等诸多功效。

第四节　1.2.6慢病管理模式——五大规范服务应用

1.2.6慢病管理模式不仅包含了全面的标准化慢病管理干预技术，而且拥有规范化的五大服务模型及流程，技术与服务的横纵联合，打破了现代医疗"重技术、轻服务""重治疗、轻管理"的治病模式，1.2.6 慢病管理五大规范化模型即"医疗信息情报决策、慢病筛查与评估、多学科联合会诊、1.2.6 超强化治疗、院外动态管理"，它们使得慢病管理的服务由被动治疗变为主动管理，让慢病患者在不同时间（慢病前、慢病中、慢病后）、不同空间（医院、家庭、单位）上都能感受周全的服务，从而保证慢病管理的最佳成效。同时，1.2.6 慢病管理云平台的建设，有效利用了互联网、物联网、云计算等技术及穿戴式设备，实现了慢病管理大数据的可持续、可流动、可追踪、可评价，进一步对患者在线教育、在线会诊、在线管理，提高了慢病管理服务的效率和效能，大大提升了慢病管理医院的综合服务能力和水平。

一、医疗信息情报决策——重点设计诊疗程序

每个人都不希望生病，但在现实生活中，到医院就医、找医生看病是不能回避的事情。尤其是慢病患者，和医院、医生打交道几乎成为常态，甚至是一种生活状态。但在面对疾病，尤其是慢病或多种慢病于一身的时候，多数人往往感到六神无主、茫然失措、焦虑无助，很多人进到医院往往不知道自己应该看哪个科、该做哪些检查，不知道哪位医生更适合，面对不同科室医生给出的多种不同方案，不知道应该选择哪种、费用是多少、疾病预后结果会怎样。在此过程中，无论是首诊还是复诊，很多人都感觉到就医时的"门难进""病难决""治难定"。这时，就需要"医疗信息情报决策"服务，对患者进行就医路径的规划和诊疗程序的设计。

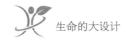

（一）什么是医疗信息情报决策

医疗信息情报决策是 1.2.6 慢病管理的首要环节，也是 1.2.6 慢病管理五大服务模型之一。医疗信息情报决策就是通过搜集来自患者信息和医生掌握的情报，用慢病管理的思路，设计患者的就医路径和诊疗程序的过程。简单来说，就是帮助患者在最短时间内，选择最适合自己的医院或科室、最适合的医生、最适合的技术或服务、性价比最合理的诊疗方案。医疗信息情报决策是所有慢病管理技术服务的导入端口，贯穿于整个慢病管理过程的始终，慢病管理无时无刻不在进行着"医疗信息情报决策"。

（二）医疗信息情报决策的三大内容

1. 搜集信息与提供情报——医生的思路决定患者的出路

没有好的过程就没有良好的结果。如果说诊疗程序的制定是决策结果，那么搜集患者医疗信息、提供情报就是决策的过程，是决策阶段的重点依据。作为从事"慢病管理"的医生，思想上不仅要从治疗角度获取医疗信息，还要从长期动态"管理"的角度，获取患者日常不良生活方式、行为习惯等慢病高危因素信息，在行动上给予患者的情报不仅来自医药干预，而且还要配合 1.2.6 干预其他的 5/6 方案，这样才能"治管结合"，获得理想的效果，正所谓"医生的思路决定患者的出路"。一般来说，"信息"是指来自患者的，如患者叙述、医生问诊等得到的病史资料，"情报"是指来自医生提供或传递的知识或事实，如需要做哪些检查，有哪些最前沿的慢病防治与管理理念和技术服务，目前解决患者问题的具体方法或建议等等。

一方面，在搜集信息阶段，医生通过患者描述与问诊及初步体格检查，了解患者目前大致的健康状况，包括当前病情、既往病史、诊疗情况，问诊次序依照病史线、治疗线、拐点线来进行，并填写医疗信息采集表。病史线包括现病史和既往史，现病史需问清患者的最初发病情况、病情变化情况、现阶段主要临床表现和患者的一般生活状态（尤其注意有无饮食嗜好、吸烟酗酒、熬夜等不良习惯及行为），既往史是指患者过去所患疾病的时间、发病情况、诊疗方式等；治疗线包括患者从发病至今的所有用药及（或）手术等治疗方案；拐点线主要指患者是否曾经住院、因何原因住院，曾经住院的时间、地点、每年住院的频率，住院后是否有手术等特殊处置等。另一方面，在提供情报阶段，医生根据前期信息搜集的质量，判断是否需要补充检查，针对性地完善常规性和功能性检查等缺失的信息，对患者目前面临的治疗或康复保健等方面的难点和需求，进行记录梳理或背景分析，提供专业的慢病管理干预技术及服务方案的建议，为诊疗路径的规划设计等决策做充分准备。

2. 设计诊疗程序——诊疗程序决定生命程序

对信息和情报进行整理后，医生开始帮助患者规划设计诊疗路径，即决策阶段，包括诊疗方向选择、诊疗方案优化、就医路径规划。首先要初步判断患者存在的主要问题，确定诊疗方向，然后，结合发病原因、发展趋势、诊疗常规、国内外最新疗法、慢病管理特色，对医院的专科特点、医疗质量水平、医生或专家的专业特长、相应治疗技术和方法等等，进行筛选、对比及讲解分析之后，设计就医的科室、次序、时机等方向。比如选择是先看内分泌科、心血管内科还是先看肿瘤科等等，其次是对治疗方案进行优化选择，这一步的决策十分重要，由于慢病的复合多发，患者往往会同时看多个科室、多位医生，多位医生诊断结论和提供的治疗方案也经常不同或互为交叉，患者难以评估、判断、抉择，是西医还是中医或者中西医结合？先后顺序如何？采取手术还是非手术治疗？什么时候是最佳时机？是门诊治疗还是住院超强化治疗？是否需要多学科会诊或是院外动态管理？

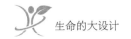

比如对于肿瘤来说，治疗的方法五花八门，主流方法有手术、放疗和化疗，手术方式还分为有创、微创、无创以及冷冻、微波热消融等技术；还有肿瘤的中医药治疗及近来流行的生物免疫治疗等等，因而造成患者很难选择，经常是"有病乱投医"，常常先是到大医院找外科医生，想方设法手术"切除"，然后按照外科或肿瘤科医生的建议去找内科医生化疗，或去找放疗科放疗。再试着买些别人推荐的化疗靶向药、抗癌保健品，听说某个中医不错，开些中药；有条件再试试生物免疫治疗；更有人把目光投向民间医生，找偏方、寻绝技、讨灵丹妙药，"死马当作活马医"……这些效果自然也不言而喻。这时，对诊疗方向选择、诊疗方案优化、就医路径规划等诊疗程序的设计变得尤为关键。实际上，肿瘤等慢病的诊疗既是综合的，又是个性化、特异性的，不同类型、不同阶段，其治疗方案完全不同，选择何种诊疗手段和诊疗程序对患者的生命质量、生命转归具有巨大影响，正所谓"诊疗程序决定生命程序"。正是医疗的特殊性，使得诊疗程序的设计变得尤为重要。应当在安全有效的前提下，设计最适合患者的诊疗程序，让患者获得最有价值的服务。

3. 就医通道协助

任何一家医院都不可能拥有各学科顶尖的专业人才，慢病管理医院依托"全国慢病健康管理工程"工作组，能够组织起丰富的医院和专家资源，搭建医疗协作平台。一旦有疑难患者需要，可以随时启动就医通道协助，帮助慢病患者在最短的时间内，一是选择最适合的省内外医院，如北京阜外心血管病医院治疗心血管疾病最权威，北京天坛医院的神经外科最有优势等；二是选择最适合的诊治医生，从全国上万的名医中，选出对该疾病治疗最权威、有效的医生，包括学科带头人和知名医疗专家等；三是启动就医绿色通道，能够大大缩短患者挂号、看病、住院安排等就医时间或流程。

（三）医疗信息情报决策的价值

医疗信息情报服务通过信息搜集与情报提供、诊疗方向选择、诊疗方案优化、就医路径规划、就医通道协助等流程，由医生设计适合患者的最佳诊疗程序，从而使诊疗与服务流程清晰透明，减少诊疗盲目性，把握最佳诊疗时机，最大程度保证医疗行为的科学性、准确性、高效性。

医疗信息情报决策通常由首诊医生或经治医生负责，根据病情或患者需要，既可单独决策也可多人集体决策。同时，在决策服务的过程中，要跟踪和反馈，随时检验查证，决策与客观情况一旦有不适应，要及时进行修改和调整。决策是一个循环过程，贯穿整个慢病管理活动的始终。可以说，正确的诊疗程序决定了患者今后的治疗效果。

此外，很多患者经常抱怨"排队几小时，看病几分钟"。而在医疗信息情报决策过程中，创造了很多交流的时间和健康教育的机会，从而加强了医患沟通，促进了医患和谐。也让患者更了解自己病情、理解诊疗方案，更愿意接受慢病管理技术和服务。

二、慢病筛查与评估——疾病谱与生命谱的全面梳理

慢性病发病率高，长期发展预后差，常伴有严重并发症，可造成多器官、多系统的损害，导致残疾甚至危及生命。但慢性病的发生和发展过程通常都比较缓慢，尤其是很多慢病刚开始的时候，往往症状不典型或根本没有症状，一旦出现明显症状并确诊，往往已经发展到比较严重的地步（如糖尿病并发症阶段、癌症晚期等），失去了治疗的最佳时机。还有很多平时自认为健康的人，却不幸被某些慢病的"突发"终点事

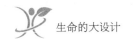
件（如心梗等）夺去了生命。但慢性病是完全可以被早期发现的，慢病筛查与评估就是从慢病管理的角度发现慢病、找出疾病谱、评估风险的过程。

（一）什么是慢病筛查与评估

慢病筛查与评估是指，对具有慢病倾向或慢性病及其并发症的人群，进行早期针对性的病理及功能性检查，根据检查数据和受检者以往信息，分析其目前生命功能状况，对已患慢病按照主、急、兼、次进行疾病谱的排序梳理和趋势预测，为慢病的早期预防、诊断、治疗及动态管理提供科学依据，慢病筛查与评估是慢病管理流程有效运行的先决条件。

（二）慢病筛查与评估的目的

1）充分了解个人医疗信息（疾病史、用药史、生命风险拐点史），有目的性地制定适合不同人群、不同阶段的循证医学（疾病谱）和功能医学（生命谱）检查项目方案。

2）根据检查结果，梳理疾病谱与生命谱，汇总分析检查结果并做出初步诊断，分析患者主证、急证、兼证、次兼证的疾病顺序，以及组织器官的功能情况和健康状态。

3）依据疾病谱、生命谱反映的情况，给出慢病风险程度提示、慢病趋势预测及基本建议等。

4）不仅确定目前的主要检查项目（主检），而且明确后期的追踪检查（追检）、动态管理检查（动检）项目以及检查周期，比如主检方案是一年或半年一次，追检方案一般是伴随主检结果调整，动检方案是一周几次或几周一次。

（三）慢病筛查与评估的内容

慢病筛查与评估包括"筛查"与"评估"两个阶段的工作内容。从而早期有针对性地排查慢病风险，发现慢病后详细分析、判断患者的疾病谱及危险程度，做出适合的预防、治疗和管理的建议或方案。

1. 慢病筛查

慢病"筛查"是通过医生的问诊或表格式的医疗信息采集，充分了解受检者的疾病史、住院史、用药史、家族史、生活方式（吸烟、饮酒、饮食、运动、排毒、心理）等信息，筛选出慢病高危人群和患病人群，设计有针对性的检查或追检项目，以早期发现慢病或慢病发病风险。它虽然包含了传统检查或体检形式，但又有别于通常的诊断式检查及个人或团体性体检。

例如诊断式检查，也就是常说的在门诊或住院就诊期间所做的各种检查。它是在循证医学指导下、针对现有症状或体征所做的诊断性检查，完全是以疾病诊断为目的，只有发现"正常"标准外的检验、影像等异常临床指标，才可以诊断疾病，否则尽管你有很多不舒服的症状，但指标正常就会判定你是健康的。例如，我们拿当今的正常检验指标来说，它来源于什么呢？是来源于国际大样板平均的数据，而数据受体质、情绪、环境、神经、代谢等影响很大，比如空腹血糖检查，我们通常所说的空腹血糖是指禁食 8 ~ 12 小时后的血糖，即清晨 6：00-8：00 空腹状态下的血糖，要求检测之前不用降糖药、不吃早餐、不做剧烈运动，但很多人可能检查前一天的晚上，刻意地少吃主食或吃了一些难以消化的食物，或者晚餐时间过晚（导致空腹时间不足 8 个小时），都有可能导致第二天早上的空腹血糖值偏高。还有些人为了尽早看病，早晨从家赶到医院，上下楼梯挂号检查，没得休息，这时报告单上的空腹血糖检测值已经不是真实的结果，只能算随机血糖了。另外，很多时候我们会看到检查报告单上有一句话，叫作"请结合临床"，意思是不能全部依靠报告单的结果，要结合临床症

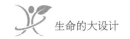
状与体征综合来判断，但往往一结合，由于医生的经验或时间或思路，把很多影响指标的因素如营养、运动、睡眠、心理等信息就漏掉了。

再比如说个人或单位组织的传统体检，一般是一年一次，我们也称套餐式或福利式体检，检查项目通常是千人一套或者撒网式大范围的，不管你的年龄、病史、风险因素等，基本都是从一个或几个固定的项目套餐中选择，也是建立在循证医学基础上的"找病"模式，虽然可以早期发现一些常见的慢性病，但由于很少对受检人群危险因素进行调查（如既往史、遗传史），因此，针对性不强，没有重点和目的性，不仅容易造成资源浪费，而且一些重大疾病（如肿瘤等），很难通过传统体检发现。

而慢病筛查在设计筛查项目时，不仅考虑循证医学诊断性"病理"检查（如临床检验、心电、超声、X光、CT等），而且要综合检查人的生理"功能"，因为功能异常通常早于疾病临床指标，一些有价值的功能性检查（如心肺功能、人体成分分析、骨密度、动脉硬化检测等），能发现容易遗漏与慢病风险相关的"无临床症状"器官的功能改变，更适合于慢病长期管理，这两者在医学上不但不互相排斥，反而有互补的功用，更能做到有效的早期预防、诊断和干预。同时，现代科技的发展，使我们能够借助大量安全、优秀的功能检测设备，综合分析与评估器官功能、营养状况以及循环系统、消化系统、呼吸系统、内分泌系统、免疫系统等状况。如数字中医检测系统、医用远红外成像系统、心血管功能诊断仪、微循环检测仪、肺功能检查仪、人体成分分析仪、心率变异性检测训练系统、动脉硬化检测系统、生活方式风险评估系统等等，通过它们获取更加完整的数据信息，了解人体功能指标及相关内脏器官生理病理状况，将有利于对健康状况、疾病发生原因做更加完善的了解，弥补临床检查的盲点，有利于评估。

2. 慢病评估

实际上，慢病管理只完成"筛查"是远远不够的，关键还在于"评估"，也就是对检查结果的分析和评价。这种评估有别于就医诊断和传统体检。首先说就医诊断，虽然从看病到诊断也是一种评估过程，但它通常是针对临床指标、疾病的评估，目的就是为了当下的疾病诊断，也就是现在有没有疾病，可遗憾的是，很多情况下，当常规疾病检查发现问题时，您实际上已经"病得不轻了"；其次说传统体检，传统体检的评估或体检报告虽然看似漂亮、有厚度，但大多数技术含量不高、实用性不强，它的检查结果很多就是阳性指标或疾病的罗列，基本没有具体的分析和评价及有效建议方案。

慢病评估的重点不仅是罗列疾病、明确诊断，而且要根据现有慢病筛查结果及医疗信息情报，对受检者目前的健康情况、疾病发生发展的风险性及程度进行动态提示和评价。其中，区别于传统体检最具差异化、最有价值的，是从纷繁复杂的病情中抓住重点问题和主次关系，充分梳理患者的疾病谱，要分清主证、急证、兼证、次兼证，要抓住目前的主要矛盾，判断轻重缓急，称作"抓主证、控急证、照顾兼证和次兼证"，进而评价当前慢病的主次关系及未来发展趋势，并且做出个体化预防、诊疗和管理的干预建议（如对高危人群实施个体化行为干预；对患者进行临床治疗和1.2.6 干预等）。

（1）主证

什么是主证？主证是指在主次相间的病证中，占据主导地位、病史最长，最能反映疾病本质的证候。只有先抓主证，抓住主要矛盾，才能进一步认清兼证和次兼证，分清病证间的层次关系。当一位患者前来就诊的时候，他往往具备多种症状或多种慢病，如果以此作为推断病情的切入点，

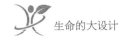

就如同站在诸多线路的交汇点上，很容易陷入千头万绪之中，令人无所适从。而有些症状与器官的生理功能及其属性密切相关，具有极强的"个性"，若以此为线索，顺藤摸瓜，往往很容易抓住问题的关键，这就是抓住主证。为什么抓主证那么重要？因为主证的确定能起到去伪存真、画龙点睛的作用，既能提示致病的病因，又能反映机体主要结构损害和功能失调。比如，对于糖尿病多年的患者，通常会出现多个表现各异的症状，存在多种并发症及伴发疾病，这时就要抓住主导性疾病，才能解决根本问题。同时，抓主证也是辨证论治的重要核心，主证最有可能反映疾病的解决途径，它提示我们应该用何种方法、从哪个方向着手，可以使主要问题尽快得到解决，抓主证是获得最佳疗效的关键。

（2）急证

急证是指符合当前临床症状和体征，能够引起严重并发症甚至死亡风险的，应当尽快处理的急危病证（如高血压三级、冠心病伴发心悸、胸闷、心律失常等），或者是患者当下最迫切需要解决、直接影响患者感受的问题（如糖尿病视网膜病变引起的视力下降，或者是失眠、甚至便秘），在某一节点上，都可以算是急证。急证的救治关键在于快速解除症状，使患者脱离危急或痛苦。

（3）兼证和次兼证

在抓主证、控急证的同时，也要顾及兼证和次兼证。兼证代表了主证或急证导致的并发症，次兼证一般和主证、急证、兼证都不相关，属于二元性疾病。兼证和次兼证表现为独立的或伴随的症状、疾病及合并症等。虽然在疾病证候群中主要显现的是急证或主证，但人体是一个整体，组织器官之间在生理上有着互相滋养、互相制约的有机联系，在一定的条件下能够相互影响。兼证和次兼证既可以独立存在，也可伴随主证、急证而产生。

小结：

任何证候都不是始终不变的，急证、主证、兼证、次兼证在一定条件下是可以转换的，是动态的，它们随着治疗和管理的过程，表现为或好转或加重，直接关系到其后疾病谱的重新梳理。比如，对于一位多年患有高血压、心绞痛、糖尿病、便秘、颈椎病、血脂异常的复合慢病患者，他的疾病谱梳理结果是：高血压、糖尿病为主证，心绞痛和便秘为急证，颈椎病、血脂异常为兼证、次兼证。心绞痛作为急证大家都理解，但便秘在这里也被列为急证，因为对于一个频发心绞痛伴有高血压的患者，如果不解决便秘，很容易诱导心肌梗死、脑梗死、脑出血的发生。同时，随着疾病谱的变化，主证、急证、兼证、次兼证之间是可以互相转化，一个便秘就可能由兼证或次兼证转变成急证，如不先解决它可能患者生命就会发生危险。很多人多种病集于一身的时候，看病很盲从，不知道先看哪个、后看哪个，或者不知道先解决哪个、后解决哪个。这时候我们在认真分析、梳理疾病谱以后，应当遵循慢病管理的一个重要诊疗程序或处理原则，被称为"抓主证、控急证、照顾兼证、次兼证"，这种诊疗程序的确定也决定了患者的生命程序和生命质量。

（四）慢病筛查与评估的价值

美国曾通过各种付费机制倡导全民体检，但观察发现，通过推行了十年的体检并未对美国人疾病的发病率、死亡率产生明显影响，因此认为传统体检不是健康管理要走的路。

慢病筛查与评估通过帮助个体或群体全面地发现健康危险因素，在梳理和分析生命谱和疾病谱的基础上，判断身体的生命功能状态，分清慢病主证、急证、兼证、次兼证的疾病谱，预测疾病趋势，并根据以上情况做出针对性的包括饮食、运动及用药、监测等个性化指导或建议，从而把检

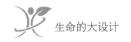

查数据转化为解决方案和健康行为，能够发现慢病风险，为慢病的临床治疗及管理提供了方向，让慢病管理能够事半功倍，管好健康。

（五）附录——慢病筛查特色检查项目分享

近年来，随着现代科技的进步，很多适合于慢病管理的功能性检查设备及软件系统被研发出来，如医用远红外热成像系统、生活方式风险评估系统、心率变异性检测训练系统、动脉硬化检测系统、健康风险评估系统（HRA）等，尤其是中医现代化诊断设备的研究取得了突破，如数字中医检测系统、舌像仪、脉象仪、中医四诊综合分析仪等。以上这些集成了现代计算机、光学、电子、机械等技术的新型设备，具有快速、准确、客观、量化、可记录、方便检索统计等优点，广泛运用于慢病筛查中，获得了独特的慢病管理价值。

1. 数字中医检测系统——判断您身体的"土壤状况"

您是否有过这种情况：明明有头晕头疼、两眼干涩、失眠健忘、疲倦乏力、食欲不振等不适感，可到医院又查不出什么病，这时您困惑不已，不知道怎么办才好。其实很好办，请数字中医为您把把脉，很可能病因以及解决方案就一清二楚了。

数字中医检测系统（简称TDS）是涉及医学、生物信息学、电子工程学等多学科高科技创新成果。它以中医经络学为理论基础，运用先进的电子设备采集人体经穴生物电流（生物电现象是一切活细胞的共同特征，它是生命活动的基本特征和最重要的生物信息之一，而人体经络一样能够产生和传导生物电流，细胞与经络各项功能活动所引起的生物电变化，都可以用电极在相应的体表穴位上记录下来），进行分析和综合判读后，对受检者的体质如体能、新陈代谢、精神状态、自主神经功能、骨骼、免疫功能状态等做出评估；如果我们将体内环境比喻为"土壤状况"，那么，数字中医检测的过程就是对体内健康环境进行分析的过程，了解体内环境到底是有利于健康的"肥沃黑土地"，还是疾病倾向性的"盐碱化土地"，或者是疾病状态的"荒漠化土地"，再或是典型疾病状态的"沙漠化土地"，从而对疾病的发生、发展予以早期的提示，对疾病的早期治疗有重要意义。

另外，数字中医检测还能对临床治疗效果，包括药品、保健品应用效果进行客观评估，并能跟踪观察疾病转归数据化的动态过程，同时也为中医临床辨证提供了量化依据，具有重要的应用价值。

2. 医用远红外热成像系统——慢病的侦探与观测器

医用远红外热成像系统（简称远红外热像仪），是一种新型的医学功能性影像设备。它以先进的热扫描成像技术为基础，集光电、数字化图像处理、计算机智能和现代临床技术于一体，通过采集并接收人体辐射的红外线，探测人体热场变化，全面地分析身体各脏腑组织的生理、病理变化，并全面地记录人体呼吸、循环、消化、神经、内分泌、生殖、泌尿和免疫系统等器官及组织的功能信息。

人体是一个天然的生物发热体，由于解剖结构、组织代谢、血液循环及神经功能状态的不同，造成了机体各组织温度的不同，并形成不同的热场，远红外热像仪可将肉眼无法识别的、携带人体自身大量信息的红外信号，以热图的形式表现出来，正常的机体状态显示正常的热图，异常的机体状态显示异常热图，经过实时记录、动态监视及分析比较，结合临床就可以推断疾病的性质、程度和预后。

医学研究表明，"病变就会温变，温变早于病变"，我们人体就是由无数个细胞构成的。人体细胞每时每刻都在进行新陈代谢，在这个运动过程中，温度是生命（细胞）活动的指标，不同细胞产生的热量不一，热量

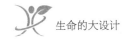

由体内向体表传递，不同细胞的热量传递均有一定的规律，若某一区域的新陈代谢出现代谢异常活跃或减低，这个区域的温度就会升高或降低，然而，在温度变化早期，人体对这些细胞温度的变化是毫无知觉的，只有异常细胞温度达到一定的量变之后，才形成了人体可以察觉的自我症状或检查时的异常指标。但这种温度的早期改变，会被医用红外成像仪高灵敏度（0.05℃的温度变化）的探测系统捕捉到，并提示该部位组织细胞发生了异常，出现了病理性改变。这种预警性的提示，往往能提前3～6个月，甚至1～2年发现机体发生形态学病变的风险。并且，医用远红外热成像系统一次扫描，就可以同时记录人体呼吸、循环、消化、神经、内分泌、生殖、泌尿和免疫系统等器官及组织的功能信息。而且，它的优点还在于被动接受人体的热辐射，不像其他医学影像设备需用X射线、超声波、放射性核素、强磁场等通过人体，因而对人体无任何伤害。

医用远红外热成像系统临床应用范围广，可以应用在内科、外科、皮肤科、妇科、五官科、中医科等，对疾病的早期发现、早期诊断有重要意义。同时，在疾病的治疗效果、治疗转归以及人体健康状态的综合检查和评估等方面都有着极其重要的应用前景。

3. 生活方式风险评估系统——生活方式病早知道

"生活方式风险评估系统"是"生活方式与重大疾病风险评估系统"的简称，它是由中华预防医学会健康风险评估与控制专业委员会，联合国内著名医学机构的临床医学、流行病学和统计学专家，在引进美国康奈尔大学和英国剑桥大学疾病风险预测模型的基础上，结合中国近二十年来大量的流行病学研究资料，运用先进的IT技术进行研究开发的成果。

它的工作原理是通过健康问卷获得您目前健康状况、疾病史、家族史、饮食习惯、生活方式、社会行为和心理因素等方面的健康资料，在此基础上汇总和综合分析您的健康状况和健康风险因素，经过系统自动评估后，您将得到个性化的健康信息提示（生活方式评估报告），以及您现存健康风险和未来重大疾病风险预测报告（本系统选择的风险评估疾病是目前影响中国人群健康且发病率呈上升趋势的主要疾病，包括肺癌、糖尿病、高血压病、心血管病等），并提出相应改善建议（膳食处方及运动处方），提醒您如何通过改变生活和饮食习惯来促进健康，从而降低某些慢性疾病发生的风险。

4. 心率变异性检测训练系统——测评和调整您的心理状态

"心率变异性检测训练系统"的学术名称是"生理相干与自主平衡系统"（简称 SPCS）。它基于美国心脏数理研究院（简称 IHM）的资深心理学家、教育学家和医学家经过 16 年的潜心研究的自主平衡技术所取得的成果。研究表明，一个人的心理状态可以通过心率变异信号（HRV）表现出来，心率变异性检测训练系统通过高科技的光电信息采集器、生物反馈芯片处理器，采集并处理人体的心率变异信号（HRV），将受测者的每一瞬间的心率变化、交感神经与副交感神经活动的频谱变化、压力指数等生理信号传输到电脑终端；在电脑上，通过设计的人机互动训练工具，从改善人体心率变异性入手，其训练系统以多款轻松的游戏，分别从不同的侧重点训练记忆力、协调能力、反应能力等，平衡并提升 HRV，从而达到提高生理、心理健康水平的目的。"心率变异性检测训练系统"能让使用者掌握在现实生活中应对压力和调控情绪的技巧，帮助使用者有效地减轻压力，改善或消除紧张、疲劳、焦虑等负面感受及不良生活习惯带来的影响，从根本上改变不良的心理状态。目前，心率变异性检测训练系统在全球包括中国、美国、英国、新加坡、澳大利亚、法国、比利时等国家共拥有一百万以上的使用者。该项技术也在国家体育总局等专业运动员训练机

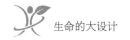

构，以及北大、清华、北师大等高校都得到了应用。在 2008 年中央电视台奥运舵手选拔赛上，心率变异性检测训练系统更是被作为特选的注意力和心理测试设备，现场显示决赛选手的注意力和心理素质变化，其权威性得到了专业肯定。

5. 动脉硬化检测系统——判断您的血管年龄状态

人类衰老的过程就是由组织器官的动脉逐步硬化而引起的，动脉遍布人体各个组织器官，随着年龄的增长，人体动脉血管弹性会逐渐下降而硬化，同时动脉硬化又是高血压病、冠心病、心肌梗死、脑出血和脑梗死的发病基础，并且慢性病如糖尿病、高血压等也加速着动脉硬化的进程。如糖尿病的主要并发症之一就是引起血管动脉粥样硬化，主要累及主动脉、冠状动脉、脑动脉等，常引起心、脑、肾严重并发症而致死；若累积周围动脉尤其是下肢足背动脉等更可引起坏疽而致残。由此可见，早期发现、预防和延缓动脉硬化已不容忽视。

动脉硬化检测系统作为一种无创的检测手段，通过同步测量四肢收缩压、舒张压、脉压、平均压，计算出脉搏波传导速度（PWV）和踝臂指数（ABI），其中踝臂指数（ABI），可以判断下肢动脉有无狭窄、阻塞，脉搏波传导速度（PWV），用以判断血管的弹性、动脉壁的硬化程度。它最大的意义是，由于血管弹性的变化早于结构病变，因此，在其他结构性检测方法如冠脉 CT、造影、超声诊断动脉硬化或阻塞之前，动脉硬化检测系统就能定量分析全身血管的僵硬度和弹性，其独有的亚洲人血管年龄的预测曲线，更能评判出被检者与其同年龄、同性别人群健康标准值的对比情况，告诉您是"40 岁的年龄、60 岁的血管"，还是"60 岁的年龄，40 岁的血管"，从而能早期发现血管壁弹性及管腔的改变，对血管的结构和功能进行监测，评判动脉是否硬化，血管有无狭窄、阻塞。

6. 健康风险评估系统（HRA）

HRA 是健康风险评估 Health Risk Appraisal 的英文缩写。HRA 健康风险评估系统采用生物电感应技术，结合人体电阻抗测量技术，应用计时电流统计分析法，通过计算机辅助扫描对全身多个组织、器官、系统的生物活性和生理功能进行检测，可早期预测高血压、动脉硬化、冠心病、糖尿病、肝病、肾病、肿瘤等慢病的危险因素，并预警慢病及判断其发展方向，从而对人体健康状况做出评估。HRA 可检测人体九大系统，即消化系统、呼吸系统、心血管系统、神经系统、泌尿系统、生殖系统、内分泌系统、骨骼系统、免疫系统的 220 项功能值和参数，包括生化、神经递质、电解质、血气、自由基等，并给予合理的健康指导及建议。HRA 系统弥补了影像学设备对早期疾病无法诊断的不足，也弥补了生化分析技术对早期疾病诊断滞后的弱点，检查过程无侵入性、无辐射、无创伤、快速准确，是疾病早期风险预测的新突破，适合为健康和亚健康人群进行基础健康筛查。

三、多学科联合会诊——多专业共同协作，强化慢病综合解决方案

临床会诊对于医院来说是一项常规医疗活动。但一般情况下请某个科室单独会诊比较常见，即使几个科室医生共同参与的会诊，也基本上都是面对急危重症病人。而实际上，随着临床分科越来越细化，医生在各自专业领域的研究不断深入，诊断及治疗手段越来越多样化，也越来越各自为战。尤其当面对复合多种慢病患者（一人多病），并在疾病的不同阶段出

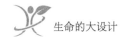

现多种交叉表现的时候，单学科为主的诊疗模式，往往难以满足慢病患者综合诊疗需要。因此，慢性病患者更需要的是"多学科联合会诊"。只有多学科医生共同参与、相互协作，才能制定一个适合慢性病特点的"面面俱到"的综合诊疗方案。

（一）什么是多学科联合会诊

多学科联合会诊的本质，强调的是多学科协作（简称 MDT），它是由多名不同专业背景的医生，共同研究和解决患者某个难点问题的过程。它针对慢病复合、多发、治疗终点难以把握的特征，以循证医学和1.2.6 慢病管理思维为导向，以慢病筛查与评估结果为依据，以多元化的临床治疗、慢病管理经验为基础，进一步深度分析诊疗中难点问题，改进并制定最适合患者特征的、阶段性、动态的治疗与慢病管理方案。从而弥补单科诊疗的片面性，保障诊疗方案的全面性，获得对慢病防治的满意效果。

（二）多学科联合会诊——加强多学科协作，强化慢病综合防治意识

在医院中经常遇到患者抱怨："医生说我的症状可能是糖尿病，已经转了5个科，还没一个明确的诊断，却开了一堆的药。"患者的苦恼折射着过去三十年医学遭遇的"发展极限"——学科划分越来越细，医生们在各自领域走得很深，但问题是，医学是一门交叉科学，一种疾病往往与多个专科有关，慢性疾病更是如此。以临床最常见的糖尿病为例，近年来的研究表明，糖尿病不是单一独立的疾病，它除了血糖升高外，还存在高血压、高血脂、高黏稠血症、高脂肪肝、高血尿酸、高尿微量白蛋白、高炎症反应、高胰岛素血症、高体重，免疫力低下等所谓的"十高一低"，可引起多系统、多脏器损伤，导致全身性急、慢性并发症。常见的并发症就有：糖尿病酮症酸中毒、糖尿病性心脏病、糖尿病性脑血管病变、糖尿病性肢端坏疽、糖尿病性

神经病变、糖尿病性肾病、糖尿病性视网膜病变以及糖尿病引起的多种感染。同时，不健康的生活方式属于高危因素，是导致糖尿病的重要原因。因此，对于糖尿病的诊治绝不是一个内分泌科就能解决的，在上述领域里，内分泌科与其他学科的协同诊疗是必然的趋势，才会取得更理想的效果。

在慢病管理医院中，如果首诊医生判断患者是复合慢病，其病情涉及多个学科，或者是肿瘤、糖尿病等本身就需要多学科会诊的患者，就会主动推荐到多学科联合会诊流程中来，例如在糖尿病患者多学科会诊时，通常邀请一个由内分泌专科医生、眼科医生、足病科医生、肾病科医生、中医科医生、临床营养师等组成的专门小组共同参与。多学科联合会诊体现了慢病管理高效和系统服务理念，能够让慢病管理更加规范化和科学化，为慢病患者制定更为优化的诊疗方案和管理流程，提高了患者的生命质量和慢病管理效果，不仅使患者受益，参与多学科联合会诊的医生在学术上也获益匪浅。

（三）多学科联合会诊——明确诊疗路径的最佳途径

多学科联合会诊的主要目的，一是深度梳理患者的疾病谱，结合多项检查结果和各科专家诊断意见，对疾病谱重新进行排序，去粗取精、去伪求真，找出疾病的主攻方向；二是明确诊疗方向，决策最适合的治疗和管理方案，这时的决策，就是给慢病患者制定最恰当的"战略、战术"，比如"战略"上，是先中医、还是西医，还是中西医结合，是先药物还是先手术治疗，是否采取 1.2.6 超强化治疗中其他的干预技术，是否配合院外动态管理等服务，原有方案是否调整或优化，这些都是战略方向的选择，而具体用什么药物、技术实施，无论多么高精尖，都只是个"战术"问题。

1. 深度分析诊疗中难点问题

既然需要多学科会诊，一是因为原有疾病突然发生了变化，二是又

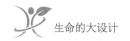

增加了其他病种，出现了复合慢病，三是需要对诊疗方案进一步明确或调整。这时候，就需要由多名不同专业的医生参与会诊，深入梳理当前的疾病谱，分析原有诊疗方案，并进行开放式讨论，发表各自的意见，最后由主诊专家总结，对疾病谱重新进行排序，说明原有诊疗方案中的问题，引出解决问题的方向，为下一步制定方案做充足的准备。

2. 明确诊疗方向，制定适合的治疗和管理方案

在慢病管理指导下，明确诊疗方向，改进和调整原有诊疗方案的不足，制定适合的慢病管理技术服务方案。

（四）对多学科联合会诊的理解

多学科联合会诊，不应该仅仅是几个临床科室的医生坐在一起讨论病例并给予治疗方案，这不是真正意义上的多学科会诊。其弊端首先是，这个医院哪个学科最强，哪个专家最权威，其建议或意见容易影响其他人，甚至左右其他医生的看法；其次，传统的会诊主要还是纠缠在当前疾病的诊断治疗上来探讨，如怎样用药、怎么手术，很少关心对疾病谱梳理排序，治疗方案很少结合医药之外的其他慢病管理技术和服务，如中西医1.2.6的技术手段（营养、运动、心理等干预），以及院外动态管理等服务手段等等。

根据病情需要，慢病管理医院不但能组织院内专家，而且可以依托行业资源（如中华中医药学会慢病健康管理工程专家委员会、名医工作站等），邀约省内外的中西医临床和医技专家，并联合营养、运动、心理等不同专业背景的医生，共同参与会诊，完成对患者的临床决策。在会诊组织上，会诊专家原则上不少于三人，按照本次诊疗涉及的重点领域，以"君、臣、佐、使"的形式组合，其中一人为主诊专家（一般是主证疾病方面的专家），同时也是最终决策的制定者。在会诊过程中，由主管医生

汇报病史，提出会诊目的，主诊专家提问或引导，其他专家从各自专业角度分析患者情况和诊疗方案，提出意见后，由主诊专家对总体信息归纳总结，系统陈述明确的诊疗意见和诊疗路径，确定最终的治疗与管理方案。

（五）多学科联合会诊的价值

针对复合多发的慢病患者，通过多学科联合会诊，能够强化慢病综合防治意识，加强多学科协同防治，改进并制定最适合患者特征的、阶段性、动态的治疗与慢病管理方案，有利于慢病的早期筛查、早期干预、综合防治和长期管理。同时，多学科联合会诊也让医生开阔了视野，丰富了慢病管理的思路和技能，大大提高医生的慢病管理能力和医院的整体医疗水平。

四、1.2.6 超强化治疗——对慢病实施多种技术的综合干预

从当前的慢病治疗情况来看，虽然各临床学科已普遍发展至较高水平，但慢性病的发病率仍在不断增长，治疗率、达标率、控制率在不断降低，危害日益加剧，从侧面印证了单靠医疗、医药技术，慢病是"治不好的"。因为慢病是生活方式病，是多种危险因素、多阶段、长期相互作用的结果，当今医疗模式只是提供单纯医药干预治疗慢病，无法从慢病管理六大技术角度为患者提供必要的营养、排毒、生理（呼吸、睡眠、饮水等）、心理、遗传等干预方法，也很少考虑为患者选择适合国人健康养生习惯的中医药膳、经络、导引、情志、风水等适宜技术，导致慢病久治不愈。1.2.6 超强化治疗是在中西医 1.2.6 健康法则指导下，对慢病实施医药与多种技术的综合干预的过程。这些技术的实施不仅适用于医院内，而且

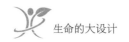

适合医院外的生活、工作场所，不仅改变了患者不良生活方式，而且提升了患者自我慢病管理技能。

（一）什么是 1.2.6 超强化治疗

1.2.6 超强化治疗是根据慢病多维度的控制目标，按照全方位、多手段、多因素的干预模式，在中西医 1.2.6 健康法则指导下，即对慢病患者实施中西医结合治疗，又配合医药手段之外的营养、排毒、运动、心理、遗传及药膳、经络、导引、情志、风水等综合干预技术，从源头上阻断慢病病因。它不仅能够使患者的主要症状得到缓解，让慢病患者的血糖、血压、血脂、血尿酸、体重等循证指标综合达标，而且能大幅提升患者的生理功能和防病能力，从而降低突发事件风险，降低慢病的患病率与致残率、致死率，全面提高患者的生命质量，获得防治慢病的最佳效果。

（二）1.2.6 超强化治疗——综合干预的体现

1.2.6 超强化治疗是慢病综合干预的技术体现。采取多学科系统技术，对慢病进行多因素强化干预，其工作流程不仅适用于院内，而且适用于患者院外的生活和工作中。以糖尿病为例，在实际的糖尿病临床治疗中，我们发现，以控制血糖为主要目标的糖尿病治疗只能减少微血管并发症，对降低大血管并发症不明显。如果在强化降糖的同时把血压也进行严格控制，同时开展生活方式的干预（如饮食、运动等），则糖尿病大血管并发症的发生率显著降低。在慢病健康管理的"中西医 1.2.6 健康法则"中，我们再次看到了，医药治疗只是其中的六分之一，还有其他六分之五，如合理的营养、排毒、生理、心理、遗传等干预，只有兼顾这通往健康的六条渠道，控制慢病才能真正有效。

（三）1.2.6 超强化治疗的价值

从现代医学单一的技术层面上看，目前的各临床学科已普遍进展至较高水平，但仍然无法满足医患双方对营养、运动、生理、中医养生、行为干预等慢病管理技术需求及整体疗效需求。1.2.6 超强化治疗不仅是慢病管理五大服务模型之一，而且是展现实施慢病管理综合技术的重要环节，尤其突出了中医干预技术的特色优势，让我们中医的药膳、经络（针灸、按摩、刮痧、拔罐）、导引等技术，变成我们患者的生活方式，体现了防控慢病技术的中国特色。1.2.6 超强化治疗不仅完善了慢病管理技术路径，而且让医生有了丰富的、可以运用的健康技术和产品，患者掌握了更多的自我健康技能，对慢病预防、治疗、管理的技术变革及技术产品研发和转化等都产生了深刻的影响，1.2.6 超强化治疗对慢病良好的干预效果也越来越受到医生及患者的关注和推崇。

五、院外动态管理——管好慢病的关键

慢性病是常见病，有着巨大的人群基数，治疗和恢复都需要一个长期的过程。然而很多患者到医院就诊，在门诊或住院诊疗，门诊短则几分钟。住院了，很多大型医院追求床位周转率，控制平均住院天数，有的患者住院 7 ～ 10 天左右，病情刚有好转就不得不出院，因此，在医院治疗的时间十分有限，90% 以上的时间，都在院外的家庭或工作等社会环境中自我带病生存，但恰恰很多生命指标如血压、血糖、血脂、心电、血氧等的变化，以及高血压、糖尿病、冠心病等慢病病情的变化，尤其是大量的突发疾病风险（终点事件）如心肌梗死、脑梗死等，都发生在院外这个阶段。以心血管病为例，我国每年心脏病死亡人数近 300 万人，其中 80%以上发生在医院外，尤其发生在那些不良生活方式未纠正的患者中。很多患者离开医院后，感觉就像断了线的风筝一样，因为很少有医护人员继续

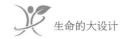

跟踪患者日常的症状变化、用药情况、治疗效果、康复情况、指标变化，出院后很少有人告诉患者，除了吃药之外还要怎么办、什么情况下需要复查或调整优化药物，家庭当中怎样对生活方式的调整，怎么发现日常风险，发现风险应当怎样及时处理等等。大量院外生存的患者茫然，医生也缺乏意识、缺少时间、缺少有效方法或工具，医患之间处于一种完全失控的状态。尤其随着我国已经进入老年化社会，"空巢"慢病老人越来越多，儿女们虽然很关注自己父母在家中的健康，担心一些突发状况的发生，但又无能为力，家里的保姆或请的护工也只能照料生活起居，很难做到健康的守护。因此，慢病患者、高危人群及其家属越来越需要连续性的诊疗和管理服务，院外动态管理服务显得尤为重要。

院外动态管理是慢病管理最有价值的服务。我们院外动态管理中心的医生常说的一句话，叫作"患者离开医院，我们的工作才刚刚开始"。慢病管理医院通过签约医生团队，借助互联网与穿戴式设备构建的 1.2.6 慢病管理云平台，在工作流程中能够即时监测患者动态指标变化，及时发现风险、评估风险、解决风险，有效解决临床断点问题，满足了医生和患者慢病管理的需要。2016 年国务院出台的《关于推进家庭医生签约服务指导意见的通知》，正是从政策层面鼓励家庭医生签约，弥补院外治疗和管理的不足。

（一）什么是院外动态管理

院外动态管理是医院医疗服务延伸的过程，是一种主动式的医疗活动。它弥补了传统医疗行为的断点，是慢病管理最为关键、最具差异性的服务。它通过对常规门诊治疗后或出院后的患者进行数据追踪、病情观察、疗效评价、治疗方案调整，对患者执行诊疗管理方案、生活方式、自我管理行为进行监督和指导，同时，借助整合了移动互联网技术和可穿戴式医疗设备为一体的 1.2.6 慢病管理云平台，能够持续监测动态数据信息，做到数据的可追踪、可流动、可持续、可评价，进而帮助患者动态监测治疗流程、选择治疗方向、建立治疗标准、优化治疗方案。

院外动态管理的系统工作流程，不仅让签约医生团队（包括健康管理师）能够随时掌握患者上传的院外信息和数据，进行线上的跟踪分析、交流反馈、健康教育，监督和指导慢病管理方案的执行，及时发现院外风险因素或情况，推荐解决方法；而且根据病情或患者需要，主管医生同患者能够在线下的医院进行面对面的就医和随诊，这种线上线下的有效互动，不但使慢病管理有的放矢，提高了医生和健康管理师的工作效率，而且建立了医患之间的信任，提高了患者对医药治疗、1.2.6 生活方式调理等方案执行的信心和依从性，保证了慢病管理服务顺利地进行和慢病防治效果。

（二）院外动态管理≠传统随访

院外动态管理不同于传统的随访。随访是很多医院定期或不定期了解门诊或出院患者在院期间满意度、出院后康复情况的一种工作手段。但大多数看似严谨的规定式随访存在较大弊端，一是随访率低，很多医护人员对随访的重要性认识不足，开展的随访工作缺乏宏观调控、系统性和连续性。某些随访由于目的、内容不明确，加之工作量大，导致随访工作流于形式，为完成工作而疲于应付；二是医生参与率低，医生由于工作繁忙，时间有限，对随访参与较少，随访工作多由护士完成。但患者的康复涉及更广泛的医学领域，护士受专业知识的限制，对患者的问题不能完全解答，在一定程度上影响了随访质量；三是缺乏有效工具进行日常临床和功能数据的监测，与患者需求距离甚远。因此，传统随访无法体现慢病"动态"管理、有效防控慢病及突发风险的服务本质。

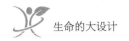

（三）院外动态管理——患者离开医院，工作才刚刚开始

院外动态管理既是医疗服务的延伸，又是慢病管理的起点。慢性病是终身性疾病，对于患者来说，由于离开医院后普遍缺乏慢病自我健康管理技能，再没有专业人员及时的监督指导，往往造成患者依从性下降、治疗中断、治疗效果差、再住院概率增加，甚至付出生命的代价。因此，充分利用互联网平台、移动监测设备、各种通讯方式等，对出院后慢病患者进行院外动态管理服务，及时了解恢复情况、出院后用药情况、运动情况、生活情况，指导其用药和自我监测，培养良好的营养、运动等生活方式和行为习惯，使得医生（或健康管理师）与服务对象的关系始终处于健康促进、疾病预警、疾病治疗、动态监测、康复保健的互动状态，能够促进医患和谐关系的建立，提高患者满意度，还有利于医护人员总结经验，提高诊疗效果，促进技术服务能力的不断提高，进而有效控制和延缓慢病发生发展。

院外动态管理是医生主动性的行为活动，它使得医生与患者之间有了更多的时间进行有效的沟通，不仅将健康管理走在临床治疗之前，而且信息的充分交流带动了医患间的情感交流，患者能对病情充分认识，对医生产生信任感，理解和接受医生的方案并积极配合，能从客观上接受疾病的转归和预后，减少了医疗纠纷，提高了患者的满意度，从而改善医患关系。因此说，院外动态管理也是"构建和谐医患关系的新支点"。

（四）院外动态管理服务的系统内容

院外动态管理，是一套完善、周密的服务流程。院外动态管理将工作系统化、规范化，随时动态监测患者的治疗流程、建立治疗标准、选择治疗方向、优化治疗方案，进而调整和制定更为精准的健康干预方案，提供更适合的服务。

1. 动态监测治疗流程

这里指的治疗包含了中西医 1.2.6 的诸多干预技术。

常规的慢病诊疗，习惯通过即时"指标"来确认"健康或疾病"、治疗效果的"好与坏"。只要身体的临床生化、影像等指标在正常范围之内，都一切"OK"，不管是否在临界值或动态变化，而实际上，临床指标的控制并不意味着疾病的治愈。比如，很多高血压的患者，虽然在用药后使血压维持正常水平，但许多症状依然存在，如头晕、食欲下降、记忆力减退等，有些人表面上血压恢复了正常，但心脏、肝肾功能正在发生损害，因此隐含着更大的危机。在治疗上，由于体质的不同，同一种药在不同的人身上，效果也可能是千差万别的，有的可能有效或好转，有的可能无效或恶化。所以，依靠单一静态的指标无法准确地判断治疗效果和疾病变化趋势。

动态监测治疗流程，是利用移动穿戴式医疗设备，随时监测血压、血糖、心电、运动等主要生理指标，以及数字中医、医用远红外热像、人体成分、动脉硬化等检测设备，必要时结合医学检验、超声、心（脑）电图等，对慢病患者的症状、体征、生理指标、功能指标、治疗效果及药物不良反应等进行动态监测与评估，及时掌握慢病发展趋势、发现突发风险，为治疗方向选择、治疗标准建立和治疗方案优化等提供客观依据。

2. 选择治疗方向

慢病的证候表现、治疗效果都是不断变化的，尤其是复合两种以上的慢病，随着时间的推移，病情会随时转化或加速发展，因此，治疗方向和方案也需要及时调整。院外管理以动态监测的结果为依据，重新梳理慢病患者疾病谱（主证、急证、兼证、次兼证），评估患者目前的健康状态，分析病情的轻重缓急和干预效果，选择下一步的诊疗方向，制定新的治疗

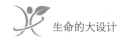

和管理方案。

3. 建立治疗标准

现代医学的治疗标准围绕"人的病"进行，以检查数值或结构变化作为治疗效果的衡量标准，治疗方法单纯以药物和手术为主；而院外动态管理除了参考上述指标外，更从整体上，用身体的功能状态来判断身体的健康与否，提前预警某些重大疾病的风险程度，并且以 1.2.6 健康法则为标准，从患者的营养、排毒、生理、心理、遗传、药物等六个方面进行综合评判和系统干预。

随着现代科学和诊查技术的发展，已经能在更高水平上发现慢病患者的健康风险因素、慢病变化的过程和变化的程度，判断慢病患者的器官、体质等功能状态。比如，之前我们提到的，也是正在广泛应用的生活方式风险评估系统、数字中医检测系统以及医用远红外热像仪等检查设备，就可以采集人体全面的信息，进行分析和综合评判后，对被测者的功能状态、治疗效果、生活方式风险等做出评估，进而把握住慢病患者预防与治疗的关键点。

4. 优化治疗方案

慢性病患者往往伴发多种疾病和并发症，治疗药物的种类和数量也在不断增加，病程中多种药物联合使用的现象较为普遍，比如降压、降糖、强心、利尿、抗血小板、营养心肌、改善心功能及对症治疗等，涉及的药物可能在 10 种左右，并且有些需要长期、常年使用，这时对患者进行药物治疗，既要考虑药物相互作用的疗效，又要考虑出现药物的拐点效应，即当一种药物长期连续使用一段时间（通常 1 年以上）后，它的毒副作用可能超过了治疗作用，这就是拐点效应。针对这一问题，慢病健康管理医院的药物优化门诊，通过问诊、查看患者体征、日常重要临床与功能性指标的定期追检和监测结果，对患者的治疗用药进行分析和评估，对不合理或不适合的药物进行优化，提高药物治疗的安全性、有效性。此外，及时对患者干预方案进行评估分析，制定合理的预防和处理措施。

（五）院外动态管理——改变不良的生活方式和行为

世界卫生组织（WHO）提出的现代人健康的四大基石"合理膳食，适量运动，戒烟限酒，心理平衡"，几乎涵盖人类大部分行为活动，可以称作是人类的健康行为规范。我们知道，慢性病既然被称为生活方式病，就必然和日常的生活方式和行为有着千丝万缕的联系。大量的研究表明，生活方式与糖尿病等慢病患病率的增长密切相关，世界卫生组织（WHO）曾经宣布，健康 60% 取决于自己的生活方式，15% 取决于遗传，10% 取决于社会因素，8% 取决于医疗条件，7% 取决于环境影响。1992 年 WHO 就曾经指出：全球 60% 左右的死亡原因可以归因于不良的生活方式和行为。我国 2009 年全国死因监测报告（中国疾病预防控制中心）发布的人口死因中，与行为和生活方式有关的慢性病死亡比例高达 80.78%，生活方式是决定健康的关键因素。

随着生活消费水平的提高和城市化生活的普及，我国居民中与慢病发病密切相关的不良生活行为，如热量摄入过多、膳食结构不合理、缺乏运动、过分发胖、睡眠不足、吸烟和饮酒过量等越来越多见。2011 年《中国居民营养与健康状况调查》显示：从 1990 年到 2010 年这二十年间，我国居民每人每日谷类摄入量由 420g 下降 285g；每人每日杂粮摄入量由 76g 降至 18g，每人每日蔬菜摄入量由 400g 降至 190g，与此相反，我国居民食用油消费量已由 1990 年每人每月 0.8 斤增加到现在每人每月约 3.5 斤。

不良的饮食结构，如高饱和脂肪酸、高反式脂肪酸、高动物蛋白、高胆固醇、高盐、高糖饮食和低膳食纤维素的饮食，以及不良的行为习惯，

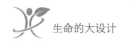

如暴饮暴食、不吃早餐、晚餐过饱、喜食油炸食品及常吃快餐、频繁酒宴宵夜等，这些不良生活方式都构成了慢性病发病的高危因素。

院外动态管理服务，在监督慢病治疗和管理方案执行的过程中，同样重视健康生活方式的建立和指导，在适度医药干预的基础上，指导患者从中西医 1.2.6 的六大技术手段中，选择适合的补充营养、排除毒素、生理调节、心理调节、遗传调节及药膳、经络、导引、情志、风水（环境）等方法，突出体现了 1.2.6 慢病管理"管治结合"。

（六）智能化的院外动态管理系统——1.2.6 慢病管理云平台

慢病人群不仅需要院内治疗，而且更需要院外长期的治疗和动态管理。院外动态管理服务的重点是对患者日常生理、病理等信息数据，进行采集、分析和处理。为了使信息互联互通、动态管理服务高效便捷，慢病管理与现代科技也在不断结合。随着互联网、物联网、云计算、大数据、人工智能等技术的兴起和普及，慢病管理医院联合专业技术团队，开发了智能化的院外动态管理系统——"1.2.6 慢病管理云平台"，并在应用平台上集成了多种无创的、微创的、快速方便的移动检测和监测设备，提供心电、血压、血糖、血氧、呼吸、运动、心理、体重、中医脉诊等多种健康指标的检测，构建了远程生命体征采集、存储、分析、传输及监测的医疗服务网络。1.2.6 慢病管理云平台借助互联网以及现代物联网、移动通信技术与穿戴式设备的便捷互动性，不仅有助于医生及时掌握院外患者的体征数据和反馈信息，成为制定或调整诊疗和管理方案的依据，而且打破了时间、空间和地域的限制，实现了慢病管理大数据的可持续、可流动、可追踪、可评价，承载了对患者在线教育、在线会诊、在线管理的系统功能。从而大大提升了慢病管理团队的工作效率、服务水平，提高了患者的依从度及管理效果。

（七）移动健康检测及监测设备助力院外动态管理

慢病管理以院外管理为重点，必然离不开院外检测及监测相关生理、生化指标。近年来，随着移动通信网络的日益成熟及发展，特别是 5G 网络的商用化及智能手机用户数量的快速增长和普及率的提高，基于面向家庭和个人的可移动、便携性、穿戴式、实时性的医疗检测及监测设备在健康领域的应用范围越来越广，而移动医疗也将成为远程医疗发展的必然趋势之一。因此，将移动健康检测及监测设备带入社区和家庭，对慢病患者或者亚健康人群实施移动远程健康监护，不论是从提高早期的慢病预防能力，还是从增强医院医生的慢病管理服务能力，都具有非常重要的现实意义。在日常工作中，医生可通过移动检测设备，如无线智能血压计、血糖仪、心电图仪、体重秤、运动手环、便携数字中医检测系统、心率变异性分析仪等设备，随时对院外慢病患者、居家生活的老人、慢病高危人群的血压、血氧、血糖、心电、体重、运动、心理等状况进行检测，能实时掌握多名病患的动态健康数据，通过监测血压、血糖等数据的波动变化，了解和判断治疗效果和健康状况。如家庭血压监测，与诊室血压检测相比，家庭智能血压计的测量次数更频繁，能获得患者在各种平稳状态下（晨起后 1 小时、排尿后、用餐前或服药后等）的自我血压监测数据，因此测量结果较诊室血压更稳定，可重复性更高，有助于观察到血压的"晨峰现象"或"晨间高血压"等，使包括"白大衣高血压""隐性高血压"在内的多种临床上难以识别的高血压类型得以诊断。而且通过动态监测设备能够排除生活方式对数据变化的影响，避免过度用药，如动态血糖监测中，某患者的血糖在早餐后 2 ～ 3 小时出现过度升高的情况，这既可能是患者药量不够，也可能是患者没有管住嘴，多吃了土豆、南瓜、燕麦片等高升糖指数的食物，这时候如不仔细分析、判断和沟通，很可能会出

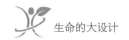
错，从而帮助医生早期发现慢病及其发展趋势，及时制定或优化慢病管理方案。

（八）院外动态管理服务的保障——绿衣天使团队

在人类与疾病抗争的漫漫长路中，人类对自然的力量是无比敬畏的，"天使"是人们赋予的一种美好的寄托，它能够给人类带来福音、带来幸福、带来健康。

在数百年前的西方社会和东方社会，通常把巫医神汉看作"黑衣天使"，认为他们可以与天地通灵，祛除疾病，但现代文明社会已将他们划为封建迷信而加以封杀。"白衣天使"是现代社会人们赞誉医务工作者的称呼，一个个被病魔折磨的人们迫切需要白衣天使的眷顾，充满了对白衣天使无限的希望，但是，现在的白衣天使太累了，疲于应对越来越多的患者，甚至奉献出自己的生命健康。2014 年 10 月 12 日，北京积水潭医院烧伤科主任医师张普柱医生突发心脏病去世，年仅 55 岁；10 月 25 日，北京积水潭医院骨科医生丁易突发心脏病去世，年仅 48 岁；10 月 24 日，阜外医院麻醉医生昌克勤在手术室内突然昏迷，发现时已无呼吸。在短短半个月时间里，两家全国顶级的医院里，就有三位医生倒下。一位来自北京协和医院的教授曾发出这样的感叹——"一群身体不健康的人在干着维护健康的事业"。而且白衣天使工作精力大多消耗在医院，只是竭尽所能解决疾病的发病阶段问题，而对如何进行健康促进、疾病早期预防、慢病院外康复等健康管理工作力不从心。

1. "绿衣天使"诞生

随着我国居民生活水平的提高和人口老龄化进程的加快，慢性病在不断增加，现有的医疗模式已经不能满足人们日益增长的维护和改善健康的需求，新兴的慢病健康管理服务将有着非常广阔的前景。"绿衣天使"是对从事慢病健康管理工作者的称呼，它可以是医生、护士，也可以是健康管理师，还可以是有志于传播和传授健康知识、理念、技能、方法的有识之士，甚至是受益的患者。它是健康信息提供者、健康管理推动者和服务者，既是"白衣天使"工作的延伸，又承载着更加重要的健康管理职责。要求有良好的人际关系和沟通能力以及动员组织和协调能力和服务意识。院外动态管理服务，离不开绿衣天使，绿衣天使同样也需要展现自身能力和价值的平台。慢病管理医院搭建起绿衣天使与被服务人群之间的桥梁，也让绿衣天使有了体现自身价值的实践平台。随着绿衣天使团队的不断发展和壮大，为慢病健康管理服务提供了人力资源基础和保障。

2. 绿衣天使的工作内容

"绿衣天使"从事着维护健康的管理工作，致力于控制个体疾病危险因素，改善其健康状况、减轻药物灾害、减少医疗费用支出。

其工作内容包括：①采集和管理个人或群体的健康信息；②评估个人或群体的健康和疾病危险性；③进行个人或群体的健康咨询与指导；④制定个人或群体的健康促进计划；⑤对个人或群体进行健康教育；⑥进行健康管理技术服务的研究、开发与推广；⑦进行健康管理应用的成效评估等。

3. 绿衣天使的服务特色

白衣天使的服务，通常只是管理您在医院里就医的那一个时间点上，离开了医院，回到家里，您用药的情况、您病情的变化，是很少有人监督和管理的。如果您想知道自己的情况到底怎样，还得再次去医院挂号、排队，才能跟白衣天使们交流病情变化，确定是否需要调整治疗方案，既浪费时间、精力、金钱，又不能及时反映病情变化、确定治疗方案，还可能会延误最佳治疗时机。

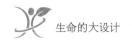

而绿衣天使的服务，会更加完善、细致、全面。绿衣天使的服务能深入慢病患者的生活当中；指导饮食搭配、督促用药、定期复诊；了解作息时间、运动强度、睡眠质量、排便情况、院外监测指标、及时跟踪发现危险因素……按照患者的实际情况，随时反馈，调整慢病管理方案。

（九）院外动态管理服务的价值

院外动态管理将院前、院中、院后服务紧密联系在一起，使慢病预防、诊断、治疗、康复、动态监测、健康教育等有了更好的保障。医生（或健康管理师）通过 1.2.6 慢病管理云平台，可以随时指导患者配合治疗与主动自我管理，能够有效地提高患者对服务的感知度、对医生（或健康管理师）的信任性、对管理过程的依从性，推动医疗机构服务方式由"点式服务""院内现场服务"向"链式服务""院内外闭环服务"的演变，有效提高医疗服务的品质，减少医患矛盾，降低了慢病突发风险，提高了慢病治疗效果，让大量的慢病患者获益。

根据我们慢病管理医院统计，2017 年院外动态管理服务了 760 名患者，结果表明，患者人群不仅对服务的满意度为 95%，而且，效果显示，出院后 3 个月，人群血压达标率为 82%，血脂达标率 71%，糖化蛋白达标率 58%；出院后 6 个月，达标率进一步提升，血压达标率为 87%，血脂达标率 76%，糖化蛋白达标率 67%，人群体力、精力等身体状态改善 64%，慢病发病率、复发率、住院次数、并发症影响率都在逐步下降。在此期间，患者的生活方式也逐步调整，在最初 BMI>27 的患者中，三周后体重下降 5 公斤的比例达 53%，而且绝大多数（>80%）的患者都开始进行饮食和运动康复。另外，通过动态监测，还发现了院外高血压患者晨间高压现象，糖尿病患者苏木杰反应和黎明现象等，对指导临床治疗有着较大的参考作用。以上这些体现了院外动态管理对慢病管理的重要价值。

第五节　中医"治未病科"如何开展慢病健康管理

"治未病"是中医学的核心理念之一，最早源于《黄帝内经》所说的"上工治未病，不治已病，此之谓也"，是中医预防保健的重要理论基础和准则。"治未病"其含义有三：一是未病先防，即注意保健，调理身心，预防疾病的发生；二是既病防变，即在疾病早期进行干预，以防止疾病的传变发展；三是愈后防复，即在疾病痊愈后积极采取措施促使康复与防止复发。可见"治未病"不仅仅指"未病先防"这一个层面，而是作为一个重要理念深入到中医学"预防—治疗—康复—养生"各个环节中的。根据疾病的发生、发展、转归趋势，中医学将人体生命曲线公式总结为"未病—欲病—已病"，西医学对于生命曲线的公式可归纳为"健康—亚健康—疾病"，中医"治未病"与西医健康管理的主张，有异曲同工之妙。

自 2007 年起，国家中医药管理局开始在全国范围内启动了"治未病健康工程"，努力构建中医特色明显、技术适宜、形式多样、服务规范的预防保健服务体系，满足人民群众日益增长的多层次多样化的中医预防保健服务需求。2008 年，国家中医药管理局发布《"治未病"健康工程实施方案（2008—2010 年）》，并在 2014 年发布《中医医院"治未病"科建设与管理指南（修订版）》，治未病科正式成为一个独立的科室，受到医疗行业的广泛关注。2017 年 3 月，国家中医药管理局发布《关于促进中医药健康养老服务发展的实施意见》，提出二级以上中医医院普遍设置治未病科，开展"治未病"服务，希望通过发挥中医"未病先防、既病防变、愈后防复"的优势，对慢病进行早期预防、早期干预，减轻医疗负担，减轻政府的卫生资源投入，缓解广大人民群众看病难、看病贵的问题，造福广

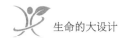

大的人民群众。

一、"治未病"科的建设与实际问题

"治未病"科应当是指以治未病理念为核心，针对个人健康状态，运用中医药养生保健技术和方法，结合现代健康管理手段，系统维护和提升个人整体功能状态，管理个人健康状态风险，达到预防疾病、管理疾病、维护健康目的的科室。目前很多中医院设立了"治未病"科，作为中医院兼具管理与临床职能的一级科室，由院领导直接管理，并且有专职的科室负责人。

（一）科室建设工作

实际上，基层中医院是慢病防治的首要关口，最适合开展慢病管理工作，并很快就能见到成效。目前，大多数基层中医院"治未病"科，基本按照"辨识体检""健康调养咨询""传统疗法"等三大板块开展工作。

1. 辨识体检

通过"体质辨识表"判断您是哪一种体质、易患什么疾病，并为您提出基本的调养原则。

2. 健康调养咨询

请坐诊的中医药专家把脉开方，"量身打造"个性化方案，包括饮食指导、运动调摄、心理疏导、药物及非药物治疗。

3. 传统疗法

通过针灸疗法、推拿疗法、药熨、药物敷贴、浴足、浴疗、中药熏蒸、茶饮、药膳、音乐疗法等综合疗法，达到养生保健、防病治病的目的。

在临床上，属于中医治未病的范畴很多，如：困倦乏力、四肢酸软、失眠多梦、口干舌燥、心烦意乱、饮食无味、大便失调，以及形寒肢冷、头晕目眩、胸满腹胀、肩背沉紧、心悸气短、多食善饥、食少而胀、游走疼痛等等，用现代检查手段又很难找出病位的所在，被现代医学定为"亚健康"状态，实际上，这些症状就属于"病"发之前的阶段。在这个阶段，中医采用各种适宜的方法对症治疗，就可以把诸多症状消除，避免了由"疾"向"病"发展，这就是中医治未病的实际意义之一。

中医"治未病"的传统疗法凸显出中医的特色所在，可概括为以下四个方面：①辨体施养：情志、起居、运动、经络养生；②辨体施膳：茶饮、粥疗、药膳调理；③辨体施疗：针灸、推拿、按摩、理疗、熏洗、火疗、心理调理等；④辨证施治：汤剂、散剂、膏剂、丸剂、胶囊等多种中药剂型加以综合施养。

因此，中医治病不仅只是一碗苦药汤，而是有很多符合现代人健康调理要求，且易于接受的"简、便、效、廉"的方法，从而实施"生、长、壮、老"的"终生"（全生命周期）管理模式。

总之，通过中医"治未病"科的建设，可以构建中医特色明显、技术适宜、形式多样、服务规范的预防保健服务体系，充分发挥中医药特色资源和优势，不断提高中医预防保健服务能力和水平，满足人民群众日益增长的多层次多样化的中医预防保健服务需求，积极探索和完善以治未病理念为指导，融合健康管理为一体的中国特色健康管理服务模式，保障人民健康。

（二）实际工作中的问题

目前，笔者走访了国内多家二级中医院，相比于医院其他临床科室或体检中心的忙碌景象，仅一步之遥的治未病科（或中心）却显得冷清许多，门口的等待席不见人影，前来问诊的人也寥寥无几。而且人们对治未

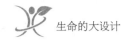

病科的认知也是一个问题，我曾问过身边的患者，甚至是医生朋友，是否知道中医院有"治未病"科，治未病科是做什么的，很多人都说不知道或不清楚。提起"治未病"，往往容易让人们的认识有所模糊、理解有所偏差，尤其有些医院把治未病归在健康体检科，或者是保健科，还有的医院的治未病科直接就是体检中心，更容易让人们认为中医治未病就是"无病先治，无病先用药"，或者是"做个体检""没病找病""环境好点，治治亚健康、做做理疗、建个健康档案"等想法。

对于大多数人来说，一直以来习惯了"生病就医""求医问药"的医疗模式。在尚无明显症状的情况下对自己的健康状况不了解，而国家实施的医保政策也只能满足人们最基本的医疗需求，只有生病之后方能使用，只管治疗、不管预防，防与治分离，很多涉及治未病的技术、产品和服务，社会医疗保险不能提供任何保障。

对于医院和医生来讲，尽管已经有了"治未病"科的建设与管理指南，但由于存在着诸多问题没有解决，因此感到迷茫或无所适从。比如说：

1. 患者来源与科室配合问题

"治未病"科的患者从哪里来，和医院的其他临床科室间怎样协调配合，能不能和其他科室工作发生冲突或交叉。

2. 科室收益较差

"治未病"科人员、设备、场地的配置和使用，新的技术方法引进等投入和收入不匹配，短时间不能获得经济效益。

3. 具体工作内容模糊

仅限于中医体质辨识和健康咨询，或者是作为变相的体检中心，提供给患者一份简单的体检报告而已，治疗方法也只限于一些基本的针灸推拿等理疗项目，由于治未病涉及面广、周期长、见效慢，受医保及收费政策的影响，很多医保之外的养生保健的产品和院外的服务无法执行。

4. 医护人员匮乏

受中医日趋萎缩等整体环境的影响，看着其他的科室红红火火、人满为患，"治未病"科沦为没人愿意去的边缘科室，医护人员匮乏。

5. 患者健康教育不够

据调查，大多数人不了解"治未病"，不懂得"治未病"的内涵，都是在得了病以后才不得不看病,90% 以上的花费，都用在了病后的治疗上，只有不到 10% 的花费用在了预防和保健方面，而医护人员对于"治未病"的讲解、宣传及服务少之又少。

6. 缺乏规范的治未病技术服务

治未病的应用技术与服务标准没有形成可以执行的规范，提倡与健康管理相融合更是无从参考。

由此可见，由于缺乏整体流程和系统的技术服务与经营模式规划，目前"治未病"科是"叫好不叫座"。

二、"治未病"科的技术服务模型思考与设计

"治未病"科应该重点从事慢病健康管理工作，从而可以打破上述尴尬局面。因为，中医 1.2.6 慢病健康管理与中医"治未病"的理念和目标是一致的，两者在方法、手段上的选择可以互相借鉴、互为补充、相互融合。

"治未病"科作为兼具管理与临床职能的一级科室，最适合打造成慢病健康管理中心。它的任务一是统筹并整合资源，构建"慢病健康管理"服务链，充分利用医院现有资源，承担慢病管理"六大技术、五大服务"；二是协调各相关独立存在的临床科室、辅助科室等介入慢病管理，协助各

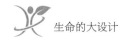

专科选择合适的优势病种为慢病管理提供技术和服务支撑，并纳入"慢病健康管理"服务链中；三是向基层辐射，通过为社区卫生服务中心、乡镇卫生院、护理院等基层医疗机构培养"慢病健康管理"人才、支持开展"慢病健康管理"相关业务，延伸拓展中医"治未病"服务，提高基层"慢病健康管理"服务水平。

在"治未病"科日常具体工作流程中，首先，应当把健康教育放在第一位，并且作为核心的开发手段，强调健康教育要走出去，走进家庭、社区、工作场所（企业、事业、机关、学校、经营场所等等），进行健康巡讲，打破"医不叩门"的旧观念，让更多的人了解治未病、健康管理的理念、技术服务特色，了解医院和治未病科室，提升知名度，吸引更多的人接受治未病（慢病健康管理）服务；第二，对内加强慢病管理人才培训和培养，支持开展"治未病"（慢病管理）的技术服务；第三，以 1.2.6 慢病管理模式为指导，运用中医特有的体质辨识、整体调理的方法，对各类人群进行中药、药膳、经络、导引、情志、风水等健康干预，并结合医疗信息情报决策、慢病筛查与评估、多学科联合会诊、1.2.6 超强化治疗、院外动态管理五大服务模型贯彻实施；第四，重视建立院内有效的协作机制，协调调动全院的资源，使"治未病"科不再是一个独立的辅助科室，而是作为院内的一级科室，发挥纽带和桥梁作用，带动"治未病"与"慢病健康管理"的有效结合，以便对慢病早发现、早诊断、早治疗、早管理，提高医生的工作效率和慢病防治水平，提升患者的满意度。

1.2.6 慢病管理技术服务，给中医"治未病"科的工作带来了新局面，发挥了中医"治未病"这一具有"中国特色健康管理体系"的作用，促进了中医特色健康管理体系的构建和完善，推动"治未病"科成为医院对外的业务拓展窗口和特色名片，进一步提升医院的核心竞争力。与此同时，中华中医药学会启动的"慢病健康管理工程"，倡导以基层中医院"治未病"科为平台，充分调动和利用社会各种资源，在借鉴国外健康管理经验的基础上，发挥中医健康管理及诊疗技术的特色和优势，构建了具有中医药特色、符合我国实际、顺应健康理念发展趋势的健康管理体系。

第六节　1.2.6 医学新模式在慢病管理中的实践成果与部分案例分享

在国家建设健康中国战略以及大力推进慢病健康管理、医养结合、分级诊疗、医联体、家庭医生签约等政策背景下，1.2.6 医学新模式在打造中国特色慢病健康管理模式中发挥了重要作用，成为最具推广价值的慢病健康管理模式。在推广过程中，不仅创立了实践 1.2.6 医学新模式的慢病健康管理医院，而且将 1.2.6 慢病管理模式的技术服务体系应用到"单病种及复合病种慢病管理""工作场所健康促进"等经营方式中，并且取得了令人满意的阶段性成果。

一、创办全国首家 1.2.6 慢病管理医院

2013 年 6 月 12 日，在中华中医药学会的支持下，由 1.2.6 医学新模式创始人、美国慢病管理国际联盟（CDIC）亚洲区首席科学家、全国慢病健康管理工程工作组组长任岩东博士创办的全国首家 1.2.6 慢病健康管理医院暨慢病工程临床基地——沈阳四圣心源中医院，在辽宁沈阳正式成立。成立近八年来，1.2.6 慢病健康管理医院以推广和实践"1.2.6 医学新

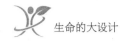

模式"为使命，以慢病管理为医院建设方向，以 1.2.6 慢病管理六大技术、五大服务模型为支点，以单病种及复合病种慢病管理、工作场所健康促进为经营方式，集慢病管理的临床、科研、教育培训为一体，建立了 1.2.6 慢病健康管理运营体系，并在规划设计、组织架构、科室建设、人力资源、专业资源、资金支持等方面全力匹配。

（一）服务人群

1.2.6 慢病健康管理医院服务的人群包括健康人群、亚健康人群、高危人群、已患病人群。

1. 健康人群——促进健康

对于健康人群，继续保持身心健康很重要。医院将为其提供科学化、系统化、个性化的健康教育与指导，并通过持续性动态管理服务，发现、评估、解决健康风险。

2. 亚健康人群——疾病预警

对于处于健康与疾病之间过渡状态、已经出现不适感或症状（如疲劳乏力、适应力下降、焦虑不安等）的亚健康人群，医院将为其提供健康教育、疾病风险性评估及健康改善指导，并在健康顾问指导下随时监控健康状态，有意识地参与健康改善计划，提高工作效率和整体健康水平。

3. 高危人群——降低风险

高危人群是慢病管理服务的重点人群，是指存在明显患病因素或倾向，或虽然未达到诊断标准，但已出现相关症状或体征，需要立即改善健康状况的群体。如糖耐量异常、有高血压史的人就是糖尿病的高危人群，有动脉硬化倾向的人就是心脑血管病的高危人群；而大量抽烟、酗酒的人则是肺癌和肝硬化的高危人群。医院将为其提供健康与疾病危险性评价，并在健康顾问的指导下密切监控危险因素，及时采取干预措施降低和解除疾病风险，预防相关疾病的发生。

4. 已患病人群——专业服务

是指已经患有某种或多种疾病的群体。医院将在治疗的同时，为其提供系统化的健康管理技术和服务方案，控制疾病的发生发展，降低重大疾病的突发风险，全面改善患者健康状态，提高其生命质量。

（二）服务原则

从实践层面，可将 1.2.6 慢病健康管理医院的服务原则归纳为"三化与三性"：

1. 人性化

在慢病管理服务中，对于疾病的诊治不再是关注的焦点，而是对于"人"的关注，进而回归到对于"健康实质"的诉求。

2. 个性化

慢病管理需要技术和服务的完美结合，而这种完美的重要标志就是要实现和满足服务对象个性化的需求，强调自我健康管理。

3. 专业化

慢病管理的专业化体现在诊疗程序的设计、疾病谱梳理、1.2.6 干预方案制定和执行、主动连续的诊疗服务等方面，而这种专业化的标志在于有标准、可评价、可复制。

4. 系统性

系统性体现在健康管理服务过程中，作为服务对象的个体，始终是循环服务的主导，而不是头痛医头、脚痛医脚。

5. 连续性

连续性体现在慢病管理的全生命周期服务的核心理念和追求，通过建立健康档案、追踪健康状况、提供健康预警、及时优化方案等服务来

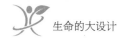

体现。

6. 可及性

走进社区、走近家庭、走近个人的生活，将慢病管理融入观念、融入工作、融入生活。而这一切通过技术都可以解决，互联网、物联网、远程医疗、可穿戴式设备及手机、电视等各种传媒工具均为实现慢病健康管理生活化提供了有效的支持手段。

（三）服务内容

1. 医疗信息情报决策

重点在诊疗路径规划。它把慢病管理意识放在了首位，突出"医生的思路决定患者的出路""诊疗程序决定生命程序"的思想，体现在信息情报搜集、诊疗程序设计、就医通道协助的过程中。

2. 慢病筛查与评估

不同于传统体检，其重点在于筛查方案设计思路和评估的内容。筛查方案不仅包含了疾病病理检查，还包括了很多生命功能检查，评估内容从疾病逻辑跨越到生命逻辑，体现在疾病谱梳理，并对生活方式、疾病风险因素、健康状况、疾病及其并发症等评估得更加全面，为后续的预防、治疗、管理提供了完整依据。

3. 多学科联合会诊

重点在明确诊疗方向、制定 1.2.6 干预方案。慢性病通常是几个病种复合多发性的疾病，涉及多个学科的交叉，某一专科医生诊疗意见很难从整体上把控疾病，多学科联合会诊在慢病评估的基础上，一是根据需要组织临床医生、筛查医生、临床药师、营养师、运动心理师、健康管理师等团队，进一步明确主急兼次证，优化原有方案，多学科协同确定"面面俱到"的综合治疗和管理相结合的干预方案。

4.1.2.6 超强化治疗

重点在执行 1.2.6 技术干预方案。1.2.6 超强化治疗体现六大干预技术在健康干预流程的设计和执行过程及大量特色产品的研发应用上，尤其发挥了中医优势，实现生理、病理指标综合达标，正常生理功能恢复，并促使其转变为患者良好的生活方式及自我健康管理技能，提高生命质量。

5. 院外动态管理

重点在主动连续的数据监测、随访督导、方案优化等服务，是院内服务的延伸。院外动态管理是最重要的服务，也是与传统医疗"重治轻管"的主要差异。由于大量的突发终点事件都发生在院外，因此患者出院就是院外管理服务的起点。它通过穿戴式设备监测院外生理病理指标，判断疾病走势和生命功能健康状态，随时调整新的治疗标准、方向、方案，监督指导患者到院治疗，并在家庭医生、绿衣天使团队的支持下让院内院外服务闭环衔接，使 1.2.6 慢病管理模式得到有效运行。随着慢病管理全程服务的推进，慢病患者的不良生活方式得到改变，临床症状和体征不断改善，功能性指标逐渐恢复正常，身体健康状况明显好转。

（四）服务单元

1.2.6 慢病管理医院围绕主要业务单元和附属特色单元进行了功能布局。

【主要业务单元】

（1）医疗信息情报决策中心——门诊 + 国医堂

通过全面医疗信息搜集，为患者设计诊疗程序。

1）门诊：以心血管科、内分泌科、呼吸科、消化科、神经科、肿瘤科、妇科、中医科、康复科等为主要科室。

2）国医堂：院内主任医师等专家坐诊，带动名医效应。

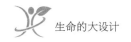

（2）慢病筛查与评估中心——医技中心（诊断学检查 + 特色功能学检查）

对患者的疾病谱进行梳理并评估，为慢病的预防、诊断、治疗及管理提供全面的依据。

除了具备传统的检验、影像（超声、核磁、CT、DR）、电诊等检查设备外，还增加了具有慢病管理价值及中医特色的功能性检查设备，如数字中医、远红外成像、动脉硬化检测、人体成分、骨密度、肺功能、心功能、健康风险评估系统（HRA）等。

（3）多学科联合会诊中心——现场 + 远程会诊

针对慢病的复合、多发、治疗终点难以把握的特点，通过现场会诊或远程会诊，汇聚多学科多领域专家，为慢病人群提供多方面多角度会诊方案，并定制个性化，全方位的诊疗路径。

（4）1.2.6 超强化治疗中心——实施六大技术一体化的综合病房

慢病仅靠医疗手段是治不好的。无论患者是到院治疗，还是在院外生活，1.2.6 超强化治疗中心都将提供适度的医药手段及药膳、经络、导引、情志、风水（环境）等综合方案，并通过健康教育，强化培养患者掌握日常健康生活方式技能。

（5）院外动态管理中心——大数据管理云平台 + 营销中心 + 客户服务中心

"患者离开医院，我们的工作才刚刚开始"，"慢病是治不好的，只能管理得好"，院外动态管理中心作为医院服务的延续和补充，是让慢病管理形成闭环的关键所在。通过大数据管理云平台、慢病动态监测设备，院外动态管理中心能实时监测慢病患者生命体征和病情变化，快速反馈给医护人员、健康管理师、患者及家属，及时提供预防、控制疾病重大风险、优化诊疗方案的方法或路径，并作为医院对外营销的亮点和客户特色服务支点。

【附属特色单元】

（1）精准医学体检中心

精准医学是随着基因组测序技术快速发展以及生物信息与大数据科学的交叉应用而发展起来的。因此，精准检查是精准中医体系的重要一环，精准医学体检中心在承担区域内体检中心功能的基础上，通过建设标准化高通量基因测序实验室、代谢组学实验室、蛋白组学实验室，结合互联网云数据管理技术，进行全面的检查、分析和评估，从而为医生精准诊断、治疗、管理疾病提供强大技术支持。

例如，一些肿瘤患者可进行肿瘤分子病理（癌基因）的检测，根据癌细胞基因突变的情况决定是否进行靶向药物治疗；一些具有肿瘤、心血管疾病家族史的家族成员可进行肿瘤、心血管病的易感基因检测，以利于医生进行早期干预；一些长期应用药物治疗的糖尿病患者，可应用基因测序技术检测是否对该药产生了耐药性，以利于医生决定是否更换药物。同时，通过基因检测技术，一些遗传代谢病可以早期发现、早期治疗。

（2）中药制剂中心——定制丸剂、散剂（胶囊）、膏剂、汤剂（外用液）

建设发展集自主研制、开发、生产为一体的现代中药制剂室，把一大批应用广泛、疗效确切的经典传承名方以及名老中医的独特验方配制成丸、散、膏、片剂、颗粒剂、胶囊剂、口服液等多种剂型和品种，保障医院医疗、慢病管理的需要，为慢病患者提供优质的中药制剂。

（3）健康教育中心与培训中心

慢病管理成功的重要一点首先在于转变医护人员和患者的意识和行为，并融入医生和患者的日常工作和生活中，慢病管理医院通过患者健康

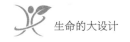

教育及专项培训班等形式传播和强化慢病管理意识和行为技能。

1）健康教育中心：健康教育应贯穿于健康管理的全过程，医院以"生命质量管理闭门会"等形式持续开展健康教育，传播 1.2.6 医学新模式及其慢病管理模式的理念、六大技术方法、五大服务特色，强调"慢病是生活方式病""慢病治不好，只能管理得好""管好慢病需要通过管治结合的 1.2.6 慢病管理模式"，从而提高慢病患者的健康意识，使其与医生在健康管理中互动配合，学会慢性病的自我保健、常见疾病的预防与养生技能，在减少慢病发生率、危害率及提高患者生命质量等方面起到巨大的作用。

2）培训中心：以慢病管理培训班等形式，对从事或拟从事慢病管理服务岗位的医护人员、健康管理师等，开展 1.2.6 慢病管理理论、技术及服务流程培训，使其重点掌握中医药为主的适宜技术，能够为患者提供标准化的服务，并完成慢病管理人才的培养和储备工作，更好地服务于社会大众。

（4）中医博导工作室

为解决优质专家资源匮乏的难题，有效提升医疗技术水平，慢病管理医院通过中华中医药学会慢病健康管理工程、医养结合协同创新共同体等资源，聘请全国中医药大学及其附属医院等博导专家，成立"中医博导工作室"，邀约专家定期来院出诊，开展教学查房、现场会诊、远程会诊，参与、指导科研及教学活动，全面提升精准中医院整体实力和影响力，实现优质医疗资源下沉，将在医疗、教学、科研、学科建设等方面全方位带动医院发展，让患者享受到省内外专家的优质诊疗服务。

（5）中医药文化传承与传播中心

中医药作为我国独特的卫生资源、潜力巨大的经济资源、具有原创优势的科技资源、优秀的文化资源和重要的生态资源，在经济社会发展中发挥着重要作用。中医药文化传承中心能够继承、研究、传播中医药文化，提供中医名家学术分享交流的平台，让更多的中医优秀技术及绝活名方贡献出来，并在慢病管理医院转化应用。

（6）中医药技术研究中心

研究中医药特色适宜技术的科研平台，也是技术产品的转化和输出平台，同时也是与专家合作的平台。

主要内容包括以下几个方面：①开展中医药防治糖尿病、帕金森、肿瘤等疾病，以及中医抗衰老方面的研究工作；②研究中药传统名方的作用机理，开展个性化中药方剂的联合研发；③申请精准中医相关的重大科研项目和课题；④开发转化中医药技术产品；⑤与名老中医、博导等专家开展科研合作。

（五）经营方式

慢病管理医院的经营方式主要服务于单病种（如高血压、糖尿病等）及复合病种慢病管理、工作场所健康促进（具体内容参见下一节）。1.2.6 慢病管理模式的六大技术、五大服务的每一项在经营中都可以转化为丰富的产品，为医院带来较大收益。

（六）市场化运营成效

1.2.6 慢病管理医院已经运营六年，正以规范化的慢病管理理念、优秀的技术、优质的服务获得了良好的市场效益。

1. 经济效益

1.2.6 慢病管理医院经济效益比较显著，主要来源于三个方面：一是医院，围绕慢病诊疗及管理，重点采取签约制服务，累计各级别签约会员约 5600 人，基本医疗年收入由最初的 630 余万上升至目前的 3800 余万，

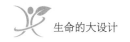

慢病管理技术产品与服务项目年收入由最初的 920 余万上升至 7700 余万，其他非签约客户年收入由最初的 390 余万上升至 1600 余万；二是企事业单位工作场所健康促进活动，年收入由最初的 160 余万上升至目前的 550 余万；三是慢病管理模式推广输出，年收入由最初的 450 余万上升至目前的 2650 余万，共收入 16300 余万。

2. 社会效益

1.2.6 慢病管理医院的运营，让越来越多的慢病人群了解、接受、获益于 1.2.6 慢病管理的技术和服务，并得到了政府及行业主管部门、学术团体的广泛认同和大力支持，社会效益也得到了满足。

（七）重要意义

1.2.6 慢病管理医院致力于实践 1.2.6 医学新模式、推广 1.2.6 慢病管理模式，通过运用标准化的六大技术结合规范化的五大服务，打破了传统医院"重治轻管、重技术轻服务"的慢病诊疗模式，设计并执行了针对多种常见慢性病（高血压、糖尿病、冠心病、肿瘤、慢性阻塞性肺病等）的慢病管理解决方案，促进慢病的早预防、早发现、早治疗、早管理，不仅降低了慢病的发病率、致残致死率，提高了慢病患者的生命质量，而且通过有计划、有组织地开展健康教育和专项培训，让众多医务工作者及患者，更多地理解和执行 1.2.6 慢病管理模式，共同构筑覆盖广泛的慢病防控体系。

随着 1.2.6 慢病管理模式技术服务的应用和经营转化，传统慢病防治所面临的困境都可以在 1.2.6 慢病管理模式的规范化运行下得到有效解决，具有强大的示范和推广效应，必将推动慢病管理医院的外部拓展，进而推广普及 1.2.6 慢病管理模式，不仅让更多的人重获健康，而且提高了传统医院慢病管理技术水平和服务能力，提高了医院的核心竞争力，并带来重要的经济和社会价值。

二、1.2.6 单病种慢病管理案例——糖尿病

实施单病种慢病管理是 1.2.6 慢病管理医院经营的重要部分，其中糖尿病是管理的主要病种。糖尿病单病种管理是在 1.2.6 慢病管理技术服务的基础上，参照糖尿病临床指南，制定和执行标准化的糖尿病诊疗和慢病管理方案及流程。在防治思路和方法上，从单纯降糖向控制多重心脑血管危险因素转变，从单学科治疗向多学科协同防治转变，从单纯中西药物治疗向营养、运动、心理、药膳、经络、导引等综合干预技术转变，从院内服务向院外动态监测及自我管理等行为干预转变，实现治疗规范化、管理患者科学化，不仅能快速达到治疗标准，延缓、减少了糖尿病并发症的发生、发展，而且大大提高了糖尿病患者的生命质量，取得了可喜的成果。

案例：患者王某某，男，53 岁，教师。糖尿病病史六年，近一周患者明显感觉口渴多饮、消瘦乏力，管理流程及效果如下：

（一）医疗信息采集

搜集患者疾病史、用药史、拐点史、生活方式史。患者六年前在外院就诊时查空腹血糖 17.3mmol/L，诊断为"2 型糖尿病"，曾给予二甲双胍缓释片 0.5g 日 2 次口服，并建议控制饮食、减重、运动等干预方案治疗，患者未重视，血糖控制不理想。三年前出现心前区闷痛，伴有微汗，再次外院检查，诊断为"冠心病—不稳定型心绞痛"并住院治疗，好转后出院。一周前因工作任务繁重，自觉口渴、乏力明显加重，来我院就诊。病来无发热，无胸闷、胸痛，无头晕、头痛及呕吐，无腹痛、腹泻及便秘，

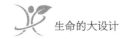
无肢体麻木、意识障碍，无浮肿，无视物不清、视物旋转。饮食、睡眠可，小便频。既往身体肥胖，慢性咽炎病史 10 余年。吸烟史 20 余年，10 支 / 日，否认手术外伤史，否认过敏史。父母病史不详，兄弟姐妹 5 人，未发现糖尿病，否认家族糖尿病史、冠心病史及肿瘤病史。

体格检查：体温 36.2℃，脉搏 70 次 / 分，血压 136/80mmHg，体重 87kg，身高：180cm，BMI：26.85，神志清，自主体位，查体合作，全身皮肤干燥，舌下静脉曲张，颈软，双肺呼吸音清晰，心律整齐，未闻及病理性杂音，腹软，无压痛及反跳痛，双足背动脉搏动可。舌质暗红，少苔，脉沉细。

（二）慢病筛查与评估

1. 通过以上医疗信息的采集，我们为患者选择以下筛查项目

1）OGTT 试验：既明确糖尿病的诊断，又是判断糖尿病病情和控制情况的主要指标；

2）胰岛素释放试验：反映基础和葡萄糖介导的胰岛素释放功能；

3）糖化血红蛋白检查：了解患者近两至三个月的平均血糖水平；

4）胰岛素抗体和胰岛细胞抗体检查：除外 1 型糖尿病，并了解是否存在胰岛素抵抗；

5）血脂检查：评估脂类代谢情况；

6）尿微量白蛋白定性及定量试验：评估是否合并肾脏损害；

7）尿酮体检查：除外酮症；

8）血常规、尿常规、便常规、肝功、肾功、离子六项等生化检查：了解患者目前基础指标；

9）胸部 DR 检查：除外肺部病变；

10）心电图检查：评估心肌缺血的程度；

11）眼底检查：评估是否合并眼底病变，反映糖尿病进展程度；

12）双下肢血管彩超检查：评估是否合并下肢血管病变；

13）医用远红外热成像检查：通过采集并接收人体辐射的人体热场变化，全面地分析身体各脏腑组织的生理、病理变化，全面记录人体呼吸、循环、消化、神经、内分泌、生殖、泌尿和免疫系统等器官及组织的功能信息；

14）动脉硬化检查：评估血管壁弹性及管腔变化，早期发现动脉硬化；

15）心功能检查：评估心脏功能状况；

16）肺功能检查：了解肺脏通换气功能；

17）数字中医检查：判断体质状况，从体能、新陈代谢、精神状态、自主神经功能、骨骼、免疫功能状态等做出评估。

2. 筛查结果

1）OGTT 试验：空腹血糖 17.5mmol/L，餐后 2 小时血糖 24.9mmol/L；

2）胰岛素释放试验：空腹 10.52uIU/mL，餐后 2 小时 38.05 uIU/mL；

3）糖化血红蛋白：12.2%（正常＜7%）；

4）胰岛素抗体、胰岛细胞抗体：均阴性，

5）血脂：甘油三酯：3.48 mmol/L（参考范围 0.60 ～ 2.30），低密度脂蛋白胆固醇 4.56 mmol/L（参考范围 2.00 ～ 4.11）；

6）尿微量白蛋白定性及定量试验：尿微量白蛋白定性（－），尿微量白蛋白定量 10mmol/L；

7）尿酮体（－）；

8）血常规、尿常规、便常规、肝功能、肾功能、电解质：均正常；

9）胸部 DR：未见异常；

10）心电图：提示 Ⅱ、Ⅲ、aVF 导联 T 波倒置；

11）眼底：双眼动脉硬化性视网膜病变；

12）双下肢动脉彩超：动脉内膜增厚；

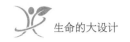

13）医用远红外热像：提示双下肢血流热场不均匀；

14）动脉硬化检查：提示与健康的 53 岁男性相比动脉弹性明显下降；

15）心功能检查：提示低搏血、低心泵、左心能量有效利用率低下；

16）肺功能：提示肺通气功能减低（混合型）；

17）数字中医检查：提示肺气虚，肺阴虚，胃气虚，肾气虚。

3. 评估结果

1）主证：①2 型糖尿病；②冠心病—稳定型心绞痛；③血脂异常（高甘油三酯血症、高低密度脂蛋白血症）

2）急证：冠心病—稳定型心绞痛；

3）兼证：①双下肢动脉硬化；②双眼动脉硬化性视网膜病变；

4）次兼证：慢性咽炎。

（三）多学科联合会诊

鉴于患者的疾病谱分析，表明糖尿病已经引起了多系统、多脏器的损伤，为了避免单科诊疗的片面性，特别申请多学科联合会诊，邀约参与会诊的医生团队包括：内分泌科医生（主诊医生）、循环科医生、中医科医生、康复科医生、营养科医生、眼科医生等，汇总各位专家的意见和建议如下：

1. 内分泌科医生

尽早启动基础胰岛素治疗，其首要目的不仅限于尽早控制血糖，减少高血糖危害，更重要的是减轻了 β 细胞的分泌负担，防止胰岛分泌功能的进一步丧失，延缓 2 型糖尿病持续进展的病程，减少微血管和大血管的病变，减缓其进展；胰岛素强化治疗不等于强化降糖治疗，而是强化的胰岛素替代疗法。它包括每日多次胰岛素注射和持续皮下胰岛素输注治疗两种模式，是目前最具强效的血糖控制手段，也是最显著的 β 细胞功能保护措施，其中持续皮下胰岛素输注治疗也是最具生理特性的治疗方案。对于糖尿病患者不仅要科学合理地控制高血糖，还应积极防控多重心血管危险因素，如改善生活方式、严格控制血压、纠正血脂异常，合理使用阿司匹林延缓血凝状态、改善血管内皮功能、降低炎性反应、修复损伤的神经—内分泌—免疫网络等，全面控制糖尿病患者的"十高一低"。

2. 循环科医生

药物治疗的主要目的是减轻心绞痛症状和心肌缺血发作，改善患者生活质量；预防心肌梗死和猝死，改善患者临床预后。目前病情平稳，巩固治疗为主，进行二级预防。采用 ABCDE 治疗方案（A: 阿司匹林、ACEI、血管紧张素 II 受体拮抗剂和抗心绞痛治疗；B：β 受体阻滞剂和控制血压；C: 降低胆固醇和戒烟；D: 合理膳食和控制糖尿病；E: 给予患者健康教育和指导其进行适当的运动 ）。

3. 中医科医生

患者舌质暗红，少苔，脉沉细。以"养阴生津止渴，滋补肾阴为主，实则肝脾心肾肺胃同补"，治当清解肺热、清心导赤。

4. 康复科医生

在中药治疗的同时给予经络治疗以清泻虚火、导气下行、引火归元。同时，配合导引与运动疗法，有利于糖代谢的调节、改善胰岛素的敏感性、改善脂类代谢、减轻体重、改善心血管功能、改善肺功能、增强体质，在实施过程中为避免运动风险，要做到"六适当"：即运动项目适当，运动方式适当，运动强度适当，运动时间适当，运动量适当，运动效果适当，同时提示患者要在餐后 30 到 60 分钟开始为宜。

5. 营养科医生

（1）糖尿病患者营养治疗目的

①血糖在正常范围内，或在保证安全的前提下尽可能接近正常范围的

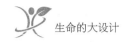

血糖水平；②血脂和脂蛋白水平在安全范围内（有助于降低血管疾病风险的水平）；③血压在正常范围内（或在保证安全的前提下尽可能接近正常范围的血压水平）。

（2）规划营养治疗方案

根据患者的年龄、性别、体型、体重、职业、体力活动情况、病情以及有无并发症等规划营养治疗方案。

（3）制定营养处方步骤

①计算标准体重；②判断是否肥胖；③判断劳动强度；④根据体重和劳动强度计算每公斤体重所需要的热量；⑤计算总热量；⑥换算成交换份；⑦营养素合理搭配。

（4）配合药膳处方

以"益气养阴"为主调理体质。

（5）合理使用营养补充剂

以改善血管弹性，减缓动脉硬化，预防并发症的发生。

①芯动力：能够恢复血管弹性，修复受损血管；清除血液毒素，净化流动血液；调节血压，恢复平滑肌功能；防止血小板过度聚集，清除斑块；抗炎，防止动脉硬化，软化血管；抗氧化，降血脂清除血液毒素。②甘净：可以降低甘油三酯，防止低密度脂蛋白氧化引起的动脉硬化，还可以通过改善肝脏脂肪代谢降低胰岛素抵抗从而降低血糖。③矿宝：含有76种矿物质，能够提供人体所需的矿物质元素营养，保持人体矿物质元素自然健康的平衡态。

6. 眼科医生

病程超过10年的糖尿病患者常合并程度不等的视网膜病变，目前该患者虽未发现眼部并发症，但也应积极控制血糖，每个月一次眼科随诊观察。

7. 主诊医生总结建议

结合患者目前病情不稳定，应收住院进行 1.2.6 超强化治疗，通过 1.2.6 慢病管理综合技术如胰岛素强化、中药、药膳、经络、导引、运动、营养补充等等，为患者选择适合的综合干预方案，以获得最佳效果。

（四）1.2.6 超强化治疗方案

1. 医药方案

1）西药：门冬胰岛素注射液基础量 1.2u，三餐前 10u、10u、8u；依那普利片 5mg 日二次口服，以降低相对终点事件的危险性；阿司匹林肠溶片 0.1g 预防血栓形成，阿托伐他汀钙片 20mg 调整血脂，稳定斑块，防止急性心血管事件的发生。

2）中药（配方颗粒剂）：黄芪 60g，山药 15g，天花粉 15g，生地 15g，太子参 15g，枸杞子 20g，葛根 15g，石斛 12g，瓜蒌 12g，丹参 15g，石膏 30g，麦冬 15g，三七 3g，玄参 30g，知母 10g。早饭前、晚饭后各一次，冲服。

2. 营养方案

1）早餐：主食 75g，鸡蛋隔日 1 个，蔬菜 100g，植物油 5g，盐 1g；

2）午餐：主食 100g，蔬菜 500g，瘦肉 100g，植物油 15g，盐 3g；

3）晚餐：主食 75g，蔬菜 200g，植物油 5g，盐 1g。根据能量测算，随时调整。

4）营养剂补充：①芯动力 4 片，日三次口服。②甘净 3 片，日三次口服。③矿宝 20 滴 / 次，每日 1 次，配水量 150 ～ 200ml/ 次。

3. 药膳方案

1）黄芪山药粥：山药 60 克研粉，黄芪 30 克水煎取汁 300 毫升，加入山药粉搅匀煮成粥，每日 1 ～ 2 次服食。

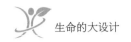

2）参杞茶——将西洋参3钱，枸杞子1钱，洗净、泡好，放入锅中，加500毫升水煮沸后，转小火续煮20分钟即成。

4. 运动方案

选择乒乓球、羽毛球、高尔夫球、太极拳、中速快走、游泳、骑车、爬楼梯等中等强度的运动。该患者有心绞痛病史，运动时心率约在100～110次/分即可。

5. 导引方案

选择六字诀。先做"呬"字诀36次，以泄其子；做"呵"字诀36次，以补其母；做"呼"字诀24次，以补其本藏；最后做"嘻"字诀24次，通三焦。每日三餐后60分钟各做一次，它可以疏通经络、补足气血，达到改善心肌代谢、减重等目的。

6. 经络治疗方案

一气周流疗法疏通特定穴及任脉各穴，取阑门穴、建里穴、气海穴、关元穴、章门穴、梁门穴、天突穴、璇玑穴、华盖穴、幽门穴、上脘穴、中脘穴、天枢穴等穴位。

7. 生活方式干预方案

执行营养科医生的饮食方案，嘱咐患者要定时、定量、定餐。执行康复科医生的导引、运动方案，有效地控制体重、改善糖代谢和脂代谢状态。必须戒烟，吸烟可对糖尿病患者预后产生更为显著的不良影响，包括加速微血管并发症和大血管并发症的发生，缩短预期寿命。

（五）院外动态管理

该患者通过一周的综合方案的干预，临床症状明显好转，结合慢病的特点（复合、多发、治疗终点难以把握）患者出院时我院为他选择院外动态管理，实时动态监测血糖、心率等生理指标，通过设备上传，健康管理师及时掌握疾病的发展趋势、发现突发风险，为治疗方向、标准和方案的随时优化提供客观依据，真正帮助患者管理好糖尿病。通过三个月有效的管理，各种临床指标均基本恢复正常（见下表），并且已经无胸闷、胸痛及呼吸困难，无心悸及大汗、无口渴多饮等不适感。患者对慢病管理效果非常满意。

管理前后临床相关指标对照表

节点 指标	院前	院中	院外（3个月）
空腹血糖（mmol／L）	17.5	17.5→6.9	5.0～5.3
餐后2小时血糖（mmol／L）	24.9	24.9→7.8	7.5～7.7
糖化血红蛋白（%）	12.2	12.2	6.2
甘油三酯（mmol／L）	3.48	3.48	1.75
低密度脂蛋白胆固醇（mmol／L）	4.56	4.56	2.3
双下肢动脉彩超	动脉内膜增厚	动脉内膜增厚	未见异常

三、1.2.6 工作场所健康促进行动——健康是最大的生产力

工作场所是指职业人群在一定范围内从事劳动生产活动的地方。职业人群（企事业单位员工）是社会中最具创造力和生产力的宝贵资源，他们的身心健康和社会适应状态，将直接影响企业生存发展和社会稳定，影响国家经济发展和进步。

企事业单位开展健康促进，将会为员工营造一个健康安全的工作环境，并享有必要的卫生保健服务，指导员工增强自信，减少压力，提高自我保健和自我保护的意识和能力，应对不利于健康的社会、环境因素，促

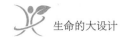

进健康行为的形成，使之利于促进自身、家庭及社会的健康。

（一）健康是最大的生产力

当今社会，为了经济增长及企业、个人目标的实现，我们很多领导及员工每天在单位的工作时间超过了在家时间（除睡眠外），很多人都处于透支健康的工作状态，主要表现为慢病高发、过劳死频发、亚健康人群持续增长，为企业及经济可持续发展埋下重大隐患。

健康与生产力管理产生于 20 世纪 90 年代的美国，在美国，企业需要为员工承担大部分的医疗福利费用，受到慢性病发病率上升以及医疗技术水平提高、新药物成功研发和投入使用等因素的影响，企业医疗费用支出负担越来越重，企业决策层开始意识到员工的健康直接关系到企业的效益和发展，由此，健康与生产力管理作为一项真正的医疗保健消费战略被首次提出。

我们身处经济发展最迅速的国度，面对激烈的市场竞争、繁重的工作任务、严格的业绩考核等考验，传统中国文化崇尚奋斗、奉献、牺牲等精神，所以我们有很多鞠躬尽瘁、呕心沥血等令人感动的人物和事迹，也有很多宣传学习某某先进人物如何带病工作、废寝忘食的报道，好像不如此就不足以称得上优秀。因此，才有了诸如床垫文化这样的企业传统，也有了职位越高、血压越高的说法，很多高管和普通员工都被慢性病所折磨和威胁，虽然他们成功掌控了财富，却难以掌控自己健康的身体。

如果一个企业的领军人物和高管因病倒下，既会影响员工士气，也会扰乱企业正常的发展节奏和扩张步伐，而没有健康的员工，企业隐形损失会更大。由于员工疾病引发工作效率低下而导致的成本损失要远远大于直接就医的医疗成本，并造成很大程度的生产力损失，因此"健康就是生产力，健康高效的员工是企业的核心竞争力"。提高员工健康和生产力的最佳方法就是开展有效的健康管理。

（二）什么是工作场所健康促进

工作场所健康促进又称工作场所健康管理。工作场所健康促进指以教育、组织、制度和经济学手段，干预工作场所对健康有害的行为、生活方式和环境，以达到促进员工健康、提高工作生命质量和推动经济持续发展的目的。

（三）1.2.6 工作场所健康促进行动

1.2.6 工作场所健康促进行动是慢病管理医院经营方式的一部分，慢性病是导致生产力损失的主要原因。1.2.6 工作场所健康促进行动是指以员工健康为核心，通过提供 1.2.6 慢病管理为重点的技术服务，创造健康的工作环境、实施有益于健康的管理行为和方式，从而控制慢病风险因素及慢病发病率和危害率，提高员工健康水平，促进企业更好发展，这一全程的活动统称为"1.2.6 工作场所健康促进行动"。

该行动以慢病管理医院为依托，以 1.2.6 慢病管理云平台为载体，以慢病筛查与评估为基础，提供从健康教育，到慢病的预防、筛查与评估、慢病干预（中医养生）、动态管理等健康管理服务，实际上就是把慢病管理服务转移到我们的工作场所、工作环境中。

工作场所健康促进行动实施中，首先通过健康教育，让企事业单位的领导、员工重视健康，树立健康就是生产力的观念，了解什么是健康管理，了解慢病对个人、家庭、单位的危害，了解慢病管理的必要性，理解和接受 1.2.6 慢病管理的系统服务，促使职业人群自觉地采纳有益于健康的行为和生活方式；其次对员工进行有别于传统体检的慢病筛查与评估，结合功能性及中医特色检查，客观了解员工处于何种状态（基本健康、高危风险、亚健康、慢性病、重大疾病），并进行有效评估和分析，同时建立和不断完善个人健康档案，纳入 1.2.6 慢病管理云平台的系统中进行动

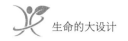

态跟踪管理，可以随时向员工推送健康防病知识和个性化健康提醒、预警，提供智能化、在线化、实时化健康咨询和干预等服务；其三是制定和执行有效的慢病综合干预方案。

工作场所健康促进行动从三个层面对员工进行健康管理

1）对健康员工通过提倡健康的生活方式让其保持健康状态，规避健康风险。

2）对于已经存在健康风险的员工，通过改变其不良生活习惯，降低或消除他们的健康风险，延缓或避免慢病的发生。

3）对已经患有慢性病和重大疾病的员工，通过适合的慢病管理技术和服务，控制慢病危害程度及对工作的影响。

据统计，1.2.6 工作场所健康促进行动实施五年多来，使得相关企事业单位员工的健康意识普遍增强，健康认知水平明显提升，职业健康与安全工作成效得到巩固。以沈阳某大型汽车企业为例，与 2018 年相比，2019 年员工中的高血压、高血脂、超重及肥胖、脂肪肝等人数占比都开始呈较大下降趋势，平均下降了近 16.3 个百分点，显示出健康促进的积极成效。因此，1.2.6 工作场所健康促进行动，不仅预防和降低了慢性病对职业人群的危害，提高了员工健康水平和劳动生产率，而且有力促进了企业经济的可持续性发展。

第七节　展望 1.2.6 慢病管理模式

随着我国经济社会转型，居民生活方式发生快速变化，以及人口老龄化加剧，慢性病正在成为危害人们健康的主要疾病，给社会发展带来了沉重负担。近几年来，为了解决慢病防治带来的公共卫生难题，国家和政府职能部门相继出台的《中国防治慢性病中长期规划（2017—2025年）的通知》《中医药健康服务发展规划（2015—2020年）》《健康中国行动（2019—2030年）》等重要文件中，都重点强调了"要快速建立规范的慢病防治体系，推广慢病管理模式，提高慢性病诊治康复的效果；基层医疗卫生机构要加强对高血压、糖尿病、冠心病、慢阻肺等慢性病管理服务，推广慢性病防治适宜技术；在慢性病防治工作中，以慢性病管理为重点，以治未病理念为核心，坚持中西医并重，将中医药优势与健康管理相结合，推广中医特色的健康保障模式，积极促进中医药健康服务产业的发展；努力提高慢性病的规范管理率和控制率"。政策的支持使我国慢性病防控工作迎来了难得的发展机遇，也给"慢病管理"带来了广阔的发展空间。然而，虽然现有的医学模式正在由过去单一的医疗型，向预防、治疗、康复保健的综合型转变，但是在慢病健康管理技术模型、服务模型、运营模型等方面，仍然缺少统一的标准、规范及专业平台。

在 1.2.6 医学新模式指引下的 1.2.6 慢病管理模式，逐步更新了慢性病防控理念，树立了新的慢病健康管理思想，并打造了中国特色的 1.2.6 慢病管理医院，推广中西医特色慢病管理诊疗技术和服务，扭转"防""治"分离、重治轻防、重医疗轻管理、重技术轻服务的传统医疗的思路和格局，有助于医疗服务模式由治疗疾病向管理健康转变，有助于建立预防为主，防治并重的医疗服务体系。

同时，慢性病防控是一个长期的、涉及全社会的巨大系统工程，没有政府的主导和支持，防控目标是不可能实现的。目前，在"全国慢病健康管理工程"推动下，1.2.6 慢病管理模式的技术服务形式和内容，已经得

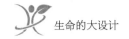

到政府相关部门的重视和支持，并开始着手研究和制定配套支持政策。可以预见，今后在政府主导和政策的支持下，在广大健康工作者和众多患者积极地努力和配合下，慢病管理在医疗、保健、保险、养老、信息化等领域一定会体现更大的价值，1.2.6慢病管理模式也一定会有广阔的发展空间，将在全国开花结果。

第六章

1.2.6 医学新模式

——医养结合的最佳路径

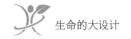

随着银色浪潮的到来，人口老龄化已成为中国 21 世纪面临的重大挑战之一。我国从 1999 年步入老龄化社会开始到现在，人口老龄化速度明显加快。截至 2018 年末，我国 60 岁及以上老年人口约 2.49 亿，占全国总人口数的 17.9%。加速发展的人口老龄化带来的养老问题越来越受到社会的普遍关注，养老与医疗、教育一样，越来越成为个人、家庭和社会所关注的民生问题，越来越多的人渴望过上幸福的晚年生活。但是，随着年龄增长，很多老年人的健康状况明显下降，其中各种慢性病的患病率、发病率快速上升，据统计，我国目前有超过 2 亿的慢病老人，"带病老龄化"使得老年人对医疗健康的需求骤然增大，远超过对生活照料的需求，变得越来越迫切，给我国传统的养老模式带来了新的挑战。创新养老模式，解决老年人养老和医疗的问题，已经成为当前养老服务体系建设和医药卫生体制改革的必然趋势。"医养结合"正是基于我国特定国情背景下而产生的，是养老理念、医疗理念和消费理念的一次重大转变。从 2013 年开始，国家陆续出台了《加快发展养老服务业的若干意见》《促进健康服务业发展的若干意见》《深入推进医养结合发展的若干意见》等多个关于养老服务业、健康服务业的重要文件，均提出鼓励发展"医养结合"的养老服务模式。医养结合是中国式养老的国家战略，但是在具体的政策落实和各地的试点实践过程中，"医"和"养"到底应该怎样结合，医养结合重点在哪里，医养结合的顶层设计模式及实践到底是怎样的，这些问题都不清晰，没有可借鉴的标准样板，很多模式都在理论探讨或提供碎片化的技术和服务上。

"中医 1.2.6 三级医养模式"是 1.2.6 医学新模式在医养结合领域的创新性模式。在实施老年慢病管理过程中，通过以中医特色慢病管理技术服务为核心、以"家庭—社区—医院"三级服务联动，为老年人提供了"养老、养生、养护"为基础、"慢病管理"为重点的医养服务，从而有效降低了养老人群慢病发病率、失能率、失智率以及医保费率、养老用工指数，提高了老年人的健康寿命和生命质量。在模式的实践与拓展中，不仅打造了全国首个"中医 1.2.6 三级医养结合示范区项目"，而且跨界赋能地产行业，落地了西部地区首个"1.2.6 医养结合社区（简称 1.2.6 CCMC）项目"，获得了良好的示范效应和社会效益，证明了"1.2.6 医学新模式"所蕴含的慢病管理及"中医 1.2.6 三级医养模式"的独特价值，是医养结合的最佳路径。

第一节　医养结合——解决中国式养老问题

进入 21 世纪以来，人口老龄化已成为世界范围内关注的焦点问题。我国早已经提前进入老龄社会，是老龄化形势最严峻的国家，也是世界上老年人口最多的国家。养老已经成为关乎国计民生的重大课题。同时，由于养老人群中慢病患者不断增多，带病老龄化成为养老人群的重要特征，使得他们对医疗服务的需求更为迫切，如何满足"养老"和"医疗"的叠加需求，越来越成为社会关注的焦点，也给我国传统的养老、医疗体系带来巨大挑战。但由于我国养老和医疗体制互不衔接、相互独立，已经难以满足老年人生活多样性的需求。"医养结合"正是基于我国特定国情包括"带病老龄化""未富先老""未备先老"等背景下，产生的多元化的新模式。"医养结合"的目的是通过传统养老服务与现代医疗服务相结合，实现健康老龄化。国家从 2013 年开始出台的《加快发展养老服务业的若干意见》及《关于推进医疗卫生与养老服务相结合指导意见》等多个重要文

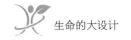

件，都提出要鼓励和加快推行"医养结合"的养老服务模式。"医养结合"成为国家养老和医疗体制改革的重点方向，更成为了解决中国式养老问题的主流模式。

一、老有所养——养老问题突出

（一）人口老龄化加剧

我国人口老龄化速度惊人，老年人的数量和规模不断扩大，截至2018 年末，我国 60 岁及以上老年人口约 2.49 亿，占总人口的 17.9%；65岁及以上人口约 1.67 亿，占总人口的 11.9%。今后中国人口老龄化形势还将更加严峻，预计到 2025 年，60 岁以上人口将达到 3 亿，到 2050 年，我国 60 岁以上老年人占比将高达 35%，达到 4.8 亿，成为超老年型国家。因此，老年人的养老问题日益突出。赡养如此庞大的老年群体不仅是子女和家庭的责任，更需要国家政策和养老体制的支持以及社会的广泛关注。

（二）养老方式选择——家庭养老、机构养老、居家养老

目前养老方式主要包括了家庭养老、机构养老、居家养老。

1. 家庭养老——功能日益弱化

家庭养老方式主要是老年人和子女或亲友生活在一起，由子女抚养，子女照料。但是，第一，在计划生育政策下形成的独生子女趋势，使我国家庭结构发生了重大变化，家庭规模日趋小型化，"4-2-1"家庭将会普遍存在，将来甚至会出现"8-4-2-1"的现象。这就意味着，一个家庭需要赡养照顾的老人相对增多，照顾老人的家庭成员相对减少，这种态势将会使照料老人成为其他家庭成员的沉重负担，更让"养儿防老"变得遥不可及；第二，现在生活节奏快，从业压力大，做儿女的大都要上班，还要照顾自

己的小家，用来在家照顾老人的时间和精力非常有限，更何况很多人外出打工，形成大量的"空巢老人"家庭；第三，越来越多的慢病老人需要医疗诊治、慢病康复，需要日常护理及照料，更使家庭成员感到力不从心。

2. 机构养老——艰难前行

机构养老是指老年人入住养老院或敬老院，集中供养，集中居住，由养老院提供日常生活照料等多方面的养老服务。高龄老人、失智失能老人、子女无法看护的老人更适合选择机构养老。养老机构包括面向普通百姓的养老院，以及走中高端路线的养老公寓以及以养老为概念的地产住宅。

但是，由于大多数老人受"故土难离""养儿防老"等传统观念影响，有"恋家"情结，不愿去养老机构，而且儿女们受舆论压力，一般也不愿送老人入住养老机构。并且，无论是从普通的养老院，还是高端的养老公寓、养老住宅，目前普遍存在的问题是，第一，地理位置分布不均。有的在居民相对密集区，但基础条件差、面积小、床位数有限，有的虽然在山清水秀之地，但远离城市，存在生活配套设施少，交通、就医不便等问题；第二，收费各有高低。价钱便宜的条件差、服务差，很多年迈多病的老年人去了不但谈不上"养"老，还可能是去"受罪"，而条件和服务好的收费高或"一床难求"；第三，医疗服务欠缺。养老与其他服务不同的是，养老机构不仅要满足老人的衣、食、住、行等基本生活照料需求，还要满足老人医疗保健、疾病预防、护理与康复以及精神文化、心理与社会等需求，尤为重要的是医疗服务，在机构养老中，老年人大多患有多种疾病，入住养老机构的老人平均年龄多在 65 岁以上，大多慢病缠身，自然使老人成为突发疾病的高危人群，因此，对医疗服务需求更为强烈。但是，目前很多传统养老机构大多医养分离，功能单一，缺乏医疗康复护理条件，基本上只提供生活护理，维持着老人"活着"的状态。老人健康出

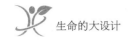

现异常状况时，需要拖着老迈的病躯，往返于医院和养老机构之间，即使有些最基本的医疗或保健服务，也远不能满足入住老年人需求，所以老人宁愿住在大医院不出院也不愿住进养老机构，这是一直困扰养老机构发展的最重要原因。而且，医疗属于专业服务，不是普通服务商能够随意跨越的。此外，养老服务业又是一个投资大、回报周期长、市场竞争激烈的高风险行业。如果没有市场意识、经营意识，没有严格的管理和风险防范机制，必然增加养老机构投资与经营风险。

3. 居家养老——大势所趋

我国目前提倡的养老服务模式为"90-7-3"，即90%老人在居家养老，7%老人在社区养老，3%老人在机构养老，并提出了"居家养老为基础，社区服务为依托，机构养老为支撑"的养老格局，能够看出居家养老形式是未来发展的趋势。

居家养老主要是指以家庭为核心，依托社区以及专业的服务人员，以上门服务和日托护理为主要形式，为居家老年人提供生活照料、医疗保健、精神慰藉、文化娱乐等服务。让老年人既不脱离家庭，又能获得专业化的社会服务。这种形式方便了对老年人的照顾，也填补了子女的孝心，具有灵活、方便、快捷、经济的优点，适合"未富先老"的中国国情和老年人"养老不离家"的传统观念。居家养老服务与机构养老相比，具有成本较低、覆盖面较广、服务方式灵活等优点。因此居家养老的需求及潜在市场较大，由于是轻资产模式，只要服务机构和服务模式足够完善，是一种非常不错的养老模式。

虽然，居家养老服务已走进老年人的生活，但是受宣传力不够、资金投入不足以及专业服务人员短缺、技术不标准、服务不规范等影响，尤其在医疗等方面，很多社区养老与医疗服务结合不紧密，不能满足慢病老年人或高龄、失能老年人的生活照料和医疗护理叠加的服务需求。即使由社区卫生服务中心负责医疗，但仅有的几名或是十几名医生护士平时要为整个辖区数以万计的人群提供医疗服务，很难抽出时间重点服务老年人，也仅仅是能够完成健康档案的搜集，可能的情况下提供上门打针、输液、量血压、康复理疗等服务。由于社区卫生服务中心在居家养老中的定位不清、服务不明确、服务能力不足、缺乏有效管理设备，再加上宣传教育的不够，使很多人对其服务缺乏了解，认同度不高，一旦身体出现问题还是首先去医院寻求治疗。至于说定期为老年人进行健康检查、心理咨询，提供预防、诊断、治疗、康复保健为一体的医疗和健康管理服务，更是无法做到全面落实。因此，影响了居家养老服务的开展。

二、老有所医——医疗问题显著

养老的终极目的是尽可能让老年人健康、长寿、快乐地安度晚年生活。随着老龄化人群增加，我国人口的平均寿命在不断提高。但是，长寿并不代表健康，老龄化也伴随着人体机能的下降及各种慢性病的患病率、发病率不断增加，高血压、糖尿病、心脑血管病、慢阻肺、骨关节病、肿瘤、阿尔茨海默病（老年性痴呆）、帕金森病等都是老年人常见的、多发的慢性病，在2.49亿老年人中，有将近2.1亿的慢病患者，也就是近85%的老年人是处在带病（慢病）生存状态，这极大降低了老年人的生活质量，慢性病也是老年人致死的主要原因，慢性病占中国老年人群死因的91.2%。同时，老年慢性病患者常常一人多病、病程较长、医疗费用高、照护成本高，老年人需要更多的医疗保健服务，这些对个人、家庭和社会都会产生深刻的影响，使医疗问题变得尤为显著。

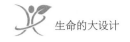

三、医养结合——中国健康老龄化的必由之路

老年人对医疗服务和健康的需求日益增长，推动养老与医疗的结合成为中国老龄化社会发展的必然趋势。

作为世界上老年人口规模最大、老龄化速度较快的国家，我国于20世纪90年代开始了健康老龄化的学术研究，并逐渐将健康老龄化上升为国家战略。《"健康中国2030"规划纲要》作为推进健康中国建设的行动纲领，明确提出了促进健康老龄化，将医疗卫生和养老服务相结合，加快老龄事业和产业发展。2017年，原国家卫计委等13个部门联合出台了《"十三五"健康老龄化规划》，全面界定了健康老龄化的概念，指出"健康老龄化，即从生命全过程的角度，对所有影响健康的因素进行综合、系统的干预，营造有利于老年健康的社会支持和生活环境，以延长健康预期寿命，维护老年人的健康功能，提高老年人的健康水平"。

并且，立足于当前及未来中国人口老龄化需求特点，要大力发展医养结合，将老年健康服务作为中心任务，以当前中国社会养老服务体系框架为基础，以国家政策指导为依据，结合中国部分地区社会养老服务实践，提出了融入健康理念的"医养结合"的社会养老服务的内涵，以破解当前"医"与"养"分离的社会养老服务体系难题为出发点和着力点，确立了"居家为基础、社区为依托、机构为支撑"的社会养老服务体系发展格局，为老年人的经济、医疗、健康与社会服务提供了制度保障。

（一）医养结合及内涵

1. 什么是医养结合

"医养结合"是"医""养"合一的新型养老模式。它将专业的医疗服务与日常生活养老服务相融合，为老年人提供了全面、综合性支持。其中，"医"包括医疗、康复、保健等服务，"养"包括生活照护、精神心理、文化活动等服务。

2. 医养结合的内涵

我国养老过程中长期的"医养分离"现状，导致养老服务供需不匹配，老年人的养老需求尤其是医疗卫生需求得不到满足，对多元化的养老服务体系带来严峻挑战。

医养结合，以老年人的健康养老需求为出发点，是养老服务的充实和提高，它重新审视了医疗与养老服务之间的关系，并将老年人的健康及医疗服务放在重要的位置，以区别于为老年人提供基本生活需求的传统养老模式，它服务面向的主要是老年慢病人群。

医养结合期望将医疗卫生和养老服务资源有效整合，一方面实现了资源的优势互补和合理配置；另一方面也满足了老年人的医疗卫生和长期照护需求，不仅提升了老年人的生命健康质量，而且促进了健康产业、养老产业及相关服务业的发展。

（二）国家对医养结合的政策支持

面对我国人口快速老龄化的严峻挑战以及老年慢病人群的快速增长，国家也日益重视医养结合服务，党的十九大报告中更是明确提出"积极应对老龄化，构建养老、孝老、敬老政策体系和社会环境，推进医养结合，加快老龄事业和产业发展"。同时，国家鼓励和促进医养结合发展的力度明显加大，出台了一系列相关政策文件（见附表一）。从顶层设计上为"医养结合"的顺利实施和进一步推进提供了保障，推动了医养结合工作快速发展，明确了慢病管理、医养结合工作的目标、任务、路径及保障措施，并积极推进医养结合的发展，发挥基层医疗机构、社区居家养老中心、养老机构的基础保障作用，为社区居家、养老机构的老人提供基本健康养老服务。

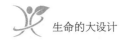

附表一　国家促进医养结合发展的部分重点文件

文件名称	发布时间	主要内容
《社会养老服务体系建设规划（2011—2015年）》	2011	提出建立以"居家为基础、社区为依托、机构为支撑"的社会养老服务体系。其中机构养老服务建设重点是主要为失能、半失能老人提供专门服务，包括生活照料、康复护理、紧急救援，鼓励在老年养护机构中设立医疗机构，推进供养型、养护型、医护型老年设施建设。
《关于加快发展养老服务业的若干意见》	2013	促进医疗卫生资源进入养老机构、社区和居民家庭，提出卫生管理部门要支持有条件的养老机构设置医疗机构，医疗机构要积极支持和发展养老服务。
《关于促进健康服务业发展的若干意见》	2013	提出在养老服务中融入健康理念，加强医疗卫生服务支撑。建立健全医疗机构与养老机构之间的业务协作机制，鼓励开通养老机构与医疗机构的预约就诊绿色通道，协同做好老年人慢性病管理和康复护理。
《关于印发全国医疗卫生服务体系规划纲要（2015—2020年）的通知》	2014	推动中医药与养老结合，充分发挥中医药"治未病"和养生保健优势。
《关于印发中医药健康服务发展规划（2015—2020年）的通知》	2015	鼓励新建以中医药健康养老为主的护理院、疗养院。有条件的养老机构设置以老年病、慢性病防治为主的中医诊室，推动中医医院与老年护理院、康复疗养机构等开展合作。
《关于推进医疗卫生与养老服务相结合指导意见》	2015	明确了建立健全养老机构和医疗机构合作机制、鼓励养老机构开展医疗服务、推动医疗卫生服务进入社区和家庭、扶持社会力量兴办医养结合机构、支持医疗卫生机构和养老服务融合发展这五方面重点任务。
《"健康中国2030"规划纲要》	2016	推进老年医疗卫生服务体系建设，推动医疗卫生服务延伸至社区、家庭。健全医疗卫生机构与养老机构合作机制，支持养老机构开展医疗服务。推进中医药与养老融合发展，推动医养结合，为老年人提供治疗期住院、康复期护理、稳定期生活照料、安宁疗护一体化的健康和养老服务。

续表

文件名称	发布时间	主要内容
《关于支持社会力量提供多层次多样化医疗服务的意见》	2017	促进医疗与养老融合，支持社会办医疗机构为老年人家庭提供签约医疗服务，建立健全与养老机构合作机制，兴办医养结合机构。
《关于深入推进医养结合发展的若干意见》	2019	强化医疗卫生与养老服务衔接，推进医养结合机构"放管服"改革，加大政府支持医养结合的力度，优化保障政策，加强医养结合人才队伍建设。

（三）医养结合存在的难点问题

医养结合是中国式养老的国家战略，众多老年人也有迫切的医养结合服务需求，但是"医养结合"是养老理念、医疗理念和消费理念的一次重大革新，在具体的政策落实和各地的试点实践过程中，相关部门如卫生、民政、人社等部门对医养结合认识程度不足、政策理解程度不够、职责分工不清，对"医养结合"养老模式缺乏条理清晰、系统全面的总结。制定执行方案不具体、不细致、不灵活，很多医院、社区卫生服务中心（或社康中心）对老年人医养结合工作开展较少，而对于国家提出的"90-7-3"养老格局，很多养老机构、居家养老服务中心的服务人群还是偏重于机构养老和社区养老中的3%或7%人群，对更多的90%人群服务较少，并且医疗服务明显不足。因此，"医"和"养"到底应该怎样结合，医养结合重点在哪里，医养结合的顶层设计模式及可执行的技术服务标准如何，需要哪些关键资源的支持，这些都没有明确的参考内容或成功案例，医养结合工作很难顺利开展，并暴露出如下问题：

1. 多头分治管理

"医养结合"工作涉及民政、卫健委、人力和社会保障等多个部门，

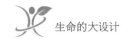

其中民政部门负责养老机构相关工作，卫健委部门主管医疗机构，人力和社会保障部门管理医保定点和报销工作，于是就形成了条块分割的管理模式。多头管理使得政策难以实现协同，阻碍养老和医疗资源的衔接，不利于医养结合工作的顺利开展。

2. 缺乏医养结合模式的顶层设计

在顶层医养结合模式设计上，缺乏医养结合标准化的理论、技术、服务、经营的系统模式，未能把标准化的医养结合体系融入各项政策，没有有效的协调机制，相关单元板块各自为战、各自为政，造成资源浪费，效率不高，工作无法真正落到实处。

3. 缺乏专业医养结合理论、技术、服务、经营的标准化模型与实践

从专业化的服务到专业化人员，未见完整的能够凸显居家养老、慢病管理、医养结合特色的标准化的理论模型、技术模型、服务模型、经营模型，未见能够提供贯穿"居家—社区—机构"的三级医养结合体系，不能形成完整的医养结合闭环服务，并缺少相关的实践措施。

4. 医养结合机构缺乏联动和持续发展能力

很多医疗机构（包括医院、社区卫生服务中心或社康中心）、社区居家养老服务中心、养老机构等众多服务机构开展的医养结合只是为了完成考核指标，形式上的组织了一些医护人员团队，但无论在意识、技术方法、服务手段、实用工具等都存在较大不足，而养老机构、社区居家养老服务中心，更多依赖政府支持、政策补贴、运营方大额投入，虽然具备一定规模，短期运营看似不错，但缺乏亮点，很难长久经营，各机构之间缺乏联动、不能形成利益共同体，一旦出现政策影响、市场变化、经营不善等问题，更可能导致医养结合服务机构可持续发展能力很弱，使医养结合的功能不能得到充分发挥。

5. 缺乏为社区居家养老人群提供慢病管理特色服务

中国传统的养老观念还是选择居家养老方式，居家养老也是性价比最高的养老形式。居家养老人群最为庞大，也是疾病尤其是慢性病的常发、易发、多发人群，通常治疗康复周期长，对医疗护理特别是长期慢病管理具有特殊的需求。但当前医疗机构也只是提供基本医疗、绿色通道，社区居家养老服务中心或养老机构也仅围绕居家老人的生活照料和便民服务等，缺乏以慢病人群为重点、以慢病健康管理为手段、以中医药适宜技术为特色的医养服务。

6. 社区医养结合服务供给不足

社区服务是最方便百姓的基层服务单元。为居家养老人群提供医养结合服务更应以社区为依托，但很多社区未能发挥整合医疗、养老资源的重要平台功能，社区卫生服务中心或社康中心、社区居家养老服务中心大多仅仅是提供了基础的医疗保健或为老服务，而且覆盖范围小并流于形式，导致医养结合服务匮乏，无法满足老年人健康养老需求，能够为居家老人提供集医疗、康复保健、健康管理、养老等综合服务的社区较少。

7. 区域性医养结合信息化体系不健全

医养结合需要实现区域性的信息互联互通，从而提高医养结合的效率和效果，但当前很多地方区域内的相关医疗机构与养老机构之间，通过以互联网、物联网、云计算、大数据、可穿戴式设备等技术工具为手段构建的医养结合信息化平台还不健全，无法充分实现信息共享、双向转诊、上下联动以及在线教育、在线管理功能，影响医养结合工作的顺利开展。

8. 人才队伍缺乏

无论是医疗机构、社区居家养老服务中心、养老机构都缺乏专业的医养服务和护理人员。由于传统从事养老服务的人员劳动强度大、年龄偏

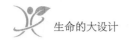

大、学历低、技能低、收入低，缺乏专业培训和资质认定，普遍存在"人难招、人难留"的问题，造成医养结合专业人员的短缺，也制约了行业的发展。

第二节 中医 1.2.6 三级医养模式
——1.2.6 医学新模式在医养结合领域的创新与实践

随着老年人口的迅猛增长，老龄化带来的慢性疾病不断增多，医疗和养老叠加需求日益增加，"医"和"养"作为当今老龄化社会的两个突出问题，越来越成为百姓关注的焦点，事关国计民生。医养结合在上升为国家战略的同时，对医养结合模式的研究、实践、创新也越来越得到社会广泛的重视。

"子欲孝而亲不待"是儿女们一生的憾事。养老奉亲是中国人的传统美德，父母健康长寿不仅是儿女们的"福气"，更是一个家庭的幸福。老年人的健康也是整个社会发展和社会和谐的必要条件，是"老有所为"的前提和保障。人口老龄化是我国未来几十年的趋势，养老面临的"养"和"医"是复杂的社会问题。常言道："老人无病，子女远行无挂"，养老不只是日常生活照料、休闲娱乐，老年人慢性病患病率高、多病共存等特点，让老年人备受慢病折磨，使得慢病管理的"医"成为养老生活中的刚需。在国家鼓励慢病管理、医养结合、中医药产业发展的政策背景下，在1.2.6 医学新模式的应用实践中，任岩东博士率团队创新性地提出了以医养结合为目的、以中医慢病管理为手段、以贯穿"家庭—社区—医院"医养服务为方式的"中医 1.2.6 三级医养模式"。通过以中医药为特色的"医养结合"服务模式，将养老资源与医疗资源充分整合，使医疗资源、养老资源的利用最大化。以中医慢病管理为核心的技术和服务能让更多的老人，老有所养，老有所医，享受健康、长寿、快乐的老龄生活。为中国医养结合服务模式的创新和实践提供了重要经验和示范模板，具有深远的意义。

一、中医 1.2.6 三级医养模式——用中医慢病管理破解中国的医养结合难题

从 2014 年开始，任岩东博士率领团队持续关注医养结合行业发展动态，在应用 1.2.6 医学新模式，实施老年慢病管理过程中，从医养结合的技术、服务、经营等多角度深入研究模式设计，以当前中国医养服务体系框架为基础，以国家政策指导为依据，以调研中国部分地区医养服务实践为参考，以破解当前"医"与"养"分离的医养服务体系难题为出发点，以慢病管理为主要着力点，创新性地提出了以医养结合为目的、以中医特色慢病管理技术服务为手段的"中医 1.2.6 三级医养模式"。并且在实践中，以"公办民营＋民办公助"的方式，与地方政府合作，于 2015 年共同打造了全国首个"中医 1.2.6 三级医养结合示范区项目"。通过"家庭—社区—医院"三级联动服务，不仅发挥了中医 1.2.6 慢病管理体系在医疗及养生、养老、养护中的特色优势，而且集中体现了国家"分级诊疗、家庭医生签约、医联体、慢病管理、医养结合、互联网＋智慧医疗"等政策及相应服务执行方案，有效降低了养老人群慢病发病率、失能率、失智率以及医保费率、养老用工指数，提高了老年人的健康寿命和生命质量。同时，在"中医 1.2.6 三级医养模式"的渠道拓展中，与地产行业跨界整合，

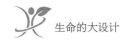

落地了西部地区首个"1.2.6 医养结合社区（1.2.6 CCMC）项目"，获得了良好的社会效益和经济效益。

"中医 1.2.6 三级医养模式"明确了融入慢病管理理念的医养结合技术服务体系的内涵，运用慢病管理的技术方法及服务流程，有效解决了老年人养老面临的最核心痛点问题——慢性病，建立了"以家庭为基础（一级）、以社区为依托（二级）、以医院为支撑（三级）"的服务模式，充分满足了养老人群对慢病医疗保健及日常养生、养护的需求，具有独特的运营和推广价值。

（一）养老必管慢病——"养"为基础，"医"为重点

从老年人养老的需求上说，"养和医"本身就是无法分割的。"养"是物质文化生活方面的需求，如衣食住行用、娱乐活动、情感交流等；"医"是健康需求，如医疗、保健、照护等。通常所说的为老服务主要包括助餐、助洁、助行、助浴、助医等内容，但重点不突出。伴随人口老龄化和高龄化，"带病老龄化"是养老面临的主要问题，高血压、糖尿病、心血管疾病、呼吸系统疾病、脑血管疾病、肿瘤等成为老年人常见的、多发的慢性病，慢病缠身使得很多老人长寿但不健康（中国健康老年人标准见附注）。

我们曾经于 2014 年 3—4 月采用随机抽样的方法，在沈阳市沈河区的某个社区，选取 500 名 60 岁～80 岁的常住老年人（居住时间半年以上）为调查对象。调查方法由健康管理师进入社区采取集中与入户相结合方式进行访谈调查，并填写调查表。内容包括：①一般情况：基本资料、生活方式等；②身体疾病情况（调查前半年内经过二级以上医院确诊）；③疾病治疗史；④日常生活能力等。调查结果显示，患病率较高的 6 种慢性病为高血压 47.0%（235/500）、糖尿病 37.4%（187/500）、心脏病 27.6%（138/500）、失眠 25.8%（129/500）、高胆固醇血症 21.2%（106/500）、慢

性支气管炎 18.4%（92/500）。其中至少患有 1 种慢性病的患病率为 87.6%（438/500），患有 2 种以上慢性病的患病率为 54.6%（273/500）。

由于老年人慢病发病率高、患病种类多、患病时间长、治疗时间长、致残致死率高，因此，很多老人不得不经常看病、住院治疗，辗转于"家"和"医院"之间，有的甚至长期卧病在床、生活不能自理，严重影响了老年人的生命质量。同时，慢病防治消耗大量的医疗费用和社会资源，带给个人、家庭、社会沉重的负担。慢性病使养老对医疗的需求骤然增大，远远超过了对生活照料的需求，变得越来越迫切，这对我国传统的养老模式带来了新的挑战。因此，医养结合除了需要以生活照料为基础服务的"养"，但更需要以慢病管理为重点的"医"。如何运用慢病管理模式，运用慢病管理的技术服务防治慢病、养生保健、延缓衰老，让老人不仅老有所养，更能老有所医，保障老年人长寿而且健康，实现健康老龄化，已成为医养结合模式创新的重要课题。

附注：中国健康老年人标准（2013 版）

1）重要脏器的增龄性改变未导致功能异常；无重大疾病；相关高危因素控制在与其年龄相适应的达标范围内；具有一定的抗病能力。

2）认知功能基本正常；能适应环境；处事乐观积极；自我满意或自我评价好。

3）能恰当处理家庭和社会人际关系；积极参与家庭和社会活动。

4）日常生活活动正常，生活自理或基本自理。

5）营养状况良好，体重适中，保持良好生活方式。

根据老年医学专家对标准的解读，健康老年人的标准目前可概括为："大病没有，小病稳定""智力正常""心态正常""生活自理"和"生活方式良好"五个方面。

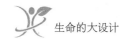

"大病没有，小病稳定"中的"大病没有"通常指没有恶性肿瘤、心脑血管疾病（心肌梗死、中风偏瘫）、肾衰竭等。"小病"是指心脑血管疾病的相关危险因素，主要有高血压、糖尿病、血脂紊乱等，这些都是老生常谈了。"稳定"指能控制在与年龄相适应的达标范围内，如虽然有高血压、糖尿病等，但经过改变生活方式，或加上吃药，能控制在合理范围内，没有引起心、脑、肾等慢性病并发症。

（二）衰老本身就是一种慢性病——养老必要抗衰

据科学推算，人的自然寿命应是100～150岁，但事实上大多数人都很难达到这个理论寿命。因为随着年龄增长，人体衰老是生命的自然规律，是无法逆转的。衰老不仅意味着青春不在，身体各器官、系统功能逐渐下降，而且衰老过程即衰老速度的快慢，与人体生理改变和疾病的病理变化是紧紧伴随的，随着衰老的进程，抗病能力减弱，为疾病（主要是慢性病）的发生奠定了病理基础，同时慢性病的产生和发展，又加速衰老的进程。二者互为因果，容易形成恶性循环。并且，随着现代社会生活节奏加快、工作压力增大、生活方式改变，许多中青年人"未老先衰"。因此，如何预防早衰、延缓衰老速度，业已成为当今人们共同关注的热点。

1. 什么是衰老

衰老是指人体随着年龄的增长，发生了组织结构、生理功能和心理行为上的退行性病变，出现机体功能减退、适应能力减弱，组织器官应激能力下降，生活能力逐渐丧失，心理行为异常等，从而产生一系列的生理或病理变化。衰老分为生理性衰老和病理性衰老，生理性衰老就是自然年龄的老化，而由疾病引起的老化或老化加速，称为病理性衰老。

2. 衰老是一种慢性病

虽然说，衰老有着自然发生的过程，但人们往往把随年龄增长出现的老年慢性病认为是衰老的必然结果，这是不对的，应该强调生理性衰老与病理性衰老的本质区别。生理性衰老是一个缓慢过程，生理性衰老者基本上能够老而无疾，老而不衰，甚至老当益壮。病理性衰老是指常年身体虚弱，疾病缠身，疾病促使机体加速老化。

实际上，衰老本身就是一种进行性退化的慢性病，它与许多慢性病关系紧密。由于退化影响身体所有细胞、组织、器官、系统的结构和功能发生损害，引起血管、神经、肌肉、韧带、皮肤、感觉器官（如眼、耳）等出现生理或病理改变，以及血糖、血压等生理指标的异常变化等等，出现各种症状和体征，导致慢性病发生。而慢病反过来又会加剧身体功能的退化，加快衰老的速度。可以说，衰老和慢病互为因果、互为促进，抗衰老必须要管好慢病。

3. 人体衰老的功能表现

老年人与青年人相比，最重要的差别就是各器官功能的普遍降低。举例说，如果将一位 20 岁的青年人的器官功能定为 100%，那么，20 ～ 25 岁以后，机体的功能每年减退约 0.8%，基础代谢率平均以每年约 0.5% 的速度下降，每过一年，心脏泵血功能就下降约 1%，血液胆固醇含量每 10 年升高约 38.3mg，视敏度每年下降约 0.3%，听力随年龄减退，听阈每年增加约 0.6%，骨密度每年下降约 4.4%，钙每年流失约 1%，60 岁的人四肢血液流速放慢 30% ～ 40%，血管变窄 30% ～ 40%，当他到 70 岁的时候，其脑血流量减少约 20%，心脏射血量减少约 30%，肺活量减少约 40%，身体灵活度降低 20% ～ 30%，体循环中含氧量减少约 29%，神经信息传递速度减弱 10% ～ 15%……这些都是人体衰老的功能表现。

4. 如何判断衰老

通常，判断、诊断机体的衰老和早衰，必须同时具有下列两种以上体

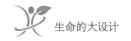

征或症状：①外表形貌憔悴，行动迟缓。②皮肤干燥无华，失去弹性，尤以脸部为甚，有的可出现老年斑。③精神萎靡，常常困顿欲睡，睡眠不实。④走路不稳，两腿乏力，不能疾行；步履稍快即感气短或气喘，且不能久立、久坐。⑤语声迟缓、低沉，不愿多讲话，舌体不灵，常有语音颤抖之证。⑥思维迟钝，或不愿用心思考，记忆力锐减且极易忘事，但对许多往事则记忆犹新，且常常怀念往事。⑦有时性情淡薄，与世无争；有时又总是心情烦躁，甚至大发脾气。⑧性欲衰退。⑨视力、味觉均差，牙齿松动，常年消化吸收不好。⑩小便频多，大便或溏或秘，排便无力；脉象微弱或迟缓无力，舌质淡。

上述的体征、症状，包括了生理性衰老和病理性衰老，也是中医经常提到的人体脏腑"内三宝"——精、气、神的衰退亏损。

5. 抗衰老的适宜人群

①希望保持容貌年轻化的人群。②工作紧张、压力大，睡眠、情绪欠佳，缺乏活力、易疲倦的人群。③脏腑功能衰退人群，如心、肝、肺、肾、胃肠等器官功能衰退，性功能下降，女性月经失调、内分泌紊乱、更年期提前等。④免疫功能衰退人群：免疫力弱，易感冒或患感染性疾病等。⑤慢病人群：高血压、糖尿病、冠心病、肝硬化、脑中风后遗症、骨关节病、胃肠病、高脂血症等。

6. 医养结合的抗衰之道——管理慢病有方，延缓衰老有效

虽然，衰老是生命运动的必然规律，但延缓衰老，尤其是努力避免病理性衰老却是可以做到的。由于衰老本身就是慢性病，它与慢病之间有着必然的联系，引起衰老的很多因素往往也是慢性病的危险因素，例如氧化、糖基化、甲基化失衡、免疫力失衡、激素失调、脏腑功能失衡等。如果减轻或消除了这些危险因素，不但可以延缓衰老，而且可以预防和控制

心脏病、中风、糖尿病、癌症等慢性病的发生和发展。因此，抗衰老不能只是当前流行的医疗整形或生活美容，必须要依靠慢病管理的技术服务进行抗衰老。

如今，在医养结合体系中，1.2.6 慢病管理的抗衰老研究，取得了丰硕的科研成果。研发出脏腑抗衰、血管抗衰、经络抗衰、体质抗衰等一系列特色的抗衰技术和产品，如培元固本散（抗衰类）、动脉灌注能量疗法、菌药养生饮品（抗衰类）、生命功能重建系列（脑动力、肾动力、心动力）等等。这些技术产品可以明显改善记忆力下降、失眠、头晕乏力、烦躁焦虑、易疲劳等衰老症状，改善加速衰老的慢病状态，从而延缓衰老速度，改善与衰老相关的慢病状态，让容貌、体力、精力等恢复年轻态，使记忆力下降、易疲倦和失眠等衰老症状得到很大改善，发挥了很好的延缓衰老效果。

二、中医 1.2.6 三级医养模式的建立

中医 1.2.6 三级医养模式，不是简单的"医疗 + 养老"模式，不是医院中设立养老床位，也不是在社区养老中心、社会养老机构中设立医疗机构或与某个医院建立医疗关系，而是抓住了养老中"带病老龄化"难点问题，围绕"慢性病诊疗及养护"这一"痛点"需求，建立了以居家养老慢病人群为重点，以慢病管理尤其是中医慢病管理技术服务为核心，以"家庭—社区—医院"三级联动服务为依托的医养结合模式和实施体系。

中医 1.2.6 三级医养模式，做到了"医中有养、养中有医、三方共管、闭环服务"，打破了以往"医养分离""模式不清""无法落地"等困境，

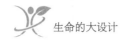

促进了慢病管理式"医疗"与养老相结合，走进家庭、走进社区、走进医院，获得了政府及相关主管部门的大力支持，得到了养老地产企业的青睐，推动了全国性示范项目的落地实施。

（一）什么是中医 1.2.6 三级医养模式

中医 1.2.6 三级医养模式指的是，以慢病管理为核心，以中医 1.2.6 慢病管理技术服务为特色，以服务居家养老、养生人群为重点，以"家庭—社区—医院"三级联动服务为依托，集合医疗、康复、养生、保健、慢病管理等服务为一体，所建立的一种新型的医养结合模式，充分满足了人们对养老、养生及慢病诊疗、康复保健等需求，是中国医养结合模式的重要实践和重大创新。

中医 1.2.6 三级医养模式从顶层设计上不仅符合国家推动的健康中国战略，而且实践了分级诊疗、家庭医生签约、医联体、慢病管理、互联网 + 智慧医疗、发展中医药、推进医养结合、促进居家和社区养老等政策文件的主要内容，并且具备全面系统化的运营模式。因此，在示范项目的实施中，得到了政府及主管部门的大力支持，调动了医疗机构、社区居家养老服务中心、养老机构、地产企业等社会各方力量合作的积极性，形成了良好的运行机制和推广局面。让更多的人通过"中医 1.2.6 三级医养模式"提高了生命质量和健康寿命，为解决中国带病老龄化的养老难题做出了贡献。

（二）中医 1.2.6 三级医养模式——彰显中医优势

2013 年国务院《关于促进健康服务业发展的若干意见》和《关于加快发展养老服务业的若干意见》指出："要全面发展中医药医疗保健服务，充分发挥中医预防保健特色优势，提升中医药在日常养生保健、养老、慢性病管理的服务能力。"

中医学有着丰富的慢病防治、养生保健、延缓衰老的理论和方法，独特而有效，长久以来很多知识和技术都已经潜移默化地融入国人的生活中，尤其被中老年人所接受。

老年人由于脏腑功能衰退，多病并见，中医的中药、药膳、导引、针灸、推拿等方法，对于老年慢性病的长期治疗及养生调理具有明显的效果。例如：利用百动疗疾导引法治疗稳定期慢阻肺（COPD）患者，可提高患者肺功能、运动耐力及生活质量；一气周流经络疗法的针灸、推拿对于老年颈肩腰腿痛以及中风后遗症等慢性疾病的治疗与康复有独特作用，这些中医技术在养老服务中优势明显。

"中医1.2.6三级医养模式"特别强调以中医为主体的养老、养生、养护服务。在慢病管理医院、社区居家养老服务中心暨中医诊所及家庭中，为人们普及中医养生保健知识和技能，提供中医慢病诊疗及居家养老养生调理服务，将中医的适宜技术如中药、药膳、经络（针灸、推拿、贴敷、刮痧、拔罐）、导引等技术产品，持续导入医养结合服务中，发挥出中医的重要作用。

三、中医1.2.6三级医养模式的实施体系

中医1.2.6三级医养模式建立了完备的技术、服务、人才及经营推广体系，并在具体项目中加以实施。

（一）服务体系的建立和实施

1.目标

以慢病管理五大服务为基础，为老服务为辅助，规范开展养老人群慢病预防、医疗、康复、日常养生保健等医养服务。

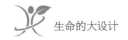
2.服务架构

以医院、社区居家养老服务中心暨中医诊所、为老服务中心等机构为载体，形成医养结合服务联合体（简称医养联合体），依托搭建的网络化平台，使慢病健康管理服务与多种养老服务有效结合，并全面融合中医药服务，形成特色的医养结合服务体系。

3.计划与实施

1）以慢病健康管理五大服务为主体，确定服务内容，规范服务流程，完善服务方案。如提供健康教育、慢病筛查、医疗救治、健康档案建立、家庭医养签约、上门诊视、远程医疗、动态监测、药物优化、保健咨询、1.2.6生活方式规划监管等服务，使"服务场景化"，全面体现个性化、系统化、全程化服务，形成严谨的服务流程和有效的运行机制。

2）在医疗机构（医院、诊所）中，设立组织功能相对独立，业务工作与医疗服务科室（如老年病科、治未病中心、健康管理中心等）有机联系的医养结合服务中心，为养老人群提供全面、规范的医养结合服务。

3）开展形式多样的主题活动，提升老年人的健康意识、掌握一定的自我健康养老技能、理解并接受中医1.2.6医养结合服务。比如通过举办"长寿十年行动计划"等活动，让更多的老年人了解"医养结合"的目的和意义，感受和体验"中医1.2.6三级医养模式"的价值。

（二）产品体系的建立与实施

1.目标

（1）技术产品

以1.2.6六大干预技术为标准，构成规范的以中医1.2.6为核心的医养结合技术及产品体系。

（2）服务产品

以慢病管理五大服务为标准，构成规范的服务产品体系。

2. 产品架构

（1）技术产品

以中医 1.2.6 六大干预技术为核心，针对养老人群的"医、养"需求，以中医药为特色，融汇西医学、中医学及营养、运动、心理等学科的技术，并将"技术产品化"，开发出多种适合医疗及养生保健的产品，构成中医 1.2.6 医养的技术产品体系。

（2）服务产品

以慢病管理五大服务为基础，开发健康档案、慢病筛查与评估、多学科会诊或远程会诊、院外动态管理等服务型产品。

3. 计划与实施

（1）服务类产品

1）个人健康信息管理——健康档案：①调查问卷设计：包括一般情况、既往健康状况、健康知识水平、生活方式和行为习惯、健康行为执行能力等。②健康档案建立：基本内容包括个人一般资料、既往健康状况（疾病史、治疗史、住院史、家族史）、生活习惯及嗜好、心理健康状况、周期性检查记录、健康问题记录等。

2）慢病筛查与评估：①慢病筛查项目：基础筛查、高危人群筛查、疾病人群筛查；根据需要的附加筛查。②慢病评估：个人的健康风险的评估技术方法与产品（生活方式风险评估，糖尿病、高血压、心脑血管疾病、肿瘤等风险预测）。③健康指导：依据个人健康风险评估结果，设计健康指导方案（健康咨询、健康指导、导医导诊、健康教育、养老服务咨询）。

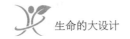

3）多学科会诊或远程会诊：院内专家多学科会诊及院外专家远程会诊。

4）院外动态管理：以互联网技术和穿戴式设备，对个人院外健康数据进行监测、分析等，并根据实时结果提出明确意见与建议。

（2）技术类产品

围绕 1.2.6 六大干预技术，研发和应用多种慢病防治技术及养生产品，如三部六病中药协调疗法、养生药膳（粉剂、酒剂、菌药养生饮）、培元固本散系列、八大膏方系列以及一气周流经络疗法、百动疗疾导引疗法、1.2.6 情志疗法、乾坤圈风水疗法、营养补充剂系列（抗氧化剂、微量元素、特膳食品等）等。

（3）其他

基于慢病管理与养老服务过程中衍生的其他技术或服务类产品。

（三）人才体系的建立与实施

1. 目标

为实施 1.2.6 医养模式提供人才支撑。

2. 人才架构

1）医养结合专业人才，包括：①具备慢病管理诊疗思路，掌握 1.2.6 慢病管理技术服务的医生、护士。②具备 1.2.6 养生保健意识，兼具慢病管理技能的健康管理师。③具备为老服务基本技能的社区照护人员。

2）其他人才，包括：①健康养老讲师。②健康保险师。③医养结合中相关养老服务人员。如：陪护员、营养师、运动师、心理咨询师等。

3. 计划与实施

1）加强慢病管理医师、健康管理师的医养结合理论与技能培训，如开展"慢病健康管理医师培训班""中医健康管理师培训班"等。

（2）加强健康讲师、保险师及相关照护人员的培训，如开展"中医1.2.6 医养技能培训班"。

以上培训内容主要包括：中医 1.2.6 三级医养模式的理念、技术（产品）、服务及其内涵，以及居家养生养老技能等。

（3）建立医养结合人才培训和实践基地：①依托体系内的医院、社区居家养老服务中心暨中医诊所，建立医养结合人才的培训和实践基地。②成立医养结合服务培训学校，培训和培养医养结合职业技能人才。

经过近六年的努力，在中华中医药学会"全国慢病健康管理工程""医养结合协同创新共同体""国家中医药管理局人才交流中心"的支持下，成立了"医养结合服务培训学校"，已完成了数千名医生、护士、健康管理师及相关人员的培训和培养，使医养服务意识和水平得到进一步规范和提升，为"中医 1.2.6 三级医养模式"落地执行，培养和储备了大批专业服务人才。

（四）经营推广体系的建立与实施

1.目标

以家庭、社区、医院为三级载体，将中医 1.2.6 技术服务逐级落实到医养结合模式中。

2.内容

（1）家庭

以家庭医养结合签约为基础，建立连续性的服务关系，使医疗、慢病管理、养生养老服务得以持续和保障。

（2）社区

以社区居家养老服务中心暨中医诊所为依托，不仅可以组织丰富多样的健康养老学习班及文化娱乐活动，而且能够提供中医特色的诊疗服务，

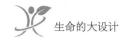

体验中医中药及养生调理（药膳、针灸、推拿、刮痧、拔罐、导引等）技术，并且医护人员与健康管理师能够及时掌握老年人健康状况及服务需求，调整和优化医养结合方案，并且根据情况与上级医院联动或转诊，同时，根据老年人需要，可以调派医养联合体中的为老服务中心提供助餐、助洁、助行等服务。

（3）医院

以医院为保障，通过院内设立的"医养结合中心"，不仅能够与社区联动实现分级诊疗，让优质的医疗资源下沉，社区转诊的患者快速得到诊治，而且在院期间，老人还能进一步感受系统的慢病管理服务如医疗信息情报决策、慢病筛查与评估、多学科联合会诊，还可参与"1.2.6慢病管理学习班"，学习健康养老的生活方式及实用技能，亲身体验多种互动性的活动，如养生饮品、丸剂、散剂的制作等等，强调"经营体验化"，建立医患之间的信任，增强老年人健康养老的信心。

3. 计划与实施

中医1.2.6三级医养模式，以医院的医养结合中心及社区养老中心暨中医诊所作为保障，组织由医院专科医师、社区全科医师和健康管理师构成的"医养结合服务团队"，以中医1.2.6慢病管理技术服务为特色，对患有高血压、糖尿病、冠心病、脑卒中和慢阻肺等老年慢病人群，实施贯穿家庭、社区、医院的"三级医养服务"，并通过规范的家庭医养结合签约等制度及服务流程，实现"慢病先行，双向转诊，上下联动，三级共管"的分级管理体系，同时，凭借互联网"智慧医养云平台"，使得医院与社区及家庭之间、医养服务团队与养老人群之间、技术服务与流程规范之间、方案执行与效果评价之间，实现信息互通、管理互补、团队协同、资源共享，让服务能够顺畅流转、闭环和循环。

四、"1.2.6 智慧医养云平台" —— " 1.2.6 三级医养模式 + 互联网"

"智慧医养云平台"是运用互联网、物联网、大数据等技术及可穿戴式智能设备，构建的医疗、养老信息共享与网络管理系统，能为养老人群提供更加便捷、高效、灵活的医养结合服务。互联网打破了医疗和养老服务在时间和空间上的限制，实现了家庭、社区、医院服务的无缝对接。

"智慧医养云平台"通过医院、社区养老中心掌握的医疗及养老信息，为每位老人建立电子健康档案，由此构建老年人健康大数据平台。电子健康档案不仅包括个人基本信息，身体健康状况，还包括个人生活习惯，以及利用可穿戴智能设备（血压计、血糖仪、心电图仪、血氧仪等）采集日常"血压、血糖、血氧、心电等"生理数据，并实时上传至云端，再利用互联网的信息整合功能，经由大数据挖掘与分析，把握老人基本情况和医养服务需求并实时共享，提供个性化服务，为老年人就诊、上下转诊开辟快捷通道，协调医院、社区医养资源分配，解决老年人就医、社区居家养老困难的问题。

"智慧医养云平台"利用互联网积极创造医养结合大环境。充分实现了从家庭、社区、医院三个维度双向交互式完成信息的可持续、可流动、可评价，将家庭、社区、医院互联共通，并通过登录网站、手机 app、微信等方式，能够在线咨询、在线教育、在线会诊、在线管理，增强了医疗及养老服务的人性化和即时性，及时满足老年人慢病管理、应急救助、养生保健、生活照料等医养服务需求，享受互联网、物联网带来的便捷服务。"智慧医养云平台"有效提升了 1.2.6 三级医养服务的效能，促进了医养结合模式的可持续发展。

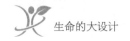

第三节 "中医 1.2.6 三级医养模式"实践成果及案例分享

随着人口老龄化进程的不断加快，老龄慢病人口在不断增长，医养结合已经成为一个影响中国未来发展的重要社会问题。近年来，中国已经进入人口快速老龄化时期，并伴随着带病老龄化、失能半失能化以及慢性病高发的趋势，对包括医疗卫生在内的社会养老服务体系带来严峻挑战，也给个人、家庭及社会带来沉重负担。国家对医养结合工作高度重视，已经上升到民生项目、国家战略，并陆续出台了大量相关政策文件，各省、市、区政府正在积极落实开展此项工作，同时，老年人对医疗服务需求和生活照料叠加需求越来越显著，医养结合（健康养老）服务的市场需求也日益强劲。

"中医 1.2.6 三级医养模式"在实践中，带动并充分体现了"政府主导、部门联动、社会参与"的运行策略和机制，不仅以推广项目的形式，树立了与地方政府合作的样板，落地了国内首个"公办民营＋民办公助"的医养结合项目——"沈阳市沈北新区中医 1.2.6 医养结合全国示范区项目"，而且树立了跨界整合社会行业资源的典型范例，表现在与新疆地产企业联合，打造了西部地区首个"1.2.6 医养结合社区（1.2.6 CCMC）"示范项目，充分调动了政府资源、政策资源、医疗资源、养老资源、行业资源、社会资本等融合推进医养结合服务产业，并获得了突破性进展和成功经验，为"中医 1.2.6 三级医养模式"的复制推广及战略布局奠定了基础，更为我国医疗、养老、医养结合等服务的模式创新提供了参考依据，具有较为深远的意义。

一、沈阳市沈北新区中医 1.2.6 医养结合全国示范区项目——"沈北经验"

老年群体的健康和养老状况，关系到家庭幸福、社会和谐发展。医养结合是健康中国战略的重要部分，也是各级政府重要的民生工作。沈阳市沈北新区人民政府在落实医养结合工作，积极推进医养结合模式设计和创新的过程中，充分发挥"政府主导、部门联动、社会参与"运行机制，率先导入优质的"中医 1.2.6 三级医养模式"，并以"公办民营 + 民办公助"形式进行实地项目运营，形成了"家庭服务（一级）为基础，社区服务（二级）为依托，医院服务（三级）为支撑"三级联动的健康养老服务体系。

2015 年 11 月，四圣心源医疗集团与沈阳市沈北新区人民政府签订合作协议，共同打造"沈阳市沈北新区中医 1.2.6 医养结合全国示范区"项目（以下简称"沈北中医 1.2.6 医养项目"），标志着国内首个"中医 1.2.6 三级医养模式"的特色健康养老服务项目正式启动。

"沈北中医 1.2.6 医养项目"，是以医养结合为目的、以中医特色慢病管理技术服务为方法，通过"家庭—社区—医院"三级服务联动，不仅为老年人提供了以"养老、养生、养护"为基础、以"慢病管理"为重点的医养服务，发挥了中医 1.2.6 慢病管理体系在医疗保健及养生、养老、养护中的特色优势，而且落地实施了"分级诊疗、家庭医生签约、医联体、慢病管理、医养结合、互联网 + 智慧医疗"等政策及相应服务方案。

在政府和各部门的支持及运营企业的努力下，"沈北中医 1.2.6 医养项目"已经顺利运行四年，不仅满足了养老人群的医养结合服务需

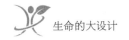

求，有效降低了区域内养老人群慢病发病率、失能率、失智率以及医保费率、养老用工指数，提高了老年人的健康寿命和生命质量，并取得了阶段性的科研成效（见附件一），而且提升了区域内医养结合服务水平，促进了医疗和养老产业的发展，为沈阳医养结合事业的社会化、多元化、专业化发展积累了成功的经验，增添了新的生机和活力。

但是，随着 2020 年 6 月 1 日起，我国卫生健康领域首部基础性、综合性的法律——《中华人民共和国基本医疗卫生与健康促进法》开始施行，其中第四十条重点对政府医院与社会资本合作进行了严格限制和监管，明确规定了"政府举办的医疗卫生机构不得与其他组织投资设立非独立法人资格的医疗卫生机构，不得与社会资本合作举办营利性医疗卫生机构"。众所周知，政策或项目都必须服从于法律法规，此法规的施行对"沈北中医 1.2.6 医养项目"现有及未来社会资本与政府医院的合作模式产生了实质性影响，项目也因此于 2020 年 8 月暂停运营。尽管留下了诸多遗憾，但"沈北中医 1.2.6 医养项目"所取得的经验必将为沈阳市乃至全国探索和实践医养结合服务模式树立了创新性的样板。

（一）项目背景

1. 沈阳市沈北新区

沈阳市是 2016 年国家民政部、原国家卫生计生委公布的全国首批医养结合试点城市之一。数据显示，在全市户籍人口总量中，60 岁以上人口占全市总人口的 25.1%，相当于每 4 名沈阳人中就有 1 名老年人。沈北新区位于沈阳北部，由沈阳新城子、辉山、虎石台、道义等省级开发区为主体共同组成，近年来沈北新区利用得天独厚的地理优势、资源优势，全方位实施外向牵动、改革驱动、科教拉动和合力推动四大战略，经济和社会各项事业都取得了长足的发展。沈北新区老龄化比较严重，2016 年数据显示，户籍人口中 60 岁以上人口 6.5 万人，老龄人口比例已达 20%，老年慢病人群占比达 87%，当地政府将医养结合作为重点的民生工作，积极寻求解决老年人健康养老的途径。

2. 项目启动

沈阳市沈北新区人民政府高度重视医养结合工作，积极探索、引导和推进医养结合新模式，在充分了解"中医 1.2.6 三级医养模式"及调研考察模式的运营主体——四圣心源医疗集团的基础上，对专业化的 1.2.6 医养结合模式及其理念、技术、服务、经营模型等高度肯定。2015 年 11 月，双方正式签约，共同启动了国内首个"中医 1.2.6 医养结合全国示范区项目"，构建沈阳市沈北新区"中医 1.2.6 医养结合"三级网络化服务体系。项目得到了沈阳市及沈北新区人民政府及卫健委、民政、社保等部门单位的大力支持和配合，并被列为中华中医药学会主办全国慢病健康管理工程、医养结合协同创新共同体等活动中的重要研究课题。

3. 四圣心源医疗集团

四圣心源医疗集团由"1.2.6 医学新模式"创始人任岩东博士创立，其成长历程可追溯至 2007 年，是专业从事医疗、慢病健康管理、医养结合等健康产业服务的投资及运营管理公司。四圣心源依托自身核心的"1.2.6 医学新模式"为基础，构建了独具特色的"1.2.6 慢病健康管理""中医 1.2.6 三级医养"等技术服务及运营模式，并拥有"1.2.6 医学新模式"的独立知识产权。四圣心源医疗集团成立以来，不仅成为中华中医药学会主办"全国慢病健康管理工程""医养结合协同创新共同体"的唯一承办单位，而且创办了全国首家慢病健康管理医院暨全国慢病健康管理工程第一临床基地——沈阳四圣心源中医院，并且与地方政府合作运营了"沈阳市沈北新区中医 1.2.6 三级医养结合全国示范区项目"，与地产企

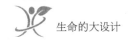

业联合打造了西部地区首个"1.2.6 医养结合社区（1.2.6 CCMC）"示范项目。四圣心源医疗集团作为中国慢病健康管理和医养结合行业的先行者，努力为社会大众提供独具价值的 1.2.6 慢病管理及医养结合服务，为健康产业发展做出贡献。

4. 医养结合协同创新共同体

医养结合协同创新共同体（以下简称"共同体"）由中华中医药学会主办成立，四圣心源医疗集团承办。共同体以创新融合、协同发展理念为指导，探索在国家政策引导下的以学会为主体、市场为导向，产、学、研、医、养、康相结合的中医、中西医结合协同创新机制，搭建全国中医药医养结合协同创新发展平台，发挥中医药在医养结合中的优势作用。共同体是中医药医养结合模式设计、技术研发、产品研发、课题研究、专家服务、试点实施的创新发展平台，也是医养结合连锁中医诊所标准化体系制定平台，也为医养结合及相关行业交流及合作拓展了空间。

（二）项目运营

"沈北中医 1.2.6 医养项目"，以沈北新区一所公立二级中医院为中心，带动沈北五个街道的社区居家养老服务中心暨中医诊所，签约服务五个社区中的一万名 60 岁以上居家老人，为其提供以中医 1.2.6 慢病管理为核心的医养技术服务。具体运营中，医院、社区、家庭三方联动，医院作为医养结合临床基地，支撑以慢病管理为核心的院内和社区医疗服务；依托社区居家养老服务中心暨中医诊所作为承上启下的平台，签约居家老人，既满足了居家养老服务需求，如助餐、助洁、助行、助乐，又充分展现了中医药特色适宜技术在日常养生、养护中的独特优势，并通过双向转诊、上下联动机制及智慧医养云平台解决了医养服务闭环的瓶颈问题，也培养了一批由"医生、护士、健康管理师、养老护理师"构成的医养服务团队。同时，中华中医药学会"医养结合协同创新共同体"从学术研究角度，希望"以科研带动和促进运营"，为此在医养结合基地专门成立了"中医 1.2.6 三级医养结合项目课题组"课题组章程（见附件二），观察与研究"中医 1.2.6 三级医养结合模式"及"沈北中医 1.2.6 项目"对区域内老年人慢病发病率、失能率、半失能率、死亡率、医保费率及养老用工指数、平均寿命等重要数据的影响结果，评价项目的运营效果，进而推动中医医养结合技术服务科学化、规范化、标准化建设，从而保证了"沈北中医 1.2.6 医养项目"规范顺利的运营。

1. 家庭服务为基础（一级）——"医养结合服务签约"

我国传统养老观念影响深远，多数老年人选择居家养老，家庭是老人居家养老的重要场所，也是实现中医 1.2.6 三级医养服务（以下简称"1.2.6 医养"）的基础单元。由于老年慢病人群对疾病诊疗、慢病管理及养老照护的需求较多，更需要长期、连续的服务。因此，"1.2.6 医养"签约主要集中在慢病老人，尤其是居家慢病老人。通过以慢病管理为重点的医养服务，提高老年人健康寿命周期，避免或延迟老年人进入失能、半失能、失智、半失智的状态。"1.2.6 医养"依托于沈北新区中医院和五所区域性社区居家养老服务中心暨中医诊所，组织由医院专科医师、社区全科医师、护士、健康管理师、养老护理师等构成的"医养服务团队"，与辖区内老人建立签约服务关系，签订家庭《医养结合服务协议》，开展居家慢病管理和养老服务，同时，根据签约服务内容和老人需求适时导入社区养老中心及医院服务。

（1）医养结合签约服务的主要内容

1）健康教育：加深理解"1.2.6 医养"，了解健康的生活方式，掌握基本的自我健康养老技能，学习动态监测设备及智慧医养云平台的使用。

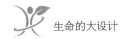

2）依托社区居家养老服务中心暨中医诊所及医院，按照个性化医养服务方案，为老人提供中医慢病管理及养生技术（中药、药膳、六字诀、针灸、推拿、刮痧、拔罐等）的指导和体验服务。

3）居家生活方式和生活护理技能指导和服务。

4）定期对老年人健康状况进行评估，根据情况或老人需求，协调社区服务及医院的门诊、住院、绿色通道转诊等服务，解决老年人就医和社区养老困难的问题。

5）家庭监测和日常管理：利用家用智能监测设备（血压计、血糖仪、心电图仪、血氧仪等），对慢性病常用评测指标进行监测，通过智慧医养云平台的整合分析，掌握老人基本情况和医养服务需求，并实时与社区居家养老服务中心及医院实时共享，进一步制定和优化医养服务方案。

（2）家庭医养结合签约服务的作用

家庭签约后的老人和医养服务团队之间建立了长期稳定的关系，能够进一步更好地接受社区、医院的连续服务。优质的签约服务有利于提升签约老年人对社区、医院服务的信任感和依从性，基本能够按照医养团队的要求积极配合，在医养服务的利用上显著优于非签约患者，通过签约引导老人接受"居家为基础、社区为依托、医院做保障"的三级服务已经初显成效。签约老人的健康养老意识、身体健康水平逐渐提高，医疗费用支出比例逐渐下降，幸福感不断增强。调查显示，相比非签约老人，签约老人对服务整体评价较高，更加认可从服务中的获益，绝大多数表示愿意继续签约并推荐家人朋友签约。

2.社区服务为依托（二级）——社区居家养老服务中心暨中医诊所医养结合服务

对于绝大多数老年人，都以居家和社区养老为主。在"沈北中医

1.2.6 医养项目"中，社区医养服务是核心业务板块，推动家庭、社区、医院的服务协同发展，满足老人多层次、多样化的健康养老需求。设立的 5 所区域性社区居家养老服务中心同时是中医诊所，它承上启下，上可衔接医院，下可联结家庭，是"1.2.6 医养"重要的服务平台。每所社区居家养老服务中心暨中医诊所，计划签约服务 2000 名老人，共计 10000 人。每所规划设计既设有常规的老年娱乐活动中心、老年日用品及健康用品超市、健康教育中心、为老服务中心，更设有中医诊室、中医慢病管理特色适宜技术中心（含药膳、康复、理疗、导引、情志等），开展社区中医慢病管理、慢病调理、养生及家庭养老的 1.2.6 医养结合服务。

（1）社区中医慢病调理服务

1）中药调理：以三部六病医学诊疗体系为主导，对于慢病运用协调疗法的多种方剂，不仅适合长期坚持服用，而且还可根据需求制作成传统的汤、丸、散、膏、丹等剂型。同时，依据经典名方，研制出了 50 种适合治疗老年人常见慢病或症状的中医小方，如清脑散、腰痛散、感冒散、通便散等

2）经络调理：以一气周流经络疗法为特色，结合现代的声、光、电、磁等理疗设备，按复合医学工程原理，针对老年人高血压、失眠、便秘、头痛、骨关节病等常见慢病设计整体方案，既性价比合理，又舒适有效，体验过经络调理的老人把它称之为"幸福医学"。

（2）社区养生服务

提供药膳、导引训练、情志疏导、营养保健等养生服务

1）药膳系列：不仅有在三部六病体质辨识下研制出的 15 种体质养生药膳粉，而且有特色的药膳粥、茶、汤、主食、菜品，如百合粥、陈皮茶、四物汤、八珍糕、杏仁豆腐天麻猪肝、首乌香排等等，这些药膳都深

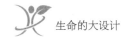

得老年人的喜爱。

2）导引训练：以百动疗疾、六字诀、八段锦、太极拳等深受中老年人欢迎的养生功法为核心，既能缓解慢病症状，又能起到延年益寿的作用，是社区养生服务的核心部分。

3）情志疏导：以传统的中医情志疗法为基础，通过音乐疗法、五行疗法，排解老年人紧张、焦虑、郁闷、易怒等情绪状态。

4）营养保健：依据老年临床营养学，秉承研发人透明、原理科学、技术先进、效果独特的原则，优选适合老年人的优秀功能性产品，如海洋生物制剂、微量元素补充剂等，对提高老年人的免疫力、延缓衰老、辅助慢病治疗达到了事半功倍的效果。

（3）社区慢病管理服务

1）慢病筛查与评估：配置血尿常规、全血生化、心电、血压、血糖、血氧、脉诊仪等常规及移动检测及监测设备，即时掌握老年基础健康状态，并建立健康档案（含电子病历），根据评估结果，制定基本的慢病管理方案，并在服务中及时更新。

2）院外动态管理服务：健康可以实时监管。依靠智能化检查设备，慢病老人足不出户，大部分检查数据就可自动导入智慧医养云平台系统，同时上传给医院专科医生、社区全科医生、健康管理师，及时得到专业团队的健康指导。通过系统自动分析与医生的判断，既能及时发现重大疾病的前兆，又能根据动态监测结果及时优化老年人慢病医养方案，避免和降低老年人的重大疾病突发风险，做到无病早预防，有病早治疗，病后早管理。

3）远程会诊：配置同医院连接的远程诊疗系统，根据不同慢病老人的需求，随时预约远程会诊服务，使老年人在社区里就能得到专家服务。

4）社区与医院诊疗协作：实现社区与医院之间开展全面筛查与评

估、住院 1.2.6 超强化治疗、远程会诊及预约挂号、就医绿色通道等协同服务。

5）定期开展绿衣天使学习班：传播"1.2.6 医养"的理念、技术、服务，普及自我健康养老技能，参与体验多种互动性的健康活动。

（4）家庭养老服务

在中国"90-7-3"养老形式中，97% 的老人是居家和社区养老。"1.2.6 医养"最大的特色是依托于医院、社区居家养老服务中心暨中医诊所，通过与社区居家老年人签订《医养结合服务协议》，落实家庭医生签约、慢病管理、中医药特色服务、智慧医疗等国家政策，推进医养服务延伸到家庭，让慢病老人在居家中即可以得到专业的医养服务。

3. 医院服务为支撑（三级）——沈北新区中医院医养服务

完善的医疗资源是"沈北中医 1.2.6 医养项目"的重要保障。沈北新区中医院是沈阳市沈北地区唯一的公立二级中医院，是支撑"沈北中医 1.2.6 医养项目"的定点临床基地。在项目运行中与沈北新区五所社区居家养老服务中心暨中医诊所，从服务上互为依托和补充，建立了紧密的业务关系，形成了小型的"医养联合体"，打破了医疗机构和社区养老机构"各自为战"的局面，实现了区域内医养合作，老年人的医养需求能在这个"联合体"内得到"一站式"满足。"沈北中医 1.2.6 医养项目"整合了养老和医疗两大资源，尤其是推进了沈北新区中医院专业的医疗和慢病管理服务及团队走进社区、走进家庭，支撑了"沈北中医 1.2.6 医养项目"的家庭医养签约、社区医疗、双向转诊等服务的顺利开展。同时，项目运行更使得医院从基础改造、科室建设、设备更新、人力资源、信息化管理等方面焕然一新，大幅度提升了医养技术与服务水平，助力提升医院的经济和社会效益，并增强了医院的市场竞争力。

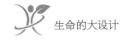

（1）"沈北中医 1.2.6 医养项目"，助力沈北新区中医院跨越式发展

沈北新区中医院始建于 1987 年，原为一级中医院，建筑面积 1900 平方米，医护人员 40 余人，基础设施老化、设备陈旧、运营不佳。"沈北中医 1.2.6 医养项目"启动后，为扩大经营规模，更好地为群众提供优质的服务，四圣心源医疗集团投入巨资，开始了为期一年的深度升级，从基建改造、设备更新、科室规划、专业特色、信息化管理、人才引进、拓展运营等一系列方面进行了大幅度提升，改造后医院面积达 13800 平方米，规划床位 299 张，开放床位 100 张，拥有医护人员 160 余人，15 个重点科室，大型医疗及慢病管理设备 30 余件套，全面升级为以"中医医养结合"为特色，集医疗、康复、预防保健、科研教学为一体的国家二级中医院（正在申报晋级二甲），并作为"沈北中医 1.2.6 医养项目"的临床实践基地。

医院高度重视学科建设，以大专科（内分泌、心脑血管、呼吸、消化）、小综合（老年病科）为主导，加强中医科、内分泌科、心脑血管科、呼吸科、消化科、老年病科、康复理疗科、妇科、肛肠科等临床科室能力，并突出中医特色及医养结合功能，增设了慢病筛查评估中心、国医堂、治未病科（医养结合科）等重点科室。慢病筛查评估中心除配备传统医技科设备，如 CT、DR、彩超、检验、消化道内窥镜、心电图、脑电图等临床设备外，增加配置了远红外热成像系统、数字中医检测系统、动脉硬化检测系统、HRA 风险评估系统等适合慢病管理的功能性设备，并配合药膳 / 营养中心、医养技能 / 培训中心、导引 / 运动中心、心理 / 情志调理中心等辅助单元。能够完全满足医疗及慢病管理、医养结合服务的需要，支撑"沈北中医 1.2.6 医养项目"。并在项目的推动下，赋予了沈北新区中医院极大的发展动力。

（2）沈北新区中医院的医养服务保障体系

沈北新区中医院是支撑"沈北中医 1.2.6 医养项目"的重要临床基地。

其业务功能除满足常规医疗工作外，重点发挥医院在项目中的作用，并衔接家庭及社区居家医养结合服务，形成一个综合的、连续的、科学的、双向互动的医养结合服务流动体系，保障"沈北中医1.2.6医养项目"顺利地开展和实施。

1）组织机构：治未病科暨医养结合科。在医院领导下，在项目课题组安排下，承担医养结合服务组织、实施、管理职能。以家庭和社区医养结合签约及转诊的人群作为重点服务目标，全面启动中医1.2.6慢病管理技术服务。以治未病科暨医养结合科为纽带，衔接院内外各个单元的服务如预约诊疗、健康教育、体验活动、绿色通道、院内外会诊、社区上下转诊、院外动态管理，设计规划中医1.2.6技术服务执行方案、工作流程、人员架构、经营渠道，并系统组织实施。

2）重点工作：①临床医疗：体现专科、专家、专业的特色和特长，为糖尿病、心脑血管病、慢阻肺、胃肠病等患者提供中西医结合的门诊和住院诊疗服务。②慢病管理：作为治未病科职能之一，为慢病患者规划全面的医疗信息情报决策、慢病筛查与评估、多学科联合会诊、1.2.6超强化治疗、院外动态管理等慢病管理技术服务方案。③医养结合：发挥治未病科另一重要职能，整合院内外医疗、慢病管理及社区居家养老资源，为老年人规划实施"家庭—社区—医院"持续联动的医养结合服务。④医联体、科联体构建：以"沈北中医1.2.6医养项目"为支点，成立了"医养结合名医工作站"，对接中华中医药学会"全国慢病健康管理工程""医养结合协同创新共同体"的丰富资源，并组织沈阳市乃至全国优秀的医院、科室、专家，以学术交流、培训为契机，以科研课题为形式，构建医养结合的"医联体、科联体"，提升"沈北中医1.2.6医养项目"的运营能力。

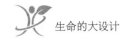

（3）项目推广——"长寿十年行动计划""医养结合体验班"

"长寿十年行动计划""医养结合体验班"等是医院主动对外经营推广的重要活动，目的是宣传"中医1.2.6三级医养"模式，推广"沈北中医1.2.6医养项目"，吸引和开发更多的客户群体参与到项目中来，为医院的经营发展拓宽更多的渠道。

1）"长寿十年行动计划"：主要是由医院发起的面对社区和居家养老人群开展的活动，以一年为服务周期。包含了家庭医养服务签约及社区医疗服务的大部分内容。期望通过中医慢病管理及养生、养老、养护等技术服务的结合，降低目标人群的慢病发病率、重大疾病风险发生率、失能失智率，努力使自己不得病、少得病、晚得病，使自己的健康寿命延长十年，获得更好的健康状态，为个人、家庭、社会的和谐幸福而努力。

2）"医养结合体验班"：养老是复杂的行为，涉及生活中的方方面面。人越到晚年，越要同慢性病打交道，如果从60岁开始计算的话，我们的父母至少有20年以上的平均寿命，而这20年的生命质量关系着每个老人、家庭的幸福指数！

"医养结合体验班"特别邀约老年人到医院内参加为期七天的体验活动。目的是让老年人了解最新的健康养老理念和服务模式，阶段性直观感受和体验1.2.6医养技术服务，并学习一部分自我居家养老的健康技能，从而引导、激发养老人群对中医1.2.6三级医养服务的需求，并接纳其服务，也进一步推广了"沈北中医1.2.6医养项目"。

【活动内容】

①了解目前养老形势，重视健康养老。②了解"中医1.2.6三级医养模式"及开展"沈北中医1.2.6医养项目"的意义。③了解慢性病的危害，

健康养老必须要管好慢病，全面体验慢病管理五大服务。④学习体验中医1.2.6的健康养老技术、产品，并掌握一部分自我居家养老技能。⑤总结健康养老方案实施的成功经验，介绍具体的医养结合保障服务。

参加为期七天的学习班，老年人将有很大的收获。不仅能够了解最新的养老知识及医养结合模式，还能面对面地与医生、专家交流，感受慢病管理的五大服务。第一，通过"医疗信息情报决策"，设计老年人的诊疗程序。第二，通过"慢病筛查与评估"，全面梳理老年人的慢病疾病谱，把控慢病的诊疗方向。第三，通过"多学科联合会诊"，优化慢病的解决路径，提供给老年人性价比最合理的治疗方案。第四，通过"1.2.6超强化治疗"，让老年人的慢病在七天学习期间，快速达到一个较高的康复水平，并帮助老年人建立"1.2.6养老生活方式"。第五，通过"院外动态管理"，建立连续性服务流程。

而且，老人们能够学习和亲身参与体验中医养生调理技术的魅力，如中药调理、药膳食疗、疏通经络、导引运动、情志疏导等方法，品尝菌药、药膳、养生餐、养生饮等，体验百动疗疾、六字诀、针灸、推拿、音乐疗法等带来的身心上的愉悦和调理效果，其中大部分方法简单、易学、易操作，是居家养老中最常用、最实用的技能，让老年人不仅掌握了养生保健的技能，还丰富了老年人的日常生活。

学习班结束后，医养服务团队将为每位老人量身定制个性化的中医1.2.6三级医养服务方案，并借助智慧医养云平台及可穿戴设备，与家庭、社区三级联动，做到信息共享、技术共享、服务共享，形成线上和线下一体化的服务网络，高效、快捷地为老年人提供医养服务。

（4）三级间的联动服务

在"沈北中医1.2.6医养项目"的推动下，沈北新区中医院依托治未

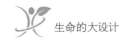

病科暨医养结合科，负责组织、协调院内外专业医疗力量，与社区居家养老服务中心暨中医诊所合作，以中医 1.2.6 慢病管理为重点，融入家庭、社区的养老服务，为老年人提供持续的医养结合服务，包括病前预防、病中的便捷就医、病后的康复及管理，以及生活照料等服务。充分发挥医院在疾病救治、康复护理、教育培训、慢病管理、养生体验等方面的优势，并通过与社区联动，配合家庭签约、社区首诊、双向转诊。当社区内家庭签约老人患病或病情复杂且较重时，可通过绿色就医通道转到医院，由治未病科暨医养结合科对接院内专业诊疗，进行及时救治和急性期照护，并在病情控制稳定后，确定个性化的院外医养方案和动态管理流程，转回社区居家养老服务中心暨中医诊所接受病后康复管理及居家养老、养生服务。同时，医院定期开展社区巡诊、会诊，并根据动态监测结果及日常社区服务效果，随时调整和优化方案，形成完整的"家庭—社区—医院"三级医养服务循环（附件一见 276 页，附件二见 280 页）。

（三）"中医 1.2.6 三级医养示范区项目"运营的社会成效

"中医 1.2.6 三级医养示范区项目"具有很强的社会性和公益性，因此在某种程度上，其社会效应比经济效应更加重要。项目自投入运营以来，取得了较好的社会成效。

1. 人群满意度

中医 1.2.6 三级医养示范项目，基于医养服务融合，打破了传统养老和医疗资源相分离的状态，满足了签约人群尤其是老年人不同的健康、护理和日常生活照料需求，并实现各服务功能的有效动态衔接。更重要的是，"三级医养"并不是在老年人已经失能或失智的时候才提供服务，而是通过提前介入，增强对老年慢性病的预防，提高老年人的自我健康管理能力，避免或延迟老年人进入失能半失能、失智半失智状态。调查和访谈结果显示，签约医养结合人群对医疗、中医特色、慢病管理、护理、日常生活照顾、精神文化生活等服务质量、服务效果及软硬件设施的匹配度等非常满意，继续接受服务的意愿非常强烈。

2.社会满意度

"中医1.2.6三级医养示范区项目"由当地政府主导、企业运营，依托"医养结合示范区项目"的性质，以及优美的医疗与养老环境、先进的设施设备、优质的医养服务、独特的医养服务体系、中医特色的养老文化、群众对服务的认可和获益，得到了政府以及相关部门的高度重视和大力支持，不仅使项目运营越来越顺畅，并获得了较高的社会满意度。其三级医养的模式和市场化运作的经验，已经走出沈阳，影响到沈阳甚至省外其他地级市的医养结合项目，为市、省，乃至国家制定医养结合模式、政策、标准提供了可靠参考。

二、"中医1.2.6三级医养模式"跨界赋能康养地产行业——1.2.6医养结合社区（1.2.6 CCMC）

人口老龄化问题，已经成为当前中国面临的严峻的社会问题。老龄化问题的凸显促进了养老产业的蓬勃发展，国家政策也在全面配套，覆盖了金融、医疗、房地产、社会保障等多个方面的养老体系。从2013年开始不断出台的各类医疗、养老政策文件（见附件三），正是最好的例证。但是，中国养老产业正在起步期，国务院印发的《关于加快发展养老服务业的若干意见》明确指出，当前中国社会"养老服务和产品供给不足、市场发育不完善、养老服务的扶持政策不健全、体制机制不完善、城乡区域发展不平衡等问题还十分突出"。同时，"医养结合"这一新理念成为

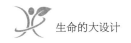
我国养老产业发展的新方向，正是因为老年人对"老有所养、老有所医"及"老有所居"存在巨大的市场需求，催生出为养老服务提供必备基础的康养地产，甚至有人将其称为房地产市场的最后一块"金矿"。而"中医1.2.6三级医养模式"与地产企业跨界整合打造的"1.2.6医养结合社区（1.2.6 CCMC）"项目，赋予了康养地产行业新的内涵，给予了地产企业极大的发展动力，是拓展医养结合实践、高质量供给老年服务的创新路径之一。其良好的经济和社会效益带给康养地产行业一种全新的模式及示范效应。

（一）养老地产与康养地产

养老地产，顾名思义，由地产和养老服务有机结合而成。是指针对老年人和处于退休准备期老年人的特定需求所设计和开发，从建筑设计、园林规划到房屋的标准配置上强调适老化设计，即更偏向于符合老年人生活需求的地产产品。康养地产是一种泛地产，是在养老地产的基础上，强调以健康养老、养生、养护为主题，地产为载体，以中老年人为目标人群，以匹配专业化健康服务为核心，通过资源整合为客户创造出充分体现生活感受和健康价值的新兴地产形式。康养地产以其专业化、集中化的发展特征，更符合未来我国养老地产的建设规划。

（二）国外CCRC社区的启示

1. 什么是CCRC

CCRC是一种源于美国且实际运行已超过五十年的复合式的养老社区模式，CCRC是Continuing Care Retirement Community的英文缩写，最直接的翻译是：提供连续性照护服务的退休老人社区。美国老年住宅协会（AAHA）赋予CCRC一个明确的定义，即"一个机构对于随年龄增长而有不同需求的老年人群持续全面地提供完整的居住、生活服务和医疗健康护理"。

具体是指在同一个居住社区中，为老年人提供集生活自理、辅助照护、专业护理一体化的居住设施和服务，使老年人在健康状况和自理能力变化时，仍然能够居住在熟悉的环境中，同时也能获得与身体状况相对应的照护服务。

2. CCRC 养老社区的启示

CCRC 养老社区因其出色的照料效果和良好的经营管理模式正在被美国等西方国家大力推广。通过美国部分成功的 CCRC 养老社区的案例分析研究表明，虽然入住 CCRC 社区的成本会比传统养老模式较高，但因为其高质量的服务和照料，入住 CCRC 社区的老人平均寿命会延长 8 到 10 岁，而人均医疗支出较传统社区的人均医疗支出降低了 30% 以上。并且，CCRC 养老社区集合了家庭养老、居家养老、机构养老的优势，是对当今养老模式的补充和完善。

虽然 CCRC 的服务模式在国外发展日趋成熟，但其自身的不足也不容忽视，存在着投资规模大、回报期长、资金流动性弱等问题。对于中国来说，由于我国养老地产起步晚、发展缓慢，各个方面仍处于探索阶段，CCRC 这种集约化的养老服务体系建立需要长期政策和金融、保险、医疗等行业支持，以及大量的资本作保障，且成本回收期长，既要求经济回报，又要兼顾社会效益。而目前在国内运行的部分 CCRC 项目，因上述多方面的原因，服务和照料质量达不到要求，很难获得规模效应并维持长期运营。这严重制约了 CCRC 在我国的发展，对于养老地产行业非常不利。

3. CCRC 社区的可借鉴之处

CCRC 最值得借鉴之处在于其精细的服务理念和系统完善的运营模式。同时，CCRC 通过资源整合，为老年人提供连续、系统、全面的服

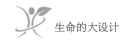

务，满足老年人健康管理、护理和医疗等基本养老需求，对于我国养老地产行业及养老产业发展更加有借鉴意义和推动作用。但由于历史文化背景不同，在我国进行养老社区建设的时候不能完全照搬国外的成功案例和经验，应该结合我国国情合理地进行相关的规划设计。

（三）康养产业——服务"夕阳"，产业"朝阳"

康养产业服务的重点虽然是"夕阳"人群，却是新兴的朝阳产业。中国养老市场的巨大空间，为地产、医疗、慢病管理、养老等行业的跨界整合提供了更多的机会。中医慢病健康管理是中国医养结合服务中的重要元素，也为中医 1.2.6 三级医养模式应用于康养地产领域奠定了基础，不仅推动了医养结合服务体系的创新和发展，丰富了康养产业的服务内涵，而且打造了独特的 1.2.6 医养结合社区（1.2.6 CCMC）项目。

（四）1.2.6 医养结合社区（1.2.6 CCMC）项目——对康养地产领域的创新

1.2.6 CCMC 是 1.2.6 医养结合社区（Community with a Combination of Medicine and Care）的简称。1.2.6 CCMC 项目是"中医 1.2.6 三级医养模式"在康养地产领域的跨界实践，是指以老年人为社区居民主体，依据老年人的身心特质和特定需求而规划建设运行的新型功能性社区，它借鉴了国外 CCRC 社区运营经验，给康养地产赋予了更加丰富的内涵和服务内容。创造了一种全新的"地产 + 养老 + 医疗"的康养地产营销模式。

1. 项目背景

1.2.6 医养结合社区（1.2.6 CCMC）项目，是四圣心源医疗集团携手新疆迅驰地产，联袂打造的西部地区首个"中医 1.2.6 三级医养模式"下的医养结合创新示范园区。项目坐落于新疆乌鲁木齐市五一新镇的和顺雅居小区，总占地面积约 88000 平方米。自 2016 年 8 月 12 日开始，随着项目中的乌鲁木齐四圣心源慢病健康管理中医院奠基仪式的举行，标志着1.2.6 CCMC项目建设开始启动。在"中医1.2.6三级医养模式"品牌、技术、服务、经营、管理等标准化体系的支持下，项目正在全面落地，并逐步开发建设成一个拥有1500余户养老住宅、康养公寓及慢病管理中医院、社区医养结合中医门诊、养护中心、医养奉亲物业、智慧康养职业技能培训学校、智慧康养管理中心等多个配套功能单元的综合性康养社区。

2. 项目概念

1.2.6医养结合社区（1.2.6 CCMC）项目，就是将"中医1.2.6三级医养模式"导入到养老地产的开发运营中，使客户在良好的居住环境中，不仅能够得到优质的生活照料服务，而且能享受更加专业的医疗、慢病管理、养生、养老、养护等健康服务，打造了具有医养结合特色的多功能社区。实现了医养结合服务与地产运营的融合创新，创造了良好的客户及企业价值。

1.2.6 CCMC项目充分利用"中医1.2.6三级医养模式"，为社区提供全方位有价值的健康服务，同时提升以慢病管理为核心的医养服务品质，创造健康养生社区附加价值。这种医养结合下的养老地产，通过模式创新，在项目发展中引导新的养生、养老、养护服务全生态需求，推动全生态CCMC社区的产品创新，使医养地产服务、经营与销售实现价值最大化。目前，CCMC项目正在顺利实施，并逐步推进和完善中医1.2.6三级医养模式的配套体系，使其成为中医1.2.6三级医养模式跨界养老地产运营的经典案例，也为化解房地产库存问题，促进房地产业持续发展起到了探索和示范作用。

3. 项目特色

1.2.6 CCMC项目作为具备医养结合功能的大型综合性养老社区，仅仅是注重环境、生活品质、休闲娱乐等主题是远远不够的。由于服务的养

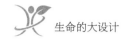

老人群中，绝大多数都患有慢性病，因此，在养老过程中，生活养护和医疗护理服务是密不可分的。区别于单纯为老年人提供基本生活需求的养老地产，1.2.6 CCMC 项目提供的核心服务，突出了"中医 1.2.6 三级医养模式"的特色技术、服务、经营模型融入地产项目内的专业组织管理，1.2.6 CCMC 项目中汇聚了多样化的医养资源，在园区建设中，其规划理念并不局限于建筑设计等硬件条件，除了具备住养、医疗、康复、护理、文化、娱乐等养老、医疗设施外，更多的集中于 1.2.6 慢病管理及医养结合服务等软件的要求和内容。

1.2.6 CCMC 项目体现了集中式资源叠加供给的居住方式，使得老年服务供给更有效地与老年服务需求相匹配，实现了养老社区内的"医养结合"与"资源整合"。包含了养老住宅、康养公寓、慢病管理中医院、养护中心、社区医养结合中医门诊、医养奉亲物业、智慧康养职业技能培训学校、智慧康养云平台等功能配套设施。围绕医养相结合，为老人提供医疗、康复及慢病管理、文化娱乐、生活照料等综合的养老、养生、养护服务，实现"医养护"一体化。

1.2.6 CCMC 项目代表了一种有活力的养老生活方式。它既能提供基本的生活护理、文化娱乐、休闲养生等服务，又以专业的慢病管理服务体系为依托，形成与生活照料互为融合的系统，将医疗和养老合二为一，它既是居家养老模式的延伸，又体现了家庭、社区、医院三级医养模式，能让更多的老年人健康养老、颐养天年。同时，1.2.6 CCMC 项目丰富和完善了养老地产的服务内容、拓宽了运营渠道，提升了康养地产项目的综合实力和市场竞争力。

4. 项目内容

1.2.6 CCMC 项目定位于"医养结合全程化康养社区"，它以适老化为主要建设标准，以市场化为运营模式，以社区化为地域空间，以专业化的 1.2.6 慢病管理为服务特色，满足社区居民的生活照料、医疗保健和文体娱乐等多元需求。其完整的服务链条包括医疗、康复、护理、文化、娱乐、餐饮、社工、物业、基础设施等多个门类。其中文化、娱乐、餐饮、社工、物业、基础设施等相关领域的服务可以较容易的快速搭建，但对于地产项目运营最难的还是医疗、康复、护理等服务的链接和提供。房地产企业的先天禀赋，决定了开发的传统养老地产存在着很强的房地产属性，医疗、养老或医养结合功能的核心竞争力不足，概念大于实质。开发商的强项在于产品硬件环境的打造，医养服务的软件环境正是其缺陷。CCMC 项目以老年人为主要居住人群并在社区内部供给多元化的医养服务，中医 1.2.6 三级医养模式的体系资源大大弥补和完善了康养地产项目的服务内容，满足了社区老年人群及中青年人的生理、心理需求，为地产项目的运营模式注入了动力。

（1）服务对象及园区设计

　　1.2.6 CCMC 项目不等同于单纯的养老地产，它的服务对象十分广泛，无论是自理老人还是失能失智的老人，无论是健康老人还是慢病老人，无论是养老还是阶段性的养生人群，都能够在社区中找到适合自己的居住方式，享受有针对性的医养服务。这是因为 1.2.6 CCMC 项目各个单元分别针对不同情况居住者提供有针对性的服务，以满足不同人群的需求。1.2.6 CCMC 项目重视"医养结合"服务功能的营造，而不仅仅是提供一个集中化的居所。在规划设计方面，社区的房屋面积、户型结构、装修方案、配套设备、园林绿化、功能模块和出行动线等都充分考虑了老年人的特殊生理特征与需求。在运营服务方面，逐步实现了日常生活、饮食起居、医疗康复、慢病管理、养生护理等多重医养结合服务的有机嵌入。以医疗及慢病管理为核心的设施及

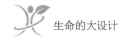

运营服务才是真正体现医养结合型养老社区精髓的软实力。

（2）以"医养结合"为目的的社区服务内容

1.2.6 CCMC项目以"医养结合"为目的，嵌入了慢病管理中医院、社区中医诊所暨医养服务中心、照护中心、物业中心等多个服务载体，协同合作、互通信息、共享资源，为老年人提供差异化、专业化、精准化的服务，以实现养老服务供给的系统性与可持续性。

1）养老住宅：1.2.6 CCMC项目主要建设有1500户的养老住宅，一般面向55～65岁，生活能够自理的老人。并根据老年人的身体和生活需要，对住宅布局和设施进行了宜老改造，如室内外防滑设计、无障碍通道、紧急呼叫装置等。

2）康养公寓：1.2.6 CCMC项目面向阶段性康养的养老、养生人群，推出了康养公寓，客户可以选择长期或者短期入住。同时，利用自身医疗、养老、地产等方面的资源优势，联合多个城市实现"异地养生养老"，通过智慧医养云平台做到"数据共享、一卡通刷"，为客户打造一场"说走就走的旅行"，在旅居过程中颐养天年。

3）慢病管理中医院：1.2.6 CCMC项目拥有建筑面积约6000平方米、120余张床位的专业慢病管理中医院，解决了老年人入住后对医疗需求的后顾之忧。医院以慢病健康管理为核心，突出医养结合，设有中医内科、呼吸科、消化科、内分泌科、医学影像科、针灸科、老年病科、康复理疗科等科室。主要为社区人群提供包括疾病常规诊疗、康复、护理及1.2.6慢病管理等全方位的服务。首先根据慢病筛查结果判断个体的身体状况，为其建立健康档案，通过医疗信息情报决策制定个性化的治疗和管理方案，或门诊治疗、或住院强化康复、或医疗入户、或院外动态追踪管理，并共享信息及数据到智慧康养云平台，进而组织专业医、护、养等团队提供相应级别持续性的诊疗、精细化慢病管理及生活照料服务。尤其是养老住宅、康养公寓、养护中心有地下通道直达医院，让业主享受方便快捷的医疗、慢病管理、养生调理、医养物业等服务。如病情复杂或存在较大突发风险时，医院可以通过远程会诊，或开辟救助绿色通道，转入医疗条件更好的上级协作医院，使患者第一时间得到及时救治。

4）养护中心：1.2.6 CCMC 项目养护中心所服务的人群，主要是一般在 65～75 岁，患有慢性病并处于半失能失智状态老人及高龄老人。养护中心能够共享医疗与养护服务资源，提供健康管理、体质调理、失能养护、医疗服务等一站式养老解决方案。医疗介入使养老更舒心，老人更安心，儿女更放心。当老人日常生活需要他人长期帮助照料时，可从养老住宅或医院出院后转入养护中心护理，并由专门的医生、护士及护理员进行基本医护方面的服务，内容包括日常助餐、助洁、助浴及身体检查、康复护理、心理疏导、文化活动等。1.2.6 CCMC 项目的医疗和养护服务实现了无缝对接，医疗和养护资源得到了共享，入住社区的老年人无须奔波于医院和住所之间，根据动态管理情况和需求，医院医护团队可以服务到户，老年人需要到院就诊时，由健康管理师和护理员全程陪同，无论是回到住所或入住慢病管理中医院或养护中心，都可以享受医疗和养护相结合服务。

5）社区医养结合中医门诊：为了推动中医 1.2.6 三级医养模式的全面落地，也为了服务更多的居家养老、养生人群，1.2.6 CCMC 项目在运营中，特别在乌鲁木齐市内设立了两所"以医代养、为老服务"为特色的医养结合中医门诊。通过开展医养结合签约，为门诊所在区域内养老养生人群提供"中医诊疗、养生药膳、经络调理、情志调理、导引健身、康复理疗、慢病管理、文化娱乐、家政照料"等为核心的医养结合服务，并且建立了

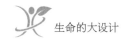

与 1.2.6 CCMC 项目慢病管理中医院的会诊及双向转诊服务机制，为 1.2.6 CCMC 项目导流更多的客户资源。

6）医养奉亲物业服务：1.2.6 CCMC 项目全面导入医养奉亲金牌物业，涵盖了家政服务、生活照料、养生餐厅、综合超市、康养护理、园区维护、文化娱乐、休闲旅游、教育培训等多个服务单元，满足入住人群的衣、食、住、行、疗、养等多维度需求，并不断拓宽服务领域，让业主享受更优质的服务。同时，依托互联网技术支持的智慧康养云平台，实现信息共享，业主既可以根据需求选择点单式服务，更能为业主提供诸多上门服务，包括：日用品配送、厨师入户助餐、技师入户助浴、医护入户助医、保洁入户助洁、专人入户助行助乐等等。

7）智慧康养云平台：为了实现养老养生个人、家庭与中医门诊、医院、养护中心、物业中心等机构之间医养资源的有效对接和优化配置，推动健康养老服务智慧化升级，提升健康养老服务质量效率水平，1.2.6 CCMC 项目开发了针对家庭、社区、机构等不同应用环境的智慧康养云平台和移动 app，并使用可穿戴医疗设备（如智能血压计、血糖仪、血氧仪、心电仪）、便携式健康监测设备（如睡眠分析仪）、自助式中医健康检测设备（如脉诊仪）、智能养老监护设备（如具备定位、电子围栏、心率体征检测、双向通讯及轨迹累计等服务功能的智能手环），实现个人的健康档案、医疗信息、慢病管理数据、生活需求及物业服务需求等信息得以授权共享，使医疗及养老方案的制定和执行更加统一，充分发挥了互联网技术对智慧康养体系的提质、增效、支撑作用，并丰富了智慧康养服务产品的供给。

8）智慧康养职业技能培训学校：智慧康养职业技能培训学校是专门为 1.2.6 CCMC 项目所成立的专门教育培训机构，开展 1.2.6 医养结合理论、技术、服务、经营的系统化培训。不仅陆续为项目培养和输送了一大批专业的健康管理、康复保健、养老养护等医养结合服务人才，而且，针对业主尤其是老年群体，安排了体验式的 1.2.6 健康养生、养老知识及技能学习班，打造升级版"永不毕业"的老年大学。

5. 项目优势

养老产业在我国是一个新兴领域，而医养地产在其中专业性更强、涉及面更广，其中由于养老人群是慢病高发群体的缘故，使得医疗资源更是核心。没有医疗资源的依托，医养地产只是营销概念，当然，现在几乎很多养老地产项目都看重和包装这一点，但因资金、专业资源、组织管理等原因，有些项目只是配备简单的卫生室或门诊，有些与大型医院合作，多数仅仅提供一些基本医疗和转诊服务，缺乏医养结合的模式，尤其是缺少标准化的医养技术、服务、经营体系和专业团队，这样的项目难以让老年人安心、让其子女放心，即使有一定的销售业绩，但也是入住率低、空置率高，很难持续性运营。

CCMC 项目通过导入成熟的中医 1.2.6 三级医养模式，并依托专业的慢病管理中医院、社区医养结合中医门诊、养护中心等机构，发挥了中医 1.2.6 三级医养技术、服务、经营在医养地产中的独特优势，表现为以下几方面：

（1）医疗护理优势

慢病管理中医院的医护团队，均是有资质的、受过专业训练的医生、护士、健康管理师，能够为老年人提供规范的诊疗、护理和健康管理服务，有效保障老年人的身心健康。

（2）技术服务优势

为老年慢病患者提供系统的慢病管理"六大技术、五大服务"，能够

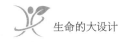

让老年人常见的心脑血管疾病、高血压、糖尿病等慢病能得到规范的治疗和管理，实现治疗、追踪、随访、康复的多方位服务，提高老年人慢病防治效果。

（3）紧急救治优势

实施医养一体化模式，慢病管理中医院能针对老年人的突发疾病进行及时有效的救治，如果条件不具备，也能及时转送至上级医院，有效提高了病人的生存率，降低了失能失智率。

（4）医养联动优势

实施医养一体化模式，能有效整合养老机构或地产与医疗机构双方的资源，构成高效联动关系，又便于加强管理，简化操作程序，使老年人的医疗服务成为一种常态服务，减少了中间环节，优化了服务流程，提升了服务水平和服务效率，提高了老年人的生活品质和生命质量，实现了客户、企业、社会等多方共赢。

6.市场化运营成效

1.2.6 CCMC 项目的市场运营战略为以养老地产为基础，建立包括养老产业开发、医疗、慢病管理、基本养老服务、物业服务、产业运营的服务体系，打造"医疗＋养老"的服务模式，满足不同层次中老年消费群体的需求。1.2.6 CCMC 项目经过近四年的市场化运营，项目规模不断扩大，医养服务体系不断完善，整体技术服务水平不断提高，社区服务人口数量和入住率不断增加，医养服务范围越来越广，客户满意度和社会关注度越来越高，从经济效益和社会效益两方面体现了良好的市场运营成效。

（1）经济效益

1.2.6 CCMC 项目自 2016 年投建以来，市场反馈较好。首先，一期 5

栋自主产权的养老住宅，一经上市销售，便很快售罄，且物业交房后，入住率在短时间内达到了 60% 以上。其次，二期及三期养老住宅出售率及预售率达 70%，四期康养公寓预售率也达到了 50% 以上。第三，养护中心入住人数能够长期保持在 50 ～ 60 人。第四，慢病管理中医院门诊和住院率不断增加，开放床位从原有的 40 张床位增设到了 80 张床位，2020 年将继续增设 40 张床位。第五，两所社区医养中医诊所以慢病管理中医院为依托，以三级医养服务为保障，开业后便获得良好的市场效果，年服务人群达 4000 人次以上。第六，社会资金，包括民营资本、保险投资、养老风投、慈善投资都比较看好 1.2.6 CCMC 项目医养结合模式的发展前景，有大量资本有待进入。

1.2.6 CCMC 项目自正式运营以来，除了地产销售收入之外，医养服务机构的收益额逐年递增，呈稳步前进的趋势。2018 年社区的总收益突破了 6000 万元，收益构成中包括了医养奉亲综合物业（物业管理费及服务费、家政、上门照护、餐饮、超市、增值服务等收入）、慢病管理中医院（门诊、住院、体检、康复、护理、慢病管理等收入）、养老公寓及养护中心（租赁、床位、医疗、护理、餐饮等收入）、社区医养结合中医诊所（医疗、康复理疗、慢病管理、日间照料、托管、家政、增值服务等收入）。除去以上收入外，CCRC 社区近两年在慢病管理中医院、养护中心、物业服务等养老相关项目上，申请获得了上百万元的政府补贴和财政支持。

随着 1.2.6 CCMC 项目市场化运营模式的逐渐成熟，医养业务的不断拓展，足够的资本投入，社区的经济收益空间依然巨大，发展前景乐观。

（2）社会效益

1.2.6 CCMC 项目秉承着为政府分忧、为社会担责、为养老助力的

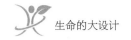

服务理念。提高了人们的健康素养和养老、养生技能，并通过慢病管理与为老服务的结合，降低了重大疾病的发生率及发展率，降低了慢病人群的失能、半失能率，降低了政府、家庭、个人的医疗费用支出，降低了养老用工指数，减轻了社会养老压力及家庭负担，提高了人们的幸福指数。

同时，上述良好的经济效益也表明了，一是中医 1.2.6 三级医养养老模式能够同时解决老年人的医疗和养护问题，为老年人的养老提供全面、便利的养老服务，从而具有较强的市场吸引力；二是 1.2.6 CCMC 项目的市场化运营，其养老设施建设和养老服务体系均建立在老年人需求之上，并且在市场竞争中不断地提高和改善服务水平和服务质量，不断实践"医中有养、养中有医、医养结合"的服务宗旨从而获得了较高的市场满意度；三是 1.2.6 CCMC 项目在市场运营的过程中注重自身品牌建设，注重品牌宣传和品牌输出，树立了良好的企业形象和市场公信力，具有很强的社会性和公益性。

（五）中医 1.2.6 三级医养模式提升康养地产的核心竞争力

从社会层面来看，中国已进入老龄化社会，并且由于特殊的历史政策导向，未来中国老龄化加深的速度会非常迅速，社会养老压力将急剧增加。地产与健康、医疗、养老等主题的结合无疑是市场与时代的需求，是地产行业未来的蓝海领域，医疗资源的嫁接和专业养老服务的整合植入是地产创新的重要方向之一，为解决养老问题带来了积极的效应。中医 1.2.6 三级医养模式赋能 CCMC 项目的成功运作，充实和提高了养老地产的内涵，其所包含的居住、居家、医疗、养护、慢病管理，以及其他相关的硬件和软件服务，正满足了康养人群最为迫切的需求，也为地产与医疗养老相结合提供了样板，更为地产行业以及链条参与者提供了产业方向。

区别于单纯为老年人提供基本生活需求的养老地产项目。中医 1.2.6 三级医养模式打造的 1.2.6 CCMC 项目既有基本的生活护理、文化娱乐、休闲养生等服务，又依靠规范的医养技术、服务、经营体系及团队，以及专业的慢病管理中医院为平台保障，并在智慧康养云平台支持下，提供了以中医 1.2.6 慢病管理为特色的医养服务。全面系统的技术服务将医疗和养老合二为一，解决了老有所养和老有所医的问题，解除了老年人及其家属的共同后顾之忧。中医 1.2.6 三级医养模式不但为养老地产破解医疗服务难题提供了出路，而且在新常态下，传统地产开发模式的未来已可预见，地产开发向细分领域转型是大势所趋，在大健康领域"健康＋养老＋地产"发展模式已成为房地产业的主要探索方向之一，是大健康产业与地产的融合发展，作为地产产业链的一种延伸，锁定医疗健康服务这一新的价值高地，凭借专业的"硬件"打造，与中医 1.2.6 三级医养模式作为"软件"的医养服务相结合，在功能的叠加和融合的基础上，既保证了医疗健康服务能够满足不同人群个性化的需求，也使得普通地产具有了新的附加值，避免了同质化发展，从而作为地产项目独特的亮点或卖点，更具市场核心竞争力。目前，我国康养地产仍处于初级发展阶段，基于民众对医疗和养老资源需求的不断增长，康养地产有很大开发空间，市场潜力巨大。作为西北首个 1.2.6 CCMC 项目，和顺雅居见证了在中医 1.2.6 三级医养模式支持下，康养地产项目从无到有，从种子到萌芽，一步步从梦想到现实的升级蜕变。不仅满足了社区和周边区域人群的慢病管理和养老服务需求，而且推动了医养结合和养老新型服务体系在新疆乃至全国地产行业落地，为满足广大人群多层次、多样化的养生、养老、养护服务做出了贡献（附件三见 282 页）。

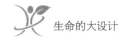

附件一　中医 1.2.6 三级医养模式应用的成效研究

目的：探讨中医 1.2.6 三级医养模式的应用成效。

方法：对社区签约医养结合服务的 80 例老人，由医院治未病科 / 医养结合科、社区居家养老服务中心 / 中医诊所，为老人建立健康档案，进行慢病筛查与评估，并给予中药、药膳、经络、导引、情志等干预方法，观察干预前后生命质量量表、心理评测量表、生化指标的变化。

结果：干预后，老年人的生命质量总评分均值、焦虑自评量表（SAS）评分、抑郁自评量表（SDS）评分和生化指标 GLU、TG、TC、LDL 均显著改善（$P < 0.05$）。

讨论：中医 1.2.6 三级医养模式对提高老年人的生命质量具有显著作用。

关键词：医院治未病科；社区养老中心；中医 1.2.6 三级医养模式

摘要：

我国目前老龄化人口基数大，老年慢性病患者不断增多，失能失智高龄化问题也在日益突出，中医 1.2.6 三级医养模式以慢病管理为重点，将医疗和养老服务连续贯穿至家庭、社区、医院，它的服务对象是患有慢性病，需要中长期康复、养生保健的居家养老人群。预防或延缓疾病的发生、发展，对已发生的疾病做到有效的控制，降低重大疾病发病率、致残率、致死率，为老年人提供个性化、有针对性的中医特色服务，这正是中医 1.2.6 医养结合模式的优势，充分利用这一优势，在这一过程中发挥中医养生保健、慢病防治的作用。通过构建以家庭为基础、社区为依托、医院为保障的医养联合体，整合资源，发挥家庭、社区、医院三方服务的协同作用，为老人提供一体化、全方位的中医药养生、养老、养护服务，改善患病老人的健康状况，提升老年人的生活品质，实现"老有所医、老有所养"。

一、资料与方法

选取已签约中医1.2.6医养服务的居家老人80例，无重大疾病，处于慢性病平稳期，血常规、肝肾功能在正常范围。其中男32例，女48例；年龄60～78岁，平均为69.6岁。

二、实施方案

通过医院"治未病"科／医养结合科、中医科、康复理疗科医生及社区居家养老服务中心／中医诊所的全科医生、针灸按摩师、健康管理师等，组成中医1.2.6医养服务团队，为老人制定中医1.2.6特色医养结合方案，并实施慢病筛查与评估及中药、药膳、经络、导引、情志等技术服务。

1. 观察指标

1）生命质量量表：被认为是具有较高信度和效度的普适性生命质量测定量表，可用于我国不同人群及多种慢性病患者进行评价分析的生命质量评价。采用中文版SF-36，量表共8个条目，分别为生理机能（PF）、社会功能（SF）、生理职能（RP）、躯体疼痛（BP）、一般健康状况（GH）、精力（VT）、情感职能（RE）、精神健康（MH）。记录后计分，并按照公式转换为标准分评定。评分采用国内制定的评分标准，分数0～100分，0分为最差，100分为最好。

2）心理评测量表：焦虑自评量表（SAS）和抑郁自评量表（SDS），记录后作计分，并按照公式转换为标准分评定。

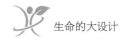

3）体检指标：血压、生化等。

2. 统计学方法

采用 SPSS19.0 分析数据，计量资料采用（x±s）表示，采用 t 检验；计数资料采用（%）表示，采用 χ2 检验。P < 0.05 差异有统计学意义。

三、结果

生命质量评分：80 例研究对象完成全程 3 个月中医健康干预，均填写生命质量调查表。调查表通过审核合格后，用 Visual Foxpro 5.0 对数据进行录入和查错，分析内容包括对老年人生命质量的各领域评分，干预前老年人的生命质量总评分均值 59.35，干预后为 70.65，干预后老年人的生命质量各领域的评分均值比干预前的老人高，差异有统计学意义（P < 0.01）。见表 1。

表 1　干预前后生命质量评分均值

时间	PF	RP	BP	GH	VT	SF	RE	MH
干预前	46.55	62.84	69.31	36.56	48.93	65.04	74.80	70.80
干预后	65.89	78.71	80.60	44.86	57.83	81.83	83.06	72.40
P	0.000	0.000	0.000	0.000	0.000	0.000	0.000	0.109

SAS、SDS 评分：根据老人常见的焦虑、抑郁等情志改变，干预前后 SAS 和 SDS 评分，差异有统计学意义（P < 0.01），见表 2。

表 2　干预前后 SAS、SDS 评分比较（x±s）

量表	干预前	干预后	t	P
SAS	47.90±8.60	45.50±7.80	15.36	< 0.01
SDS	46.30±9.20	43.90±8.50	13.27	< 0.01

生化指标血脂、血糖变化：干预后 TG、TC、LDL、GLU 水平较干预前均明显下降（P ＜ 0.05），见表3。

表3　干预前后血脂、血糖比较（x±s）

时间	TG（mmol/L）	TC（mmol/L）	LDL（mmol/L）	GLU（mmol/L）
干预前	2.53±0.67	5.89±2.70	3.23±1.02	5.68±2.44
干预后	1.48±1.01	4.48±1.56	2.35±0.85	4.51±2.03

安全性指标：干预前后 WBC、HGB、PLT、ALT、BUN、CR 值无明显变化，均在正常值范围内，差异无统计学意义（P ＞ 0.05），提示在老人无重大疾病，慢性病平稳期，给予中医健康干预安全性良好，见表4。

表4　干预前后血常规、肝功、肾功比较（x±s）

时间	WBC（×10⁹/L）	HGB（g/L）	PLT（×10⁹/L）	ALT（U/L）	BUN（mmol/L）	CR（μmol/L）
干预前	5.34±1.07	132.65±15.89	200.74±49.88	22.57±9.22	6.25±1.59	105.67±33.03
干预后	5.62±1.82	133.71±16.02	212.01±57.28	19.69±10.74	5.86±1.44	98.33±28.46

四、讨论

随着社会老龄化的日益加剧，除了老龄化人口基数大之外，老年人慢病高发、失能失智问题也在日益突出，催生了老年人对生活照料和医疗服务的双重需求。随着年龄不断增长，机体老化，免疫力下降，严重影响老年人的生活质量，这就决定了老年人对医疗卫生服务需求加大，对医疗的要求也越来越高，迫切需要多层次、多方位的医疗养老服务，提高生活质量，达到"健康老龄化"。实际上，健康老龄化并非指老年人长寿不生病，而是指使老年人健康和独立生活的寿命更长，尽可能缩

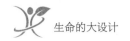

短生命带病期，全面提高老年人的身体健康、精神健康和社会参与能力。而我国现有的养老模式，如居家养老、社区养老、机构养老等均存在医养分离、有养无医等问题，无法满足老年人及其家属对于健康养老的要求与期望。创新养老服务模式，加快发展医养结合养老服务，既是老龄工作的新课题，也是深化医药卫生体制改革、进一步健全完善医疗卫生服务体系的重要内容。

中医 1.2.6 三级医养模式，将医养结合的理念及技术服务融入老年人养老和日常照料过程中，所提供的"养"，强调老年人主动参与生活照料服务的过程，尊重老年人的独立性和自主性，最大限度地发挥老年人的能力，而不是被动地接受服务；所涉及的"医"，是为维护老年人的健康功能建立集预防、诊断、治疗和康复的全链条式健康服务体系，将原有的医院诊疗服务拓展为健康教育、疾病预防、行为干预、疾病诊治、康复护理、长期照护等，并且让老人在家庭、社区、医院都可以获得中医特色的三级医养服务，不仅取得了满意的健康效果，而且有效减轻家庭及社会负担，提升了老年人的生活质量及幸福感。

附件二　中医 1.2.6 三级医养结合项目课题组章程

一、工作模式

中医 1.2.6 三级医养结合体系。

二、工作目标

让老人老有所养、老有所医、老有所为，拥有健康、长寿、快乐的生活。

三、工作原则

坚持三级医养结合，全面建立落实中医1.2.6标准化技术服务规范，创造多元化健康养老格局。

四、工作目的

降低重大疾病发病率、死亡率、失能率、半失能率、失智率、医保费率、养老用工指数，延长健康寿命。

五、工作任务

传播中医1.2.6健康养老文化，培养健康养老意识，掌握健康养老技能，推广中医1.2.6三级医养结合模式。

六、工作形式

以医养结合为目的，以慢病管理为手段，以互联网为平台，以中医药技术服务为特色。

七、工作内容

建立及完善以居家为基础、以社区为依托、以医院为保障的三级医养服务体系。

八、工作方法

以医疗信息情报决策、慢病筛查与评估、多学科联合会诊、1.2.6超强化治疗、院外动态管理服务为路径，对老人实施全程健康养老服务。

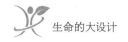

附件三　国家近年来重点发布的关于医疗与养老相关的政策文件

1.《关于加快发展养老服务业的若干意见》（国发 [2013]35 号）

2.《关于促进健康服务业发展的若干意见》（国发 [2013]40 号）

3.《关于加快推进健康与养老服务工程建设的通知》（发改投资 [2014]2091 号）

4.《关于印发全国医疗卫生服务体系规划纲要（2015—2020 年）的通知》（国办发 [2015]14 号）

5.《关于印发中医药健康服务发展规划（2015—2020 年）的通知》（国办发 [2015]32 号）

6.《关于鼓励民间资本参与养老服务业发展的实施意见》（民发 [2015]33 号）

7.《关于推进医疗卫生与养老服务相结合指导意见的通知》（国办发 [2015]84 号）

8.《民政事业发展第十三个五年规划》（民发 [2016]107 号）

9.《关于推进养老服务发展的意见》（国办发 [2019]5 号）

10.《关于深入推进医养结合发展的若干意见》（国卫老龄发 [2019]60 号）

第七章

1.2.6 医学新模式
——对生命的大设计

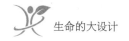

随着我国经济的快速发展，国民的生活水平不断改善和提高，平均寿命也在延长，健康指数持续提升，尤其是传染病导致的早亡和残疾显著下降，主要健康指标总体上优于发展中国家的平均水平。但是，经济的发展使人们的饮食习惯、行为方式、心理状态、内外环境等发生巨大改变，加之老龄化社会的加剧，多种慢性病也随之而来，正在冲击和蚕食生命的健康活力，严重危害我们的生命健康，甚至将生命引向了无情的倒计时。慢性病高发、带病老龄化已成为威胁国民健康和国家经济社会发展的重大公共卫生问题，与此同时，传统的医学模式与养老模式已经无法充分适应和满足人们的慢病管理及健康养老需求。

在全面实现小康社会的战略目标引领下，党和政府始终高度重视维护人民健康，历史性地提出了"建设健康中国"的国家战略，强调"没有全民健康，就没有全面小康""要促进人的全生命周期健康"，并相继出台了一系列代表性、标志性的政策文件，如在 2015 ～ 2017 年，国务院相继出台了《关于推进医疗卫生与养老结合指导意见的通知》《关于印发中医药发展战略规划纲要（2016—2030）的通知》《关于印发中国慢性病中长期防治规划（2017—2030）的通知》这三大代表性文件，分别围绕医养结合、中医特色、慢病管理这三个维度进行了政策阐述，既凸显了国家对维护国民健康的决心和举措，也指明了今后健康产业的重点发展方向。

经过二十二年的探索、研究、实践、应用，源自中西方健康管理体系，并在创立过程中不断融合、创新、完善的 1.2.6 医学新模式，以其标准化的理论、技术、服务、经营模型，构建了一种全新的慢病管理、医养结合的中国特色模式，并完成了从理论到实践应用及经营推广的全过程试点，打造了慢病管理医院、中医 1.2.6 三级医养示范区、1.2.6 医养结合社区（1.2.6 CCMC）等示范项目，提供了覆盖健康管理、慢病管理及医养结合式养老、养生、抗衰老等"从出生到老去"的全生命周期的解决方案，为生命设计了通往健康的最佳路径。不仅促进了医疗、保健、养老、养生、互联网、金融、保险、地产等行业的跨界融合，而且推动了中医慢病管理暨医养结合企业标准及行业标准的制定，为未来大健康产业的设计、建设和发展贡献了智慧。

第一节　全生命周期健康——全民健康的核心

21世纪是生命科学的世纪，生命科学在不断地发展和演变、创新。健康是生命科学的核心研究目标，所有相关的科学技术、发明创造、政治经济、教育文化，包括医、食、住、穿等等，都在努力提升生命的健康质量。2016年，国务院召开第一次全国卫生与健康大会，习近平总书记出席会议并发表重要讲话，强调"没有全民健康，就没有全面小康。要把人民健康放在优先发展的战略地位，努力全方位、全周期保障人民健康"。党的十九大报告更是将实施健康中国战略纳入国家发展的基本方略，并要求"为人民群众提供全方位全周期健康服务"，为实现全民健康提供了重要的理论指导核心，是加快健康中国建设的重要战略思想。

一、生命指南

生命是人们最熟悉、到处可以看见、随时可以听到的词汇，关于生命的话题、研究、论著、传说、商品等，数不胜数。每个人的生命只有一

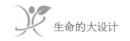

次，每个人都知道"生命无价""珍爱生命"，特别是当一些灾难的事情或重大疾病"突然"来临时，轻则痛苦一生，耗尽你拥有的财富，重则危及生命，多少人在"突然"中消失。生离死别的时候，人人都会感叹生命的脆弱，人生的变化无常，意识到生命是一切的基础。很多人辜负了上苍赋予我们的正常生命期限，而过早地离开了这个世界，这才是最应该遗憾的。因此，珍爱生命，就应了解生命。那么，究竟什么是生命？

（一）生命的概念

我们在这个世界上，从出生到死亡，经历着生命的轮回。生命，生就是运动，命就是功能。生命就是具有无数特殊功能的运动。生物体具有的感知、调控、生长、发育、新陈代谢与繁殖、进化等功能都是运动的表现。从生物学角度来说，生命就是由细胞、组织、器官、系统构成的功能体。生命的本质在于完整性，它不仅意味着"活着"，而且意味着活的质量高低。健康、长寿、快乐是生命质量的内涵。

（二）健康——生命最宝贵的资源

对于人而言，生命蕴含了技能、青春、健康、寿命、成功、快乐等六大资源。这些资源决定着生命的价值，其中健康资源是生命最宝贵的资源，是一切人生活动的基本条件，也是其他资源的基础。

现代人为了适应社会需要，非常重视技能资源的开发。技能包含了人们所学习的知识、掌握的技术，是生存竞争的最直接、最重要的手段。人从懂事之时起，就在家庭、社会的引导或压力之下，千方百计学知识、学技术、参加各种培训班，提高自身各种技能，以换取个人财富价值、权力地位、社会价值，并渴望和追求青春永驻、事业成功。

但却很少有人意识到健康、长寿、快乐也是生命的宝贵资源，也同样需要开发利用。尤其健康资源，是生命之根，"皮之不存，毛将焉附？"

没有健康作保障，其他的资源都会失去存在的意义。对我们的人生而言，健康永远是第一位的，因为只有拥有了健康的身体，我们才能有心情去思考任何事情，才能有精力去做任何事情，才能去享受生活。可是，很多人拥有健康时不知珍惜，不去呵护管理，拼命工作、应酬、娱乐，在带来金钱、地位和成就感、快感的同时，肆意地挥霍健康，结果是"健康超支"，一直要到病倒之后，才会想起拥有健康时的幸福，才知道健康的可贵，才感到追悔莫及。所谓"输了健康，赢了世界又如何"！这时不惜"用重金去买健康"，结果只是一厢情愿，明白用金钱是绝对买不回健康的。

因此，只有使健康这一生命之根强大，才能更全面、更深入地开发生命的所有功能（不仅是技能），科学地、充分地实现生命功能的全部价值，否则是"枝荣本衰"，生命有如流星，会在耀眼中瞬间殒落，这无论对社会还是对个人，都是不可弥补的遗憾。

（三）健康是生命的最佳功能状态

生命科学是关于人和生物生命现象、本质和规律的科学，落实到人类身上，生命科学的本质就是要为人体的健康、长寿、快乐服务。健康包括了心理、生理、适应力的健康；长寿则是指给生命以长时间，活得尽可能的长；快乐则是在长寿的同时要追求生命质量，活得愉快和有意义。

人体健康是指人的整体处于生命最佳功能状态（激活态）。它包括生理健康、心理健康和适应力健康三个方面。①生理健康：是指人的器官、组织、系统处于生命最佳功能状态。②心理健康：是指人的精神、人格、情绪处于生命最佳功能状态。③适应力健康：是指人的适应力（包括记忆力、理解力、反应力和创造能力等）处于生命最佳功能状态。

所谓"最佳的功能状态"是指人体的内环境及外环境（自然、社会、宇宙）均处于平衡、和谐与活跃的状态，进一步分析人体生命状态可表

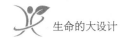

现为：

1）疾病状态：①重症、濒危、趋向死亡。②长期患病，不易痊愈。③经常、反复患病。

2）亚健康状态：①极易患病。②较易患病。③虽较少患病，但身心常感不适。

3）健康状态：①各项健康指数在人群平均值之上。②各项健康指数在人群平均值之上，部分健康指数接近人群最高值。③各项健康指数均在人群最高值附近。

二、全生命周期健康的含义

全生命周期可通俗地理解为"从胎儿开始到生命的终点"，即人的生命从生殖细胞的结合开始一直到生命的最后终止。它可以划分为不同的生命阶段，如胎儿期、儿童期、青少年期、中年期和老年期。全生命周期健康是从生命准备期、生命保护期到晚年生命质量保持期的全程生命健康维护。

《"健康中国2030"规划纲要》指出："立足全人群和全生命周期两个着力点，提供公平可及、系统连续的健康服务，要覆盖全生命周期，针对生命不同阶段的主要健康问题及主要影响因素，全面维护人民健康。"

全生命周期健康的几个基本含义：

1）强调以人为本，以人的健康为中心，将工作重点从疾病治疗转移到健康危险因素的防控，从临床为重点的下游战略转变为健康管理为重点的上游战略，提高健康的期望寿命，实现生命"全周期"健康。

2）突出早期疾病预防和健康管理的重要性，实施覆盖全生命周期的健康服务和健康保障策略。生命不同阶段面临不同的主要健康问题和影响因素，要有针对性地确定优先领域和干预措施。更重要的是要实施覆盖生命各个阶段、系统连续的全程策略。虽然人们常常把生命周期分为不同阶段，但每个阶段都是生命周期的组成部分，具有内在联系，各个生命阶段之间紧密相连，只有系统做好每一阶段的健康保健工作，才能实现每个人的终身健康。

3）强调个人、家庭的健康责任以及国家健康政策、社会支持的重要性。我国虽然在提高平均预期寿命、控制传染病等方面取得了实质性进步，但糖尿病、冠心病、脑中风、慢阻肺、肿瘤等慢性病呈现大幅度的上升趋势，防治形势日益严峻，这些慢性病与不健康饮食、吸烟、酗酒、运动不足、环境污染等共同危险因素密切相关，而这些危险因素实际上可防可控。

三、全生命周期健康——努力提高国民生命质量

人是在复杂和不断变化的环境下生活和成长的。当今，生活与行为方式因素和环境因素对健康的影响越来越突出。人的生命周期中，早年的生活方式和生活经历常常会影响其成年后的疾病风险，所处的社会环境也与其生长发育和疾病的发生息息相关，许多慢性病的发生和发展不仅仅是由成年期的危险因素决定的，而是始于儿童或青少年时期，甚至始于胎儿发育期。因此，疾病预防和健康管理应从生命早期开始，并覆盖全生命周期。要树立"健康是自我的责任"意识，采取适合中国国情的健康管理模式，并营造人人关注健康的社会环境，将健康融入所有政策，让健康管理成为国家、社会、个人和家庭的共同责任与行动。世界银行发布的《创建

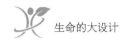
健康和谐生活，遏制中国慢病流行》的报告中指出："通过健康管理，降低或消除健康危险因素，中国将会在相对较短的时间内，而远非人们通常想象的数十年内，看到人们健康状况的改善。"

健康中国战略正在努力使全民健康长寿的愿望变为现实，全生命周期健康既是其核心思想，也是其根本目的。通过普及健康生活，形成有利于健康的社会经济环境，使全民获得优质的健康服务，未来人们不仅将更加长寿，而且由于病痛和残疾的减少，生命质量将得到很大提高。这不仅有利于个人和家庭，而且有利于整个社会，有利于国家经济的健康发展。

第二节　1.2.6医学新模式——对生命健康的大设计

追求健康、长寿、快乐的人生，是每个人的良好愿望，可是愿望不等于结果。怎样才能获得健康长寿？为此，人们努力着、寻求着，千方百计合成、筛选各种灵丹妙药，试图用各种化学的、物理的、生物的新技术改造生命，为人们制造健康。这些努力和愿望也许是美好的，但事实并非如此。

一、健康就是幸福

人们常说：有什么不能有病，没什么不能没钱。的确是这样，健康是生命的本钱，假如没有钱时，你可以向亲朋好友、同事去借，可以向银行贷款，亦可通过自己奋斗得来。而健康万万不能透支，一旦透支，你就几乎没有偿还的可能。很多人经过多年的拼命劳碌、商海沉浮，终于拥有了令人羡慕的富足和身份，戴上了"成功人士"的标签，可谓功成名就，却没想到竟在一夜之间因突发心肌梗死而猝然撒手人寰。长期的健康透支使他为"成功"支付了太高的生命成本，提前支取了数十年的寿命，难道不是吗？

作为一名中西医结合专业医生，我经常接诊和会诊癌症患者，面对癌症患者绝望而痛心的眼泪，面对家属一次次充满希望的询问，"医生，他（她）这病能治好吗？"这时常常顿感自己的无能为力。因为到目前为止，还没有一种完全有效治愈癌症的方法，就算手术、放化疗，也并不能保证彻底恢复正常，而且，超乎寻常的费用，令很多患者的最终结果是"人财两空"。看着眼前那些鲜活的生命即将远去，这时候，安慰与同情是那么的苍白无力，这时候，比任何时候都感到生命的可贵，感到活着真好，感到如果能健康地活着，那就是生命中一种无与伦比的幸福。特别是看到那些痊愈的患者在家人的陪伴中高兴地回家，看到即将停止的心跳突然又渐渐地恢复跳动，看到那些紧闭的双眼再次慢慢地睁开，看到那些痛苦的脸上开始洋溢欢乐，这时候，一种由衷的成就感就从心底升起，有什么比患者重获健康更幸福？有什么比医生亲手给人带来健康更幸福呢？

二、健康是自己的责任

古往今来，芸芸众生，来也匆匆，去也匆匆，所求者何？不错，人生追求的目标很多，财富、地位、名誉、权力、家庭、成就等等都很诱人，我们每个人都有理由和权利去追求，去享受。可是，在你为这些令人炫目

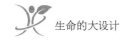

的目标而不知疲倦，不分白天黑夜地奋斗时，是否想到维护"健康"是更珍贵、更值得去毕生追求的目标，想到健康是每个人的责任。有些人也许有时想得到，但却随即又置之脑后了；有些整天忙忙碌碌的人也许压根就想不起，以致本末倒置，最后遗恨终生。我们往往在病痛中或突发疾病的时候，才可能会想到很多问题，特别是更深刻地思考健康。

随着社会的发展，现代社会中的人们面临的压力越来越大，无论你是哪一个角色，都想成为最好的，工作要越干越出色，生活要越来越有品位与情调，生活节奏也变得越来越快，有时甚至觉得自己每天都好像生活在"生死时速"中。没有时间放松自己紧张的心，没有时间让自己疲惫的精神缓冲一下……就在这不知不觉的忙碌中，健康好像离我们逐渐远去，快乐也不见踪影。

我记得有位哲人说过：无视健康就是对生命的背叛。纵观古今中外，许多英雄豪杰最终不是败给对手，而是败在疾病手下。生命对每个人来说都只有一次，如果不懂得珍惜、不注意呵护，甚至时常去透支健康，就会过早地导致病痛，甚至英年早逝，这样的人生即便是再富足、再辉煌也不值得去追求和羡慕。

健康是你我最大的责任，因为无论是政商精英也好，平民百姓也罢，我们的身体都受之父母，因此我们要对自己负责；同时，人活着并非只是为了自己，我们又是家庭、社会的一员，就有一份家庭或社会责任。就一个家庭来讲，你有妻（夫）儿老小，身边的亲人需要照顾，你的健康就是他们的幸福；作为社会一员，事业的发展需要奋斗，你要为你的企业、领导、员工做出贡献。不顾自己健康的人，其实是不负责任或是自私的表现。爱事业的人首先要爱健康，爱家庭的人首先也要珍爱自己的健康，爱生活的人更要加倍珍惜自己的健康。为自己、为亲朋、为生活、为将来，我们要主动去追求健康、经营健康，健康是你我的责任。

三、经营自我健康的生命企业

从经济学的角度，可以把生命看成是一个高度自动化、自主化的现代企业。一个由 50 万亿员工（细胞）组成的世界上最庞大的企业，这个企业需要正常生产和经营，以满足整个企业发展需要，让员工过上良好的生活。在企业运转过程中，要买入原料、生产产品、排放废料，进行储存、加工、转运，要有管理团队进行物业、保卫、保洁、维修、车辆、财务等管理。当今世界上，无论什么企业，其庞大性、复杂性、自主性、自动性、神秘性等都无法与生命企业相比。而"自我"则是生命企业无法解聘的高层管理者——总经理。"自我"管理、经营的意识和能力，是生命企业能够良性运转（健康状态）的关键因素，关系到生命企业的利润——健康，直接影响企业的兴衰（健康或疾病）。

在日常生活中，我们一方面在千方百计地谋求健康，而另一方面，却让健康在病态下逐渐消失。我们常把健康置于病态中，用各种病态的饮食、病态的生活、病态的工作和娱乐等方式来摧残、消磨、挥霍、破坏健康。很多人明知吸烟有害健康，却非要抽出病来，在沉痛的教训下，才开始戒烟；很多人为显示豪爽热情，迎来送往必以酒相陪，"酒逢知己千杯少"，终于喝成酒精肝、肝硬化甚至肝癌，每天在痛苦中煎熬，为自己过去的作为悔恨不已。难道人们必须成为这样可悲的、迟到的觉醒者吗？还有很多人在口头上赞同你的生命和健康理念，夸奖你"讲得很科学"，似乎感觉这些道理他们早已耳熟能详、倒背如流。然而在日常生活和工作中，他们的表现却判若两人，早已把"讲得很科学"的道理丢在了脑后，

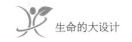

仍旧我行我素地对待健康，用自己愚钝的行为酝酿着日后可能出现的悲剧。于是，人们领悟到，"熟知未必真知"。而是应该不仅在口头上，而且在实际行动中，在每一年、每一月、每一天、每一时的每一个生活和工作细节上，都处处用健康的生活方式规范自己、告诫他人，选择适合自己的治疗与康复手段，用科学的健康方法管理自己，你才能成为生命的最大赢家。

要做一名合格的生命企业总经理，也并非"难于上青天"，你完全可以轻装上阵，只要投入一份相信，投入一份学习，投入一份坚持，选择最佳的方法就行了。健康取决于经营水平，也是精心计划和设计的结果。

四、获取生命健康的密码——1.2.6

人体是一个难以想象的极其复杂的生命世界。人体内每个细胞都是一个生命单位，细胞每秒、每分、每天都在新陈代谢，这无数个细胞生命体又互相依存、互相竞争，但是神奇的生命却在每时每刻有效地管理着这一切，一是为每个细胞送去营养、能量，收集细胞代谢的废物并运走，不断改善内环境；二是对来自体外和体内的危害因子，如细菌、病毒、有毒物、病变细胞等加以消灭和清除；三是对身体的损伤，如伤口、病变坏死之处进行修复；四是对全身细胞、组织、器官、系统进行协调、控制，使它们各司其职、各尽所能、互相协作，完成各种局部和整体功能。

（一）活出健康的生命质量

生命的本质不仅在于"活着"，还在于活得有质量。青春、健康、长寿、成功、快乐是生命功能的完善性、持久性、高质量的综合体现。

我有一位二十几年的好友，二十岁就开始做生意，是个地道的商人，看着他整日忙生意，疲惫不堪，时常咳嗽，我提醒他，应该去做个慢病筛查，平时采用一些我推荐的1.2.6方法调养一下身体。可他无奈地说："你知道做男人有多难，上有老下有小，等我挣够1000万，我就可以休息了。"他经过几年打拼，钱是挣了不少。我又旧话重提，希望他能珍惜身体，不要总处于透支状态，即使是汽车还得需要定期检修和保养，别等到身体出了问题悔之晚矣。可他这时处于事业上升的关键期，几乎成了工作狂，只是跟我说："兄弟，等我忙完这段时间，就做个体检去。"对我的劝告又是一笑了之。朋友确实很努力，经过一番商海沉浮，把生意搞出了规模，接连开了五家连锁酒店。生意兴隆，挣钱自然不会少。这时，我又想起他说过的话，再去看望他的时候，很不幸的是，他可能永远无法履行诺言了——他患上了肺癌。每天不断地咳嗽，痰也非常多，稍一活动就胸闷、气喘，生活也由此发生了很大的变化。他常常和我说，只要能换回他曾经的健康快乐，即使花掉所有的钱都在所不惜。听完他的话，我百感交集，感叹一切的功名利禄、成败得失、情感纠葛，在失去健康甚至生命面前是那么的渺小，那么的不堪一击。

（二）健康的密码——1.2.6

1.2.6健康法则不仅揭开了慢性病的神秘面纱，而且让我们明晰了什么是健康的生活方式，那就是建立在适度医药干预基础上，配合合理的营养、排毒、生理、心理、遗传等干预方法，并优先选择中医的药膳、经络、导引、情志、风水（环境）等养生调理技术，让这些手段变成一种自我健康管理的技能和习惯，从而转化为健康的生活方式。从某种意义上来说，选择"1.2.6健康法则"就是选择了一种正确的生活方式、选择了

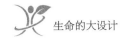

健康。

1.2.6 医学新模式让我们找到了破解慢病难题的金钥匙,指明了一条通往健康的康庄大道。它从中西医学、预防保健学、健康管理学、生命科学等多角度,向我们揭示了维护健康的 1.2.6 密码,诠释了 1.2.6 医学新模式的理论、技术与服务模型,进而构建了服务慢病健康管理、医养结合最佳模式和路径。1.2.6 就像神奇的健康密码,赋予了生命更强大的活力、更有效的经营,将使生命企业不断壮大、立于不败之地。

五、健康是设计出来的

科学研究发现,人类的自然寿命应该是 120 岁左右,如果把生命的成长过程比作建设一座大厦,一座 120 层的生命大厦,那么只要具备一点常识,就知道如果想盖好这座生命大厦,一定需要提前设计图纸、需要精准的勘探数据、需要足够多足够好的建筑材料,因为即使是再高明的施工者,也无法凭感觉完成整座大厦。健康从哪里来? 健康不是生来就有的,是设计和管理出来的。哪怕是我们经常吃到的一包小小的方便面,从它的选料、加工到包装,每一道程序都需要严格的设计和管理,才能保证它的质量,更何况我们"万物之灵"的人呢?

当我们走过生存质量、生活质量的满足阶段,跨越到追求生命质量完美的时候,健康是最根本的基础,但健康的生命是需要设计的。"1.2.6 医学新模式"对于要"盖"120 岁的生命大厦来说,能够清醒地设计和规划获得健康的方方面面,它既有科学的设计理念,又有完善的"施工"技术,还有后续优质的"物业"管理服务,以及全面规范的技术和服务标准,对生命设计了一套完整的健康保障体系,让生命大厦获得最大的健康效益，都能"盖"到120岁！经营好你我健康的生命企业，这是一种幸福，更是一种责任。

第三节 1.2.6医学新模式——立足当下，展望未来

随着社会的发展，人们的生活水平不断提高，但慢性病及相关带病老龄化人群不断提速，不仅严重危害人们的身心健康，而且给社会带来沉重负担。多重健康危机下，人们的健康意识不断增强，对于健康服务的需要与要求日益增加，同时，政府及全社会高度重视、积极参与、大力支持与投入到健康领域的各个方面，在此驱动下，健康产业在我国呈现出巨大的机遇，创造了一个庞大的消费市场，也带动了大健康产业的快速发展。

健康产业是朝阳产业，有巨大的市场潜力。近十几年来，我国健康产业发展十分迅速，在国民经济中的比重不断上升，外延覆盖面不断扩大，涵盖并涉及医疗、生物技术、营养保健、养生康复、美容健身、健康管理、互联网、金融、保险、康养地产等多个与健康相关的生产和服务领域，众多的产业链有机融合，孵化出了大健康的新产业、新业态、新模式，特别是在市场需求的加速推动下，实现着跨界融合发展，成为推动我国经济发展的新兴动力。

1.2.6医学新模式在健康管理时代背景下应运而生，在22年的探索和实践中，构建了独特的理论、技术、服务、经营等标准化模型及工作体系，并在模式推广中，重点围绕慢病管理及医养结合领域的应用日益成熟，不仅提高了服务人群的全生命周期健康水平，而且为破解中国四大医疗公共卫生难题提供了中医方案。也由此以大健康为中心，1.2.6医学新

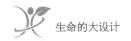
模式带动了医疗、慢病管理、养老、地产等行业的跨界融合和发展，加速了相关领域成为多样化产业更替和投资热点，创造了极大的经济和社会价值，从而更好地服务于大健康产业。

一、立足当下——服务大健康产业

当前，我国面临着工业化、城镇化、人口老龄化以及疾病谱、生态环境、生活方式不断变化等带来的新挑战，需要解决关系人民健康的重大和长远问题。在政策支撑、经济发展需要、人口老龄化带来需求、人们健康意识提升刺激消费等多重利好因素的推动下，健康产业已经成为新常态下拉动国民经济增长的重要引擎，大健康时代已全面来临。目前，虽然我国大健康产业发展仍处于初级阶段，但市场潜力巨大，规模不断增长。2017年国内大健康产业总产值约6万亿元，2018年，已经超过7万亿元，2020年，大健康产业有望突破8万亿元，预计到2030年，健康产业总规模将达到16万亿元。美国著名经济学家保罗·皮尔泽曾将大健康产业称为继IT产业之后的全球"财富第五波"。特别是对于中国来说，"健康中国"国家战略进一步提升了大健康产业的地位，未来大健康产业潜力将进一步释放，成为永不落幕的朝阳产业。1.2.6医学新模式起源于健康管理，从创立至今已经走过22年的发展历程，它汲取了中西方健康管理的精髓，构建了完整的理论和实践体系，更早期应用于慢病管理和医养结合的健康领域中，尤其是它凝聚了中医慢病管理的智慧，发挥了中国特色健康管理的优势，并在模式的运营中，带动了医疗、健康管理、养老、互联网、地产等相关行业的产业发展，为保障民众健康、服务大健康产业做出了贡献。

（一）什么是大健康

所谓大健康，就是围绕人的衣食住行、生老病死，对生命实施全程、全面、全要素呵护，既追求个体生理、身体健康，也追求心理、精神以及社会、环境、家庭、人群等各方面健康。它的范畴涉及各类与健康相关的信息、产品和服务，也涉及各类组织为了满足社会的健康需求所采取的行动。大健康产业是实现大健康理念的系列产业体系。

（二）大健康产业的内涵

大健康产业不是特指某个具体产业，而是指与"大健康"概念相对应的整体性产业链以及产业体系，涵盖健康管理、医疗保健、健康保险、健康食品、医疗器械、医疗旅游、养老产业等新兴业态，是提供以维护、改善和促进健康为直接或最终目标的各种产品、服务的行业集合，"大健康产业"可以从广义和狭义两个方面加以理解。

1. 广义方面

从广义说，大健康产业是指以健康建设为中心，以"大健康"理念为前提，以人的健康为最终目的，与人类健康直接和间接相关的所有产业的集合。它以维护和增进人的健康为目标，面向健康、亚健康、患病人群，贯穿预防、保健、治疗、康复等环节，覆盖人的全生命周期，涉及人的衣食住行、生老病死，是对生命实施全程、全面、全要素呵护的过程，解决生存发展的个体、社会、自然生态的生命健康需要。也就是说，大健康产业包含所有与健康有直接或间接关系的产业链和产业体系。因此，大健康产业广泛涉及通行的一、二、三次产业分类，包括了种植养殖业（如中药材种植养殖）、生产制造业（如药品、医疗器械、保健器具、养生保健食品）、健康服务业（如医疗、健康管理、养老、医养地产、金融、保险等），其产业外延还在不断扩大。

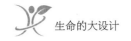

2. 狭义方面

从狭义说，大健康产业是指与健康直接且高度相关，提供以维护、改善和增进人的健康为直接目的或最终用途的各种产品、服务的行业集合。虽然任何行业和部门都具有与人类健康的相关性，但健康产业的边界更强调与健康直接性和高度相关性，强调与健康相关的程度。因此，狭义的大健康产业，是指那些同健康维护和增进具有直接且高度相关的生产、服务领域。可分为以下三类：

一是健康基础产业。健康基础产业在大健康产业体系中处于基础地位，对人体生命健康具有重要基础性的保障作用，它决定着人类社会整体健康水平的产业基准。包括生殖健康（即人口生产，含孕期保健、妇婴幼儿保健等），生活健康（两性生活、婚姻家庭和健康生活方式等），健康文化（含健康教育、健康文化传播和健康制度设计等），健康农业（含农、林、牧、副、渔业等，即健康相关联的生产养殖、中药材种植等）、健康生态环保（含生态环境、社会环境和健康家居等），还有健康人才培养、健康监测和疾病防控等行业。

二是健康支撑产业。健康支撑产业是对大健康产业整体效能起重要支撑性作用的产业群体，其未来产值占大健康产业较大比重，主要是：健康技术和产品研发业、健康产品制造业、健康地产业（含养老、康养地产）等；与健康相关联的各种技术产品研发、生产加工业等，如：生物医药制造业和医疗器械制造业、健康（保健）食品业、健康用品业、健康器材设备业、中医药产品生产业等。

三是健康服务业。健康服务业是围绕和服务于生产制造领域和人的生理、心理健康的服务业，涉及生产服务业和生活服务业两个方面，是现代服务业的重要内容，也是现代服务业发展的薄弱环节，主要包括：为健康制造业提供物流、金融、保险、技术和信息支撑等配套服务的延伸产业，如：健康商贸物流业、健康发展基金、健康保险业、健康智能服务业和互联网服务系统等；医养健康服务业（慢病康复服务、亚健康调理和保健养生等）、妇婴保健服务业、健康养老服务业、运动健身服务业、健身美容养颜服务业、餐饮营养饮食服务业、休闲旅游健康服务业、健康心理服务业、医疗健康服务业（含疾病诊疗、预防控制和公共卫生服务等）、智慧健康服务业（含健康体检、信息管理及数据分析）、健康会议会展业、健康文化创意产业和健康智库咨询服务业等。

（三）大健康产业的意义

党和政府高度重视发展大健康产业，近年来从国家层面陆续发布了多个重要政策文件，如 2013 年国务院《关于促进健康服务业发展的若干意见》，2016 年 10 月国务院《"健康中国 2030"规划纲要》，2019 年 7 月国务院《关于实施健康中国行动的意见》等。发展大健康产业，有利于满足人民群众日益增长的多层次、多样化健康养老服务需求，有利于扩大内需、拉动消费、增加就业，有利于推动经济持续健康发展和社会和谐稳定，对稳增长、促改革、调结构、惠民生和全面建成小康社会具有重要意义。

（四）1.2.6 医学新模式——服务大健康产业

由于时代发展、疾病谱变化、生活方式改变、老龄化加剧、民众的健康意识和需求的不断增强、小康社会建设的需要，传统的医疗模式和健康保障模式正在改变，逐渐向"治、管"结合、"医、养"结合的健康管理模式转变。

1.2.6 医学新模式确立了适合中国国情的健康管理模式，构建了健康管理、慢病管理、医养结合的理论模型、六大技术模型、五大服务模型、三大经营模型等完整体系，并从技术、服务、管理、运营等方面进行了有机结合和功能互补。

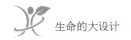

在推进"1.2.6 医学新模式"过程中,"打造中医 1.2.6 慢病管理暨医养结合技术与服务运营平台"是其商业定位;慢病患者为重点服务人群是其客户定位;"中西医六大技术模型"是其技术定位;"五大服务模型"即医疗信息情报决策、慢病筛查与评估、多学科联合会诊、1.2.6 超强化治疗、院外动态管理是其服务定位;单病种及复合病种慢病管理、中医 1.2.6 三级医养结合、工作场所健康促进等三大模型是其经营定位;康养地产及社区居家养老服务中心、中医慢病管理诊所、医院等是其渠道定位。

1.2.6 健康管理模式的推进,其覆盖面广、产业链长,涉及并带动了医疗与医药产业、传统中医药产业、保健品产业、信息产业、文化与教育产业、运动产业、养老产业、养生产业、旅游与休闲度假产业、餐饮服务产业、房地产业、会员服务业、人寿与健康类保险业以及社区卫生服务等相关或关联产业协调发展,满足了民众及社会的健康服务需求。以上每个产业形态都有巨大的发展空间,并可以形成互动、互补的超大规模的产业集群,打造新的经济增长点,对众多上下游产业发展产生强劲的带动效应。因此,"1.2.6 医学新模式"通过商业模式的持续创新,丰富了大健康产业内涵,能够更好地服务民众健康,服务于大健康产业。

（五）"慢病健康管理工程"再启航——深入落地中医 1.2.6 慢病管理服务

为进一步贯彻落实《国务院关于实施健康中国行动的意见》等文件精神,更好的发挥中医药在慢病管理中的优势和经济价值,促进中医药技术与服务带动康养产业及中医特色慢病管理服务的深入及落地,2020 年 9 月,中华中医药学会启动了第五期的"慢病健康管理工程"活动,1.2.6 医学新模式创始人任岩东博士继续担任慢病工程工作组组长,组织开展活动,进一步深化落地中医 1.2.6 慢病管理服务工作。

主要活动内容和活动形式如下：

1. 活动内容

1）成立"中医慢病健康管理工程"工作组，负责推进相关工作。

2）成立"中医慢病健康管理工程"专家组，开展以下工作：①制定《中医慢病健康管理企业标准》。②编写系列《中医慢病健康管理手册》。③培训中医慢病健康管理工程的相关工作人员。④开展中医慢病健康管理的科普讲座。

3）定期召开"中医慢病健康管理工程"大会。探讨慢病健康管理发展趋势及中医特色技术在慢病健康管理中的应用情况等，分享和总结1.2.6 医学新模式在中医慢病管理中的经验和价值，促进中医医疗机构慢病防治能力和综合服务能力的提高。

2. 活动形式

1）与医疗机构和社会力量共同开展中医慢病健康管理工作。

2）通过制定《中医慢病健康管理企业标准》和编写《中医慢病健康管理手册》，探索并形成具有中医药特色的规范化、科学化的慢病健康管理模式，发挥中医特色技术在慢病健康管理中的特色与优势。

3）通过"中医慢病健康管理工程"大会，集合技术学习、理论探讨、经验分享等内容，探讨慢病健康管理发展趋势、中医特色技术在慢病健康管理中的应用情况等，提高中医医疗机构慢病防治能力和综合服务能力，助力健康中国建设。

二、展望未来——成为中国"中医慢病管理暨医养结合的标准"

"健康中国"开启了中国健康管理的新征程，健康管理将在改善人民

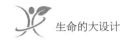

健康，实现全人群、全生命周期的健康保障方面发挥越来越大的作用。然而，健康管理虽然在我国兴起已有二十年，但仍然处于一种沿用西方健康管理方法开展理论研究和实体运作的状态，效果并不理想，尚未形成符合我国国情的健康管理理论体系、技术路径和运行模式。要实现真正意义上的覆盖全人群、全生命周期的中国健康管理，必须通过具有中国特色的健康管理模式来完成。探索和发现适应我国经济和社会发展需求的健康管理医学模式早已引起政府、企业及全社会的广泛关注。我国的健康管理模式将从什么样的理念出发，以及在实践过程中将用什么样标准化的系统结构和运作方式来构建，是新时代我国健康管理业必须正视和解决的关键问题。

（一）促进 1.2.6 医学新模式的企业标准化建设

标准是对一定范围内的重复性事物和概念所做的统一规定，是科学、技术和实践经验的总结。它是质量的基础，也是经济和社会活动的技术依据，是规矩、准则。制定、发布及实施标准的过程，被称为标准化。

1. 标准化的重要性——"得标准者得天下"

随着中国经济由高速增长阶段转向高质量发展阶段，国力之争是市场之争，市场之争是企业之争，企业之争是技术之争，技术之争是标准之争。对一个企业而言，标准化是现代企业制度建立的最高形式。标准化体系的建立则有利于树立企业的品牌形象，提高产品及服务质量，进一步提高经济效益和持续创新的能力，从而提高企业竞争力，推动企业的良性发展。

2. 1.2.6 医学新模式——奠定中医慢病健康管理暨医养结合企业标准的基础

1.2.6 医学新模式作为一种健康管理兼具慢病管理、医养结合的全新模式，真正取得实效更离不开标准和标准化体系的制定和支撑。1.2.6 医学新模式已经具备标准化的理论、技术、服务、经营模型。这些相应的标准需要更加明确的统一协调的管理组织，按照具体的控制规范来确定和实施，既要针对个体和群体的健康需求，又要注重服务的可重复性，是保证贯彻与落实 1.2.6 医学新模式的必要条件，同时，重视标准化制定也是维护企业利益的需要。

作为 1.2.6 医学新模式的主体运营企业——四圣心源医疗集团，既注重 1.2.6 医学新模式的知识产权保护，又充分认识到标准化对于企业发展的重要作用，重视模式的企业标准的研究制定和实施，确立企业标准的根本目的是使具有自主知识产权的核心技术服务实现产业化、市场化，进而提升在市场中的核心竞争力。确立标准是企业做大做强的不变信条，正所谓"三流企业做产品，二流企业做品牌，一流企业做标准"。现阶段企业的竞争在一定程度上已经转化为标准的竞争。企业标准的先进性，代表了行业创新的能力，才能成为行业的标杆和领头羊，主导和影响企业、行业及产业发展。中医慢病健康管理暨医养结合企业标准化体系涵盖了技术标准、服务标准、经营管理标准等，它的建立能够进一步推动 1.2.6 医学新模式的创新和发展，并将助推 1.2.6 医学新模式由"中国制造"向"中国标准"的角色转变。"得标准者得天下"。制定和输出中医慢病健康管理暨医养结合的"中国标准"一直都被视为 1.2.6 医学新模式的最高追求。

（二）四圣心源医疗集团——致力成为中国"中医慢病管理暨医养结合企业标准"的制定者及行业领跑者

1.2.6 医学新模式确立了适应我国国情的健康管理模式，提供了一种全新的解决慢病管理和医养结合难题的中国方案。1.2.6 医学新模式既是对中国特色健康管理理论的研究，又是对 1.2.6 慢病管理、中医三级医养

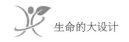

结合的实践的总结、提炼、深入与升华，并且在慢病管理及医养结合领域的应用中，逐步建立了标准化的理念、技术、服务、经营体系，取得了更为有效的实践经验和成果。四圣心源医疗集团作为拥有"1.2.6 医学新模式"知识产权的企业，在推广 1.2.6 医学新模式及推动市场化运营的过程中，重视 1.2.6 医学新模式的企业标准化打造，进一步推进 1.2.6 医学新模式发展，致力成为中国"中医慢病管理暨医养结合企业标准"的制定者及行业领跑者，展现 1.2.6 医学新模式独特价值和广阔的市场前景。

三、1.2.6 医学新模式的愿景——让每个人拥有健康、长寿、快乐的生活

随着健康中国战略的贯彻落实、医疗与养老体制改革的深入以及现代医学模式的转变、大健康产业的发展，健康管理、慢病管理、医养结合等技术服务越来越受到推崇，为 1.2.6 医学新模式创造了更广阔的发展空间。未来，随着 1.2.6 医学新模式的研究、实践、推广更加深入，将充分调动和整合医疗、健康管理、养老、地产、教育、互联网、金融、保险等行业资源，使 1.2.6 慢病管理、医养结合体系更加规范化、标准化、系统化、应用化、平台化，应用项目更加规模化，进而服务于全人群、全生命周期健康，服务于大健康产业，也必将丰富大健康产业发展内涵，创造巨大的健康财富，为建设健康中国做出贡献。

希望我们每个人都能通过 1.2.6 医学新模式，设计生命，管理健康，让我们不得病、少得病、晚得病，让生命在健康长寿中延续，让生活在健康快乐中变得更加美好！